항생물질 이야기
: 기적의 약이 기적을 파괴하고 있다

The Antibiotic Paradox
How Miracle Drugs Are Destroying the Miracle

Plenum Press is a division of Plenum
Publishing Corporation 233 Spring Street,
New York, N.Y. 10013

【옮긴이】

남두현은 영남대학교 약학대학을 졸업(약학사)하고 한국과학기술원 생물공학과를 졸업(이학박사)했다. 한국화학연구소, 유전공학연구소에서 다년간 연구했다. 영남대학교 약학대학 교수를 역임했다. 저서로는 『신 종합 미생물학』, 역서로는 『바이오퓨쳐』, 『항생물질 이야기』 등이 있다.

항생물질 이야기

: 기적의 약이 기적을 파괴하고 있다

스튜어드 B. 레비 지음
남두현 옮김

전파과학사

To.

Suzanne and Arthur and all future generations

머리말

항생물질은 치료 의학 역사상 가장 중요한 발견 중 하나로 불린다. 다른 치료 요법들이 이러한 탁월성과 경쟁하려고 하듯이, 항생물질 종류들은 감염 미생물로부터의 질병과 죽음을 막을 수 있는 우리의 능력을 혁신적으로 바꾸어 놓았다. 그리고 이러한 역사적 발견들이 오늘날 살고 있는 많은 사람들의 생존 기간 내에 이루어졌다는 것은 흥미로운 일이다.

페니실린과 같은 항생물질들이 이전의 치명적인 감염병을 신속히 치료할 수 있는 능력은 이들이 '신비의 약물'로 인식되도록 했다. 최근의 몇 세대에 걸쳐 내려왔듯이 오늘날에도 이러한 인식은 남아 있다. 그러나 항생물질들이 이런 명칭으로 칭송될 동안, 역설적으로 이들의 갑옷에는 조금씩 구멍이 생기기 시작했다. 끝없어 보이던 이 약물들의 신비는 오용과 남용을 가져왔고, 결국 박테리아들은 이런 만연한 항생물질들에 대응하여 저항하는 방법, 즉 이 약물들의 막강한 사멸 효과에 감수성을 잃을 수 있는 방법을 찾았다.

즉, 항생물질들은 자신의 능력에 대해 저항성을 지닌 희귀 박테리아 균주들을 선별해 냄으로써, 자신이 사양길로 접어들게 될 씨앗을 뿌려 놓았던 것이다. 이런 저항성 형질 중 많은 것들이 한 종류의 저항성 박테리아에서 다른 박테리아로, 심지어 완전히 다른 형태의 박테리아로 전달되어 전파될 수 있기 때문에, 문제가 훨씬 복잡해지고 있다.

필자가 여기 『항생물질 이야기(원제 : Antibiotic Paradox)』에서 말하고자 하는 항생물질 사용에 따른 역기능은 항생물질들이 모두 실패했다거나, 현재의 항생물질들이 사용되면 안 된다는 뜻이 아니다. 단지 항생물질들이 지닌 막강한 효력의 이중성을 얘기하여, 이들을 왜 신중하게 사용하여야 하느냐를 설명하고자 할 따름이다. 다행히도 항생물질들은 대부분의 박테리아 감염병 치료에 아직 효능을 지닌 채 남아 있지만, 이러한 상황은 고정되어 있지 않고 계속 변화해 가고 있다. 값싸고 안전한 항생물질들은 그들이 만들어 놓은 박테리아 저항성 때문에, 세계의 많은 지역에서 더 이상 성공적으로 사용되지 못하고 있다. 저항성 박테리아 치료용으로 개발된 새로운 약물들이 너무 비싸 개발도상국의 제한된 국가 예산으로는 이용할 수조차 없는 많은 지역에서는, 별다른 효과적 치료법이 없다. 따라서 저항성 형태가 발생함에도 불구하고 옛 항생물질들을 사용할 수밖에 없고, 그 결과 새로운 저항성 박테리아를, 저항성을 더 많이 가진 박테리아를 계속 증식시킬 수밖에 없다. 게다가 이 약물의 분배도 공정하지 못한 편이다. 즉, 어떤 지역에서는 항생물질들이 과용되는가 하면, 항생물질을 필요로 하는 사람들이 많은 또 다른 지역에서는 이를 활용하기 어려워 상당히 소량 사용되고 있다. 이런 점에서 세계의 모든 지역에서 공통된 항생물질의 일반 '용법'이 필요한 것이다.

이 책의 목적은 항생물질이 유용한 경우와 때를 설명하고, 그러는 것이 왜 가치 있는 행위인가를 설명하는 데 있다. 한편으로, 변경하거나 없애야 할 항생물질들의 또 다른 용도들을 얘기하고자 한다. 우리의 목적은 의사의 처방전에서 항생물질들을 삭제하자는 것이 아니라, 감염 박테리아의 저항성 형태 출현과 전파를 효율적으로 막아내기를 촉구하는 데 있다.

항생물질 사용법의 개선을 이루려는 이런 목적은 이 약물을 사용하는 사회의 구성원들, 즉 사람이나 가축 동물 또는 농산업자들과 같은 소비자들, 의사나 수의사 또는 식물 병리학자와 같은 처방자들, 그리고 이 약물을 생산하여 판매하는 제조업자들과 기업들, 이들 모두의 관심거리가 되어야 한다. 우리는 항생물질 사용법이 개선될 수 있는 각각 다른 영역을 인정함으로써, 더 나은 분배와 이용을 촉진하고, 거두어들일 혜택에 대한 이해를 증진시켜, 저항성에 표출된 공포감을 막아내길 희망하고 있다. 다시 말해서, 전 세계적인 목표는 기존의 천연자원(항생물질)이 지닌 효력을 보호하는 것이다.

매사추세츠주 보스턴에서
의학박사 스튜어트 B. 레비

감사의 말

우선, 통찰력 있는 조언과 의문 제기를 통해 독자를 의식하면서 생각을 조합하며 나의 행로를 계속할 수 있도록 도와준 플레넘(Plenum) 출판사의 린다 리건(Linda Regan), 빅토리아 처니(Victoria Cherney), 나오미 브라이어(Naomi Brier)에게 감사드린다. 이들의 끝없는 관심과 격려는 정말 고마웠다.

특히, 이 작업의 마지막 단계에서 책 내용을 반복하여 편집하고, 그림 및 도표에 멋진 설명을 붙이는 등 헌신적으로 도와준 필자의 오랜 연구원 보니 마셜(Bonnie Marshall)에게도 감사를 표한다. 그리고 책 내용의 목적에 맞추어 활기를 불어넣어 줄 수 있는 '주문용' 삽화를 그려준, 예술적 재능을 가진 드문 과학자 중의 한 사람인 허버트 핵클러(Herbert Hächler)에게도 감사드린다.

항생물질의 비인체용 용도를 다룬 부분에서 앤 비다버(Anne Vidaver), 토머스 설리번(Thomas Sullivan), 마거릿 어윈(Margaret Erwin), 하치로 시마누치(Hachiro Shimanuchi), 하워드 마이어스(Howard Myers), 찰스 브램블(Charles Bramble), 닐 페리시어(Neil Pelletier) 등이 보내준 여러 자료들과 이들의 도움에 깊이 감사드리고 있다. 1장의 재료를 조사하도록 도와준 캐머런 매콜리(Cameron Macauley)와 약품 판매에 대해 도움을 준 피터 스티어(Peter Steere)에게도 감사드린다.

여러 사진들을 제공해 주신 분들, 특히 메기 양식에 대해 재미있는 얘기를 많이 해주었을 뿐만 아니라, 메기에 대한 작업을 같이 해준 안젤로 드파올라(Angelo dePaola)도 역시 고맙게 생각하고 있다.

의학 역사를 다룰 수 있는 1차 자료들을 많이 모을 수 있었던 카운트웨이 의학도서관(Countway Medical Library) 희귀 도서부에 근무하는 리처드 울프(Richard Wolfe) 씨의 친절에도 감사드린다.

그리고 책 내용에 대해 유용한 논평을 해준 클레어 셔먼(Claire Sheman), 앤 라이언(Anne Ryan), 케네스 랏잔(Kenneth Ratzan), 제이 레비(Jay Levy), 스티븐 빌(Stephen Beal), 퍼트리샤 수즈먼(Patricia Suzman)에게도 특별히 감사를 보낸다.

특히, 이 작업을 하는 동안 정성껏 돌봐준 아내 세실(Cecile)과, 이 제목과 관련된 흥미로운 실험 결과들을 제공해 주었던 필자의 실험실에도 감사드리고 싶다.

옮긴이의 말

그동안 우리나라는 급속한 경제 발전의 덕택으로 우리의 선조들이 겪었던 전염병으로부터 어느 정도 해방될 수 있었다. 교육 수준의 향상에 따른 의료인 수의 증가와 함께, 전염병들이 득세할 수밖에 없었던 공중위생 시설의 개량에 의해 전염병의 소굴에서 탈출할 수 있었던 것이다. 그러나 우리 주위에서 그동안 들리지 않던 콜레라, 탄저병 등 몇몇 질병들이 다시 우리의 귀를 자극하기 시작하고 있다.

더구나 1994년 5월 전 세계의 뉴스 매체들을 통해 인류를 경악시켰던 영국의 '괴질병'도, 발표된 내용에 의하면 용혈성 연쇄상구균이었지만, 환자들은 항생물질 요법에 의해 치료받지 못하고 죽어갔다. 이와 함께 1994년 가을 인도에서 발병한 흑사병(페스트)은 몇몇 도시를 황폐화시켰고, 그 전염 범위가 중국 대륙으로 전파되어 갔다. 이 흑사병이 중국 대륙을 거쳐 우리나라에까지 들어오는 것은 상상조차 두렵다.

이러한 예들은 그동안 항생물질에 의한 치료와 예방 접종 등 의술의 발달, 그리고 여러 공중위생 시설들의 개선을 통해, 비교적 잠잠해졌던 전염병들이 이제 다시 지구상에 창궐해 가고 있다는 사실을 잘 반영해 주고 있다. 그리고 이제 사회에서 발병하는 일반 감염증들조차 기존의 항생물질로는 잘 듣지 않는다는 사실을 의사나 약사나 일반 사람들까지 느끼기 시작하고 있다.

이럴 즈음 우연히 만난 이 책(원제 : Antibiotic Paradox)은 우리가 얼마나 항생물질을 광신했으며, 그 결과 우리가 얼마나 어려운 위기를 맞아야 하는지에 대한 문제점을 던져 주었다. 이 책을 읽으면서, 이 문제를 극복하기 위해서는 혼자서 고민할 것이 아니라 모든 사람들과 함께 심각하게 생각해야 한다는 결론을 내리고, 이 책을 우리나라 일반 독자들에게 소개하기로 마음먹었다.

이 책에서 주장하는 바와 같이 항생물질이 가진 양면성, 즉 질병 퇴치와 저항성 균주 출현에 의해 퇴치되지 않는 새로운 질병의 발생을 이해해야만 한다. 특히 의사의 처방 없이 약국에서 약품이 조제되고, 더구나 환자들이 약사에게 특정 약품을 판매할 것을 강요하는 우리나라 현실에서, 이 문제는 심각한 상황에까지 다다를 수도 있다.

이 책은 항생물질에 대해 여러 면에서 고찰할 수 있도록 저술되어 있다. 2장과 4장은 다소 이해하기 힘든 과학적 지식을 전달하고 있지만, 조금만 노력하면 쉽게 이해되리라 믿는다. 그 이외의 장들은 그렇게 어렵지 않게 읽을 수 있는, 다소 평범한 얘기들로 이루어져 있다.

이 책의 번역을 허용해 주신 스튜어트 레비 박사와 플레넘 출판사에 감사를 표한다. 그리고 초교 교정을 본 최명희 양과 이선미 양, 그리고 영남대학교 약학대학 미생물학교실 실원 여러분들에게 감사드리며, 이 책의 출간이 있기까지 여러모로 애써주신 전파과학사 손영일 사장님께 감사의 말씀을 올린다.

영남대학교 약학대학 교수 남두현

차례

1장
항생물질 시대를 출현시킨 비극으로부터

"화염과 공포가 코코넛 그로브(COCOANUT GROVE) 사람들을 사로잡아 450명 사망"

1942년 11월 29일 일요일 아침 1면의 윗면 반을 가득 채운 『보스턴 헤럴드(Boston Herald)』의 기사 표제가 울부짖는 듯했다(그림 1-1). 『보스턴 선데이 글로브(Boston Sunday Globe)』도 똑같은 내용을 기사화하고 있었다.

"HUB 나이트클럽 화재로 400명 사망. 코코넛 그로브 악마의 지옥화로 수백 명이 공포에 질식"

이 사건은 보스턴 역사상 가장 처참했던 화재였으며, 1903년 575명의 사망자를 낸 시카고의 이로쿼이(Iroquois) 극장 재난 다음으로 미국에서 가장 큰 재앙이었다. 코코넛 그로브 재난은 40여 년 전의 의료 기술 진보가 많은 희생자들의 생명을

Not Quite so Cold

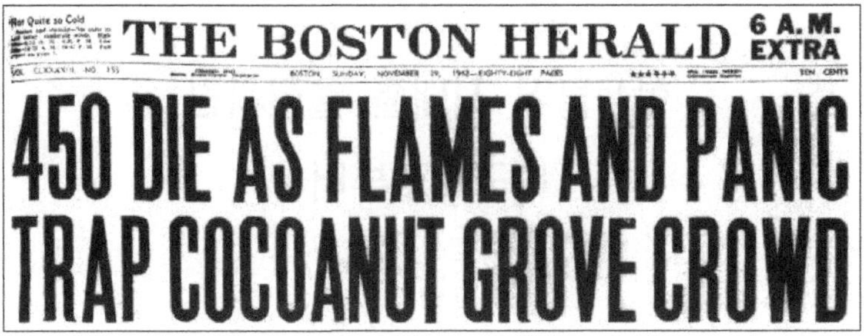

THE BOSTON HERALD 6 A.M. EXTRA

BOSTON, SUNDAY, NOVEMBER 29, 1942—EIGHTY-EIGHT PAGES TEN CENTS

450 DIE AS FLAMES AND PANIC TRAP COCOANUT GROVE CROWD

〈그림 1-1〉 '페니실린을 유명하게 만든 화재 사건'. 페니실린이 처음 대량으로 공개적 임상 시험을 실시했던 것은 바로 이 보스턴 화재의 희생자들 치료에서였다. 이 '값싼 물질'을 둘러싼 신비와 현저한 치료 능력으로 인한 갈채는 미국 정부 및 회사들의 대량생산을 추진하도록 촉구했다(『보스턴 헤럴드』 호외 : 화염과 공포가 코코넛 그로브 사람들을 사로잡아 450명 사망)

구하지 않았다면 훨씬 더 심각해질 수도 있었던 사건이었다.

이 화재는 화재 그 자체가 역사적 중대사로 여겨지는 것만큼이나 중요한 의학적 사건, 즉 정부를 통해서만 구할 수 있었던 새로운 특수 의약품에 대한 임상 시험이라는 결과를 가져왔다. 화재의 생존자들이 걸렸던 많은 감염병들을 퇴치하기 위해, 그 당시 거의 알려지지 않았던 '페니실린(Penicillin)'이라는 물질을 제한된 양으로 배포했다. 그때까지만 해도 사람들은 생명을 앗아갈 수 있는 감염병의 치료나 예방에서 이 약물이 성공하리라는 생각을 거의 하지 못했거나 모르고 있었다.

미국의 여러 도시들에서와 마찬가지로 코코넛 그로브는 사람들이 매일 맞닥뜨리고 있었던 2차 세계대전의 고통과 절망으로부터 헤어나기 위해 갔던 보스턴의 여러 유흥 지대 중 하나였다. 15년 이상의 역사와 함께, 이 나이트클럽도 즐길 수 있는 장소로 명성을 유지하고 있었다. 바로 그 토요일 밤도 예외는 아니었다.

클럽은 사람들로 만원을 이루고 있었다. 800명에서 1,000명 가량의 사람들이 홀 안에 있었다. 시내의 서비스맨이 주말의 긴장을 풀기 위해 지방 사람들과 얘기를 나누고 있었고, 홀리 크로스대학(Holy Cross College)에서 온 사람들은 풋볼 경기에서 보스턴대학(Boston College)을 이긴 우승을 자축하기 위하여 거기에 모였다. 아이러니컬하게도 보스턴대학 선수들은 패배로 낙담하여, 코코넛 그로브에 계획했던 저녁 페스티벌을 보류하고 일찍 잠자리에 들어서 비극을 면했다.

나이트클럽은 극장 구역과 인접하여, 보스턴 남쪽 끝의 피드먼트(Piedmont)가(st.)와 쇼멋(Shawmut)가가 만나는 지점에 있었다. 화재 발생의 첫 신호에 이어 순식간에 일어난 혼란 상태에서 가장 결정적이었던 것은 메인 홀로 들어가는 피드먼트가의 단 한 개뿐인 회전식 출입문이었다. 그곳은 수백 명의 손님들이 서로 밀고 밀치면서, 공포에 휩싸여 탈출하기 위해 서로 다투는 장소로 변모했다. 나이트클럽의 테너 가수 빌리 페인(Billy Payne)은 10명의 손님을 지하의 아이스박스로 인도했고, 이들은 나중에 안전하게 나와서 생명을 구할 수 있었다. 옷에 불이 붙은 젊은 여인이 비명을 지르며 무대 앞에 다다랐을 때, 그는 '스타 스팽글드 배너(Star Spangled Banner)'와 함께 쇼를 시작하기 직전이었다. 지붕으로 피신한 사람들도 있었으나, 대부분의 사람들은 그 안에 갇혀 있었다.

어린 종업원이 켠 성냥불에 의해 점화된 이 비극적 화재 사건이 발생했을 때, 모든 사람들은 완전히 기분에 도취된 상태에 있었다. 그 소년은 그날 밤 『보스턴 글로브』 기자와의 인터뷰에서 “나는 바텐더와 얘기하면서 식당에 서 있었다. (중략) 모든 것이 정상적인 것 같았다. (중략) 갑자기 인조 나무 중 하나인 야자수가 우리 눈앞에서 불꽃 속으로 쓰러졌다. 나는 그런 일을 한 번도 본 적이 없었다.” 다음 날이 되어서야 16세 소년은 자신이 비극의 원인이었다는 것을 알았다.

그 당시 화재 소식은 2차 세계대전 소식을 두 번째로 밀쳐내면서 이 도시 양대 신문의 1면을 가득 메웠다. 사망자의 수와 ‘시체는 어디서 찾을 수 있나’라는 표제와 함께 긴 부상자 명단들이 대부분 차지하고 있었다.

400명 이상의 대부분 희생자들을 시내의 대형병원 두 곳으로 이송했고, 나머지 사람들은 치료를 위해 10개의 작은 병원으로 분산 수용했다. 이들 병원에서는 초기에 생존자와 사망자를 구분하고, 국소 치료와 전신 치료를 요하는 환자들을 구분하느라 분주히 움직였다. 병원에 도착한 환자의 반 이상이 이미 사망했거나 도착 후 5분 이내에 죽었다. 매사추세츠 종합병원(Massachusetts General Hospital)에 도착한 114명 중 75명이 사망했다. 모든 병원에서 약 200명 정도가 바로 영안실로 보내졌다.

첫 24시간 동안 생존한 200명 이상의 희생자들을 돌봐온 의사들은 이전의 화재 희생에서 기록된 것보다 더 많은 생명을 구했는데, 이는 2가지 최신 의학 요법의 성공에 의해서였다. 하나는 연쇄상구균(Streptococcus)에 의해 일어나는 치명적 혈액 감염증을 제어할 수 있는 설폰아마이드(sulfadiazine, 설파제) 계열의 비교적 새로운 항박테리아제(주 : 감염병을 일으키는 균을 죽이는 약제) 설파다이아진(sulfadazine)이었고, 또 하나는 화상 부위로부터의 체액 손실로 인한 탈수 현상을 잠재우기 위해 이들 환자에게 정맥주사하여 공급하는 혈장(Blood Plasma) 제제였다.

혈장이란 우리 몸에서 적혈구와 백혈구가 순환하는 혈액의 액상 부위를 말한다. 따라서 혈장은 신체 조직의 수분 함량을 유지하도록 도와준다. 피부는 체내 수분과 체온을 균형 있게 유지하게 하는 주요 보호기관이며, 피부를 통해 증발 소실된 소량의 물은 매일 수분 섭취에 의해 조달된다. 그러나 중화상을 입어 피부가 손상되면 대량의 수분과 나아가 혈장의 소실을 유발하여 쇼크나 죽음에 다다르게 된다. 이 경우 입을 통한 수분 보충은 이런 치사 가능이라는 결과를 예방하기에는 흡수 속도가 빠르지 못해 불충분한 상태에 놓인다.

첫 24시간 동안 생존한 화상 환자들의 거의 4분의 3은 화상 부위를 통한 대량의 체액 손실을 경험했다. 의사들은 150여 명의 화상 환자들을 심한 탈수 현상이나 쇼크, 사망으로부터 구출하기 위해, 이러한 혈장을 발판으로 손실된 체액과 체내 염분을 보충해 줄 수 있었다. 화재가 발생한 당시는 혈구로부터 혈장을 분리하여 혈관 내로 주사 공급하는 기술이 개발된 지 4년밖에 안 되었다. 따라서 코코넛 그로브 화재의 화상 환자들은 이러한 새로운 요법의 혜택을 입은 첫 사례가 되었다. 1,300명의 수혈자로부터 얻은 전부 1,300단위에 달하는 혈장이 화상 환자 치료의 중대 고비에 사용되었다.

그리고 그 당시에는 전혀 알려지지 않았던 또 다른 새로운 의료 기술이 한 병원에서 등장했다. 매사추세츠 종합병원은 박테리아에 의한 치명적 감염병의 예방 목적으로 사용 가능한 새로운 약품을 공급받았다. 『보스턴 글로브』 1942년 12월 2일 자에 의하면, 뉴저지(New Jersey)주 라웨이(Rahway)에 있는 머크 회사(Merck and Company)에서 값으로 환산할 수 없는 약품 32ℓ를 매사추세츠 종합병원에 긴급 공급했다고 한다. 이 약품은 경찰 경호하에 뉴저지주의 생산 공장에서 병원까지 줄기찬 빗속을 네 곳이나 지나 7시간, 368마일을 달려왔다. 이것이 페니실린(penicillin)이었는데, 순수한 상태의 약품이 아니라, 약물을 생산하도록 배양한 푸른곰팡이(Penicillium)의 배양액 자체를 공급한 것이었다. 약품은 화상 환자 피부의 환부에서 종종 발견되는 오염 박테리아인 황색 화농성 포도상구균(Staphylococcus Aureus)을 물리칠 수 있었다.

피부장벽이 손상되면 포도상구균은 체내로 들어가 혈관을 따라 돌면서 증식하여 고열, 쇼크, 사망을 유발할 수 있다. 코코넛 그로브 화재 이전에는 이러한 박테리아의 치료용으로 이용할 수 있는 약물은 없었다. 따라서 이 박테리아에 감염된 환자는 대부분 사망했다. 또한 포도상구균은 노출된 피부 표면에도 감염하여 자리 잡기 때문에 피부 이식의 실패 요인이었다. 그러므로 이러한 새로운 약물의 임상적 사용은 앞으로의 중요한 의미를 예고해 주게 된 셈이다.

페니실린은 공식적으로 '감염에 대한 의학적 구명대'로 서술되기 시작했다. 이때까지 페니실린은 특급 기밀이었고 군용으로만 비축되어 왔다. 그러나 화재의 희생자들을 위해 정부에서 처음 이를 배포했으며, 이 사건이 가장 중요한 임상 시험 중 하나가 되었다. 피부 이식과 중화상 환자의 치료에서 이루어

낸 성공은 완전히 페니실린의 덕이었다. 이 사건은 미국 정부가 즉각 제약 공장으로 하여금 페니실린을 대량생산하도록 후원하는 데 '결정적'인 역할을 한 것으로 여겨진다.

영국에서 발견된 페니실린을 확보하고자 하는 미국의 시도는 이 약물의 선두 개발자이자 주역을 맡은 하워드 플로리(Howard Florey)의 외교적 수완과 인내의 결실로 나타났다. 이 약물의 영예가 동료 자국민이었던 알렉산더 플레밍(Alexander Fleming)에게 돌아갔다시피, 플로리는 이 약물을 발견하진 않았지만, 그와 그의 동료들은 이의 생산과 임상 치료에서의 성공을 보여준 공로를 인정받게 된다. 1941년 여름 플로리는 그의 동료인 화학자 노먼 히틀리(Norman Heatley)와 함께 영국에서 미국으로 특별한 여행을 떠났다. 페니실린의 경이를 설명하여 미국이 이의 대량생산을 후원하도록 요청하기 위해서였다. 플로리와 그의 연구진들은 이러한 노력이 해외에서나 국내에서의 전쟁 부상병들을 치료하는 데 반드시 필요하다고 보았지만, 전쟁으로 인한 재정 긴축은 영국이 이의 생산을 시도하는 것을 불가능하게 했기 때문이다. 그리고 코코넛 그로브 화재는 이들 영국과 학자들이 다녀간 약 1년 후에 발생했다. 이 당시엔, 소량의 페니실린이 이용 가능해져서 미국 내 제한된 환자들만이 성공적으로 이용하고 있었지만, 이 약물을 생산하기 위한 미국의 적극적 개입은 이루어지지 않고 있었다. 영국 과학자들이 방문한 이래 1년 동안 미국 의사들은 이 새로운 물질을 소량 공급받아서 '기적적인 결과'를 얻었다고 보고했다. 이렇게 달아오른 연구 결과들은 제약 공장으로 하여금 이 새로운 화합물의 효능을 깨닫게 했다. 이때까지도 제약 회사들은 거의 알려지지 않은 이런 물질의 생산을 지원하는 데 필요한 거대한 재원 투자에 망설이고 있었다. 더구나 미생물로부터 생산된 천연물질 페니실린을 사람에게 투여한다는 것도 미심쩍은 발상인 것처럼 느껴졌다.

코코넛 그로브의 비극에서 일부 희생자들의 치료에 이용된 페니실린은 이로 인해 치유된 수많은 환자들보다도 페니실린 자체가 더 많은 관심을 받았다. 이 당시까지 극미량의 페니실린만이 이용되었으므로, 화재 이전에는 미국 내 100명 이하의 환자만이 이 약품의 치료를 받을 수 있었다. 그 이유는 이 약물을 순수 정제하기가 까다로워서 약효를 완벽하게 증명하기 어려웠기 때문이었다. 약품 제조 회사와 미국 정부에서는 약물의 대량생산을 시작하기 전에 이의 효용성과 무독성을 증명하도록 요구하고 있었다. 이 '오명의 재앙'에서 페니실린이 불러일으킨 국가적 관심은 이러한 증명을 훌륭히 해냈다. 그렇게 많은 희생자를 살려낼 수 있었던 또 다른 의학적 기술에도 분명 감사하고 있었지만, 언론 매체들은 새로운 약물 페니실린에 특히 더 많은 관심을 보이고 있었다. 뉴스 해설은 이전에 알려지지 않았던 페니실린의 성공, 즉 생명을 위협하는 감염으로부터 치유된 환자들의 설명을 곁들이면서 대중적 여론을 불러일으켰다. 이에 따라 페니실린 생산에 대한 열망은 최고조에 달했다.

페니실린이 발견되기 이전에는 환자가 사망에 이를 것으로 예상되던 감염성 박테리아에 대해 페니실린이 보인 신속하고도 특유한 제어력으로 인해, '기적의 약물(Miracle Drug)'이라는 명칭을 얻었다. 이 약물은 소량만으로도 혈액 관련 감염병, 폐렴,

그리고 노출된 피부 상처 등을 치료할 수 있었다. 1930년대 중반에 등장한 설폰아마이드 약물은 19세기 독일 화학자 파울 에를리히(Paul Ehrlich)가 '신비의 탄환(Magic Bullet)'이라고 불렀던 것으로, 신체에 손상을 주지 않고 침입한 박테리아만을 죽일 수 있는 약물들을 찾아내려는 반복된 노력의 결과였다. 페니실린은 이러한 개념의 축소판으로, 설폰아마이드가 작용할 수 없었던 박테리아까지 죽였을 뿐만 아니라 부작용도 훨씬 적었다. 그리고 페니실린은 다른 약물에서는 한 번도 관찰되지 않았던 성상, 즉 죽어가는 조직세포에 침투한 후에도 약효가 그대로 유지되었다. 페니실린은 분명 미생물의 세계를 한발 앞서서 제어할 수 있는 능력을 과시했지만, 아이러니컬하게도 이 약물 자체는 사람이 만든 것이 아니라 자연환경의 또 다른 미생물 참여자인 곰팡이가 생산한 것이었다. 이와 같이 박테리아를 죽일 수 있는 천연물질은 '항생물질(抗生物質, Antibiotic)'이란 용어를 만들어 냈다.

페니실린의 성공에 대해 상당히 낙관적이었던 사람들 중에서도 '요주의(要注意)'라는 단어를 떠올렸다. 이 약물을 발견한 영국의 박테리아 학자 알렉산더 플레밍(Alexander Fleming)은 1945년 『뉴욕 타임스(The New York Times)』와의 인터뷰에서 페니실린의 오용이 가져다줄 약물 저항성인 박테리아 변이종(變異種)의 출현 및 번식 가능성을 경고했다. 그는 극미량의 페니실린으로부터 그 양을 점차 증가시키면서 감수성 박테리아 균주를 배양해 냄으로써, 실험실 내에서 이러한 변이 박테리아를 만들어 내는 데 성공했다. 변이 박테리아는 페니실린이 세포 내로 거의 투과될 수 없는 세포벽을 가져, 이 약물이 박테리아

내로 들어가 죽일 수 없었다. 따라서 이 박테리아는 이 약물 치료 기간 동안 순환계의 혈액 내 정상 페니실린 농도에서도 저항성을 가질 수 있었다. 그러므로 불완전 치료 시 이런 저항성 형태를 유발하여 과잉 성장시킬 가능성이 있었기 때문에, 플레밍은 치료 중 환자 내에서의 이러한 변이주 발생을 막기 위해 완벽한 치료를 설파했다.

플레밍은 이 약물을 경구투여했을 때 훨씬 나쁜 상황을 유발하리라고 예측했다. 이 당시 환자들은 병원 입원을 요하는 정맥주사를 맞지 않고도 가정에서 쉽게 이 약물을 복용할 수 있었다. 약물 투여는 병원 내에서 감시할 수 있지만, 병원 밖에서는 그러기가 어렵다. 플레밍은 의료계에 다음과 같이 경고했다.

> "자가치료에서 저지를 수 있는 가장 큰 죄악은 너무 소량을 써서 감염을 제거하는 대신 미생물이 페니실린에 저항성을 지니도록 길들여서, 페니실린으로 생명을 구할 수 없는 패혈증이나 폐렴 환자에 도달할 때까지, 페니실린 저항성 미생물을 지닌 사람이 다른 사람에게 전파하여 퍼뜨리고 또다시 다음 사람에게 퍼뜨릴 가능성이 있다는 것이다."

이런 초창기의 염려들은 항생물질 오용에 의해 저항성 박테리아가 출현하며, 한 사람에게서 유발된 저항성 균주는 당사자에겐 괜찮지만 다른 사람에게 퍼져 나갈 수 있다는 현상을 예언하고 있었다. 이렇게 전파된 사람은 페니실린에 더 이상 감수성을 나타내지 않는 질병의 나락에 떨어지고 만다. 그럼에도 불구하고 경구로 투약할 수 있는 치료 방법은 일반인들에겐 큰 관심거리가 된다. 왜냐하면 정맥주사 요법은 오늘날에도 그렇다시피 그 당시에도 불편했다. 더구나 그 당시 병원은 오늘날과 같은 무균 상태의 플라스틱 관이나 일회용 주사기를 갖추지 못했기 때문에, 사용할 때마다 멸균해야 되는 재활용 도구들을 필요로 했다. 경구 요법은 이러한 번거로운 요건들을 피할 수 있기 때문에, 보다 쉽게 치료를 행할 수 있는 유용한 방법이었다.

사실 이 약물의 경구투여 가능성은 치료에 있어서 큰 변혁을 가져왔지만, 플레밍이 경고했듯 이것 또한 오용의 확실한 초대장이 되고 말았다. 1950년대 중반까지 이 약물은 의사의 지시 없이 사용될 수 있는 대중약(Over The Counter (OTC), 의사의 처방 없이 환자가 임의로 선택 구매하여 사용할 수 있는 의약품)으로 등장하여 일반인들에게 광고했다(그림 1-2). 이와 같은 페니실린에의 보다 쉬운 접근은 항생물질 치료를 요하지 않는 질병에까지 사용하게 만들었다. 더구나 박테리아성 요인이 있더라도 적량 이하의 양을 먹은 환자는 감염균을 완전히 퇴치하지 못하고, 이러한 불완전 치료 과정에서 살아남은 박테리아는 계속 증식할 것이다. 그리고 플레밍이 실험실에서 만들어 냈던 것처럼, 그중 일부는 항생물질에 대한 감수성이 떨어진 변이주들일 가능성이 높다.

그러나 알렉산더 플레밍의 예언은 그가 추측했던 것보다 훨씬 더 절망적인 상태로 나타났다. 변이종이란 현상만이 박테리아가 저항성을 갖는 유일한 방법이 아니라는 사실은 그도 상상하지 못했으며, 그 당시 어느 누구도 예상하지 못했다. 박테리아가 이 약물에 저항성을 갖도록 할 뿐만 아니라 실제로 이 약물을 파괴해 버릴 수 있도록 하는 희귀한 유전형질이 이미 자연계에 존재하고 있었던 것이다. 페니실린을 파괴할 수 있는 자연계의 단백질(효소)은 플레밍이 실험실에서 만들었던 세포벽

Thanks to PENICILLIN
...He Will Come Home!
FROM ORDINARY MOLD—
the Greatest Healing Agent of this War!
SCHENLEY LABORATORIES, INC.

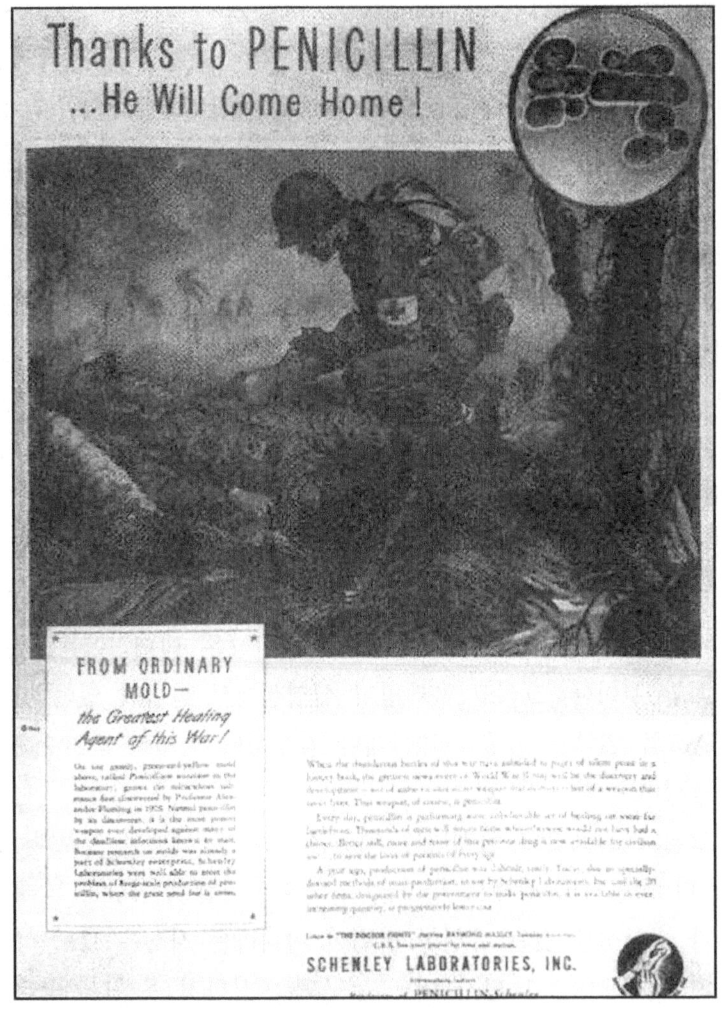

〈그림 1-2〉 페니실린이 처음 도입됐을 때 이것은 처방약이 아니었다. 즉 1950년대 중반까지는 처방을 필요로 하지 않았다. 따라서 많은 제약회사가 페니실린이 충분히 활용될 수 있자 일반 대중에게 이를 광고했다. 이것은 『라이프(Life)』 잡지 1944년 8월 14일 자에 실린 광고이다(광고 제목 : 페니실린에 감사하자. 그가 집으로 오고 있다)

변이 균주보다 페니실린에 훨씬 더 강한 저항성을 지닌 박테리아를 만들어 냈으며, 이 단백질의 합성은 이들 박테리아에 의해 획득된 유전물질(유전자)에 의해 지령되고 있었다. 몇몇 박테리아에서 처음 발견된 페니실린 저항성 유전자는 얼마 지나지 않아 다른 박테리아에서도 발견됐는데, 이는 이 유전자가 박테리아 상호 간에 서로 전달될 수 있다는 것이다. 그 결과 이들의 새로운 후손들은 이에 대한 저항성을 지니고, 나아가 저항성 형질을 새로운 수용 박테리아로 공여 가능한 박테리아가 된다. 적절한 성장 조건하에서 하나의 저항성 박테리아는 1시간 이내에 자신을 복제하므로, 저항성 유전자를 수용한 박테리아는 수 시간 이내에 수천 개의 복제품을 만들게 된다.

페니실린 저항성 포도상구균의 신속한 출현은 페니실린 발견에 따른 행복감을 깨어버렸다. 런던에서는 페니실린 초창기에 이를 많이 사용했던 병원에서 페니실린을 파괴하는 포도상구균이 출현했다. 페니실린을 도입한 지 수년 후인 1946년 통계에 의하면, 환자로부터 분리한 포도상구균의 14%가 페니실린 저항성을 지니고 있었고, 1940년대 말에는 그 확률이 50%로 크게 늘어났다. 그러나 초기에는 이 저항성 균주들이 시내의 큰 병원에만 집중되어 있었지만, 1960년대와 1970년대를 통해 이들은 점차 펴져 나가기 시작하여, 처음에는 지역 병원에서, 그리고 어떤 저항성 균주는 그 지역에 사는 사람에서도 발견됐다.

페니실린의 성공은 과학자로 하여금 페니실린 저항성 균주를 포함한 여러 다른 종의 박테리아를 퇴치할 수 있는 새로운 항생물질을 탐색하고 발견하도록 했다. 화학자들은 페니실린을 분해하는 효소의 영향을 받지 않도록 페니실린을 변형시키는 방법을 개발했다. 1940년대 후반부터 1970년대에 걸쳐 많은 항생물질들이 발견됨에 따라 저항성 문제는 노심초사했던 것보다 다소 누그러진 것 같다. 사람에게서 질병을 유발하는 주요 감염병원균들 대부분은 아직 다수의 보통 항생물질들이나 새로운 항생물질들에 감수성을 지닌 채 남아 있었다. 그러나 1970년대 중반에 발생한 두 사건은 이러한 자만심에 극적인 변화를 가져왔다. 어린이에게 중이염과 수막염을 유발하는 박테리아와 성병인 임질을 유발하는 박테리아, 이 두 종의 일반 감염 박테리아가 페니실린에 저항성을 지닌 것으로 나타났는데, 이 현상은 지구상에 멀리 떨어져 있는 두 지역의 환자에게서 동시에 발생했다.

12개월과 18개월 된 두 유아가 미국 메릴랜드(Maryland)주 베데스다(Bethesda)의 해군병원(Navy Hospital)에, 한 명은 1973년 말, 또 한 명은 1974년 초에 수막염으로 입원했다. 추정 미생물은 인플루엔자균(Haemophilus Influenzae)이어서 페니실린 유도체인 암피실린(Ampicillin)을 투여했지만, 유아들은 이틀 후에 사망했다. 이 인플루엔자균은 암피실린에 대단히 감수성이 큰 것으로 알려져 있었기 때문에, 아무도 이 항생물질에 저항성을 가졌으리라고 예상하지 못했지만, 이 두 환자의 인플루엔자균은 전혀 반응을 보이지 않았다. 당일 유아실로 보내졌던 다른 어린이들도 고도의 저항성 균주를 얻었는데, 이는 수십년간 성공적으로 암피실린을 사용하면서도 전혀 예측하지 못했던 사건이었다. 이 특이한 균주는 암피실린과 그 외 다른 페니실린 유사체 약물들을 파괴할 수 있는 능력을 가지고 있었던 것이다.

1940년대의 페니실린 사용 초기에 소량의 약물 주사 한 방으로 임질균을 완벽하게 죽일 수 있음을 보여줌으로써, 예부터 천벌로 알려진 임질과의 장기간에 걸친 지루했던 전쟁도 끝난 것처럼 보였다. 페니실린은 동일인에게 종종 발병하곤 했던 또 다른 성병인 매독도 동시에 치료할 수 있었다. 그래서 한 종의 약물로도 동일인에게서 발병할 수 있는 두 종의 전염병을 치료할 수 있었다. 그러나 1970년대 중반에 이러한 30년간의 성공적 치료도 중단되고 말았다. 인플루엔자균이 페니실린 저항성을 지닌 형태로 등장했던 비슷한 시기에 임질을 유발하는 임질구균(Neisseria Gonorrhoeae)에서도 이 약물을 파괴할 수 있는 저항성 균주가 등장했다. 더욱이 임질균의 페니실린 파괴 효소도 인플루엔자균에서 발견된 것과 동일한 것이었다. 즉, 이들 두 종의 박테리아는 동일한 유전자를 획득한 것이었다. 저항성 임질균은 필리핀의 병든 군인들에게서 처음 발견했고, 매춘부들이 '질병으로부터의 해방'을 지키기 위해 페니실린을 정규적으로 복용했던 베트남의 매춘부촌에서도 찾을 수 있었다. 과학자들은 이런 꾸준한 페니실린 유통이 전에 볼 수 없었던 저항성 균주를 출현시켰다고 믿고 있다. 이 균주가 초기에 제어되지 못했기 때문에, 감염 환자나 무증후 보균자들을 통해 미국과 유럽으로 흘러 들어간 듯하며, 그 결과 페니실린 저항성 임질균은 오늘날 전 세계의 모든 나라에서 창궐하고 있다.

우리는 이제 모든 감염병이 1차 선택된 항생물질에 의해 치료되리라고는 더 이상 기대할 수 없다. 세계의 어떤 지역에서 항생물질을 제한 공급한다는 것은 효능 있는 새로운 항생물질이 더 이상 없다는 의미를 지니고 있다. 이는 바로 20년 전 상

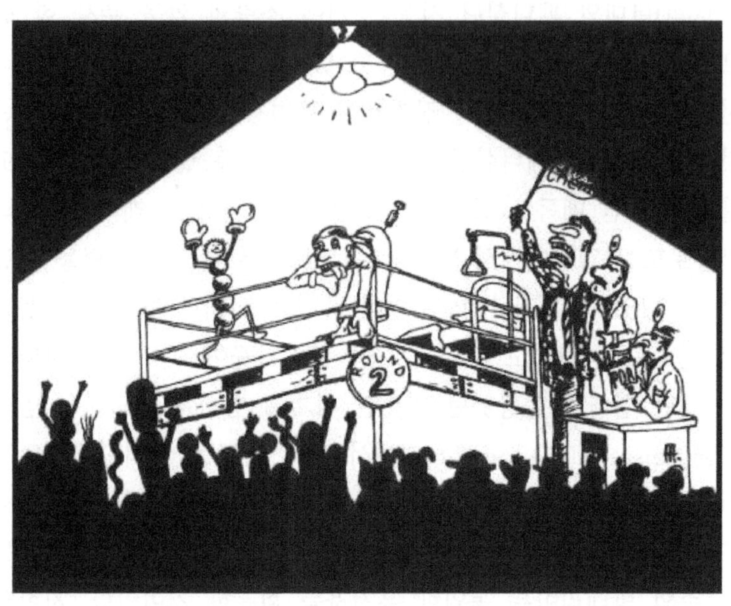

〈그림 1-3〉 페니실린 발견은 박테리아와의 싸움에서 이길 수 있다는 상당한 신뢰감을 가져왔다. 그러나 처음엔 병원, 그 다음 지역사회에서 이 약물에 대한 저항성 박테리아 균주가 출현함으로써, 이러한 꿈은 단명으로 끝나버렸다. 1라운드는 분명 사람의 재능이 승리했지만, 2라운드는 박테리아가 승리한 것 같아 보인다(Herbert Hächler, University of Zurich, Zurich, Switzerland)

황으로부터 얻어진 울부짖음이다. 저항성은 더 새로운 항생물질이 없어서 죽어가는 사람의 수와 항생물질의 유용성보다 부작용이 앞서는 환자의 수를 증가시킨다. 환자들은 40년 전에 예언되었다시피 또다시 이 지구 표면을 휩쓸고 지나가는 그런 질병으로 앓아 죽어가고 있다. 미생물들과 치러온 전쟁은 초기에 항생물질의 조제를 확대시킴으로써 분명 승리한 것처럼 여겨졌지만, 어느 측에도 완벽한 승리를 가져오지 못했다(그림 1-3).

항생물질 사용과 저항성 형태의 박테리아 출현과는 어떤 관계가 있는가? 이러한 저항성이 어떻게 그들을 수용할 숙주 박테리아를 찾아내며, 또한 숙주 박테리아가 어떻게 저항성을 찾아내는가? 우리는 소비자나 의사로서 박테리아와의 시소 경기에 나타난 현상들—처음의 승리와 다음의 패배에 어떻게 참여할 것인가? 우리가 무슨 일을 행하든지 박테리아는 이에 대해 반격할 수 있을 것 같다. 박테리아가 세계적으로 수많은 다양한 항미생물성 약물에 저항성을 얻어가는 이 시점에, 이런 질문들은 매우 중요한 것들이다. 이에 대한 답을 더욱 어렵게 하는 것은 오늘날에 이르러 효능을 발휘하리라 기대할 수 있는 새로운 계열의 진정한 항생물질이 없다는 사실이다. 이는 우리가 이미 확보한 항생물질들을 유용하게 잘 활용하여야 한다는 의미이다.

2장

질병과 치료

: 박테리아의 미시 세계와 항생물질

우리는 매일 육안으로 볼 수 없는 자유 생활형의 단세포 미생물들과 끊임없이 접하고 있다. 1674년 네덜란드의 건재상(建材商) 안톤 판 레이우엔훅(Anton van Leeuwenhoeck)은 손수 조립한 손만 한 크기의 현미경을 통해 작은 생물체, 즉 '극미 동물(Wee Animalcules)'이 움직이는 것을 처음 발견했다. 그는 그의 희한한 발견을 글과 그림으로 서술하여 1676년 런던 왕립학회(Royal Society)로 보냈다. 이 발견은 우리에게 눈으로 볼 수 없는 살아있는 물체의 존재에 눈을 뜨도록 했고, 이에 따라 우리와 환경을 공유하면서도 이전에는 상상조차 할 수 없었던 미세 생물들은 또 하나의 흥미로운 새 세계를 구축했다.

그러나 과학 세계가 박테리아를 흥미 대상 이상의 자연계 창조물로 받아들이는 데에는 200년 이상이나 걸렸다. 미생물에 의해 질병이 유발된다는 '질병의 씨앗론(Germ Theory of

Disease)'의 기본 사상은 19세기 중엽까지도 논쟁의 대상이 되고 있었다. 그 당시 이러한 개념은 파리에서 연구하고 있던 루이 파스퇴르(Louis Pasteur)의 관찰과 집요한 논쟁을 통해 많은 지원을 받고 있었다. 1878년 프랑스 의사 샤를 세디요(Charles Sedillot)가 제안한 것과 마찬가지로, 파스퇴르도 '미세 생물(Microbe)'인 박테리아(세균류)가 물체에서 자연적으로 발생하는 것이 아니라, 공기 중에도 존재하며, 노출된 생체 조직에 자리잡아 이를 파괴하기도 한다고 보고했다. 그의 연구와 이론은 1864년 프랑스 학술원(French Academy of Science)에 의해 수용되어 공식 지지 성명을 얻어냈다. 이 프랑스 화학자는 조심스럽게 준비된 실험을 거친 발견을 통해 감염병을 완전히 새로운 길로 인도했고, 결국 질병을 바라보는 우리의 시각을 완전히 바꿔놓았다.

파스퇴르의 발견과 해석으로 과학자들은 우리 주변에서 일어나는 일들을 새로운 방식으로 이해하기 시작했다. 이에 따라 생체 조직의 붕괴를 둘러싼 신화뿐만 아니라, 식품 생산에 있어서의 미세 생물체 역할도 분명히 알려지기 시작했다. 즉 주스가 와인으로 변하게 하고 빵이 부풀어 오르게 하는 것은 미생물의 능력에 의한 것임이 밝혀졌으며, 이러한 이해에 따라 식품 산업에서의 새로운 진보를 이룰 수 있는 길을 놓아주었다. 더욱 중요한 발견은 자연환경에의 적극적 동참자인 박테리아가 질병의 원인체로 간주된 것이다.

질병의 씨앗론이 수용되면서, 과학자들은 이러한 감염물질들이 이전에 여러 복합 증상으로 여러 기관에서 치료를 행했던 잘 알려진 많은 질병들의 원인이라는 사실을 알았다. 즉, 과학자들은 단 하나의 미생물이 신체 내 많은 기관에 고통을 유발할 수 있다는 새로운 인식을 갖게 된 셈이다. 그 예로, 질병을 일으키는 한 병원체가 오한과 발열과 인후염을 동시에 유발할 수 있다. 이렇게 초창기 의사들은 예전에 통증과 여러 불편감 등으로 알려진 환자의 고통들을 각각의 원인 미생물들과 연관시킬 수 있었다. 설사는 장내로 들어온 어떤 독소 생산 박테리아에 의해 유발됨을 알아냈고, 또한 배뇨 중의 작열감(灼熱感)은 거기서 자라는 박테리아에 의해 방광과 요로가 자극 받기 때문에 일어나므로 소변 속에서 이를 동정할 수 있었으며, 발열과 권태감을 동반한 기침과 호흡곤란은 주 증상이 폐에서 나타나는 폐렴이라는 질병을 유발하는 하나의 박테리아에 의해 일어남을 밝혀냈다.

1881년 로베르트 코흐(Robert Koch)는 박테리아를 성장시켜 각각을 구별할 수 있는 고형 배지(固形培地, Solid Medium: 미생물이 자라도록 영양분이 제공된 액을 굳혀서 만든 형태)를 개발함으로써, 진단 의학의 진보를 가져왔다. 이 창의적인 독일 의사 코흐는 자신의 집 부엌에서 감자 추출물과 젤라틴, 한천 등 여러 혼합물들을 이용하여 이 고형 배지를 고안해 냈다. 그는 하룻밤 배양하면 하나의 박테리아가 증식하여 수억 개의 후손들로 이루어진 집락(集落, Colony: 미생물이 자라서 엉킨 덩어리)을 형성하여 고형화된 한천 표면 위의 한 곳에 모여 있으리라 추정했고, 실지로 이를 입증했다(그림 2-1). 즉 인공 고형 배지상에 형성된 각 집락들은 하나의 미생물 후손들임을 나타낸다. 이 방법에 의해 환자들로부터 채취한 소변, 대변, 가래, 그 외 여러 임상 시료들로부터 여러 형태의 박테리아들이 동정될 수 있

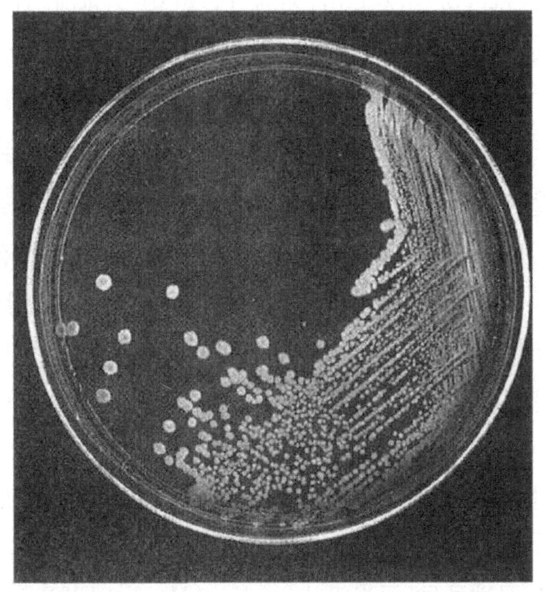

〈그림 2-1〉 1881년 로베르트 코흐가 최초로 개발한 젤라틴 또는 한천 평판 배지를 개량한 현대판 평판 배지. 이것은 박테리아의 분리 및 증식에 사용되고 있는데, 평판상에 점으로 보이는 각 집락들은 하룻밤 배양하기 전 평판상에 떨어진 하나의 박테리아로부터 유래한 수천만 후손들의 집단이다

었다. 코흐는 이 시료들을 희석하여 한천 표면에 발라 주고 하룻밤 배양한 후 집락 수를 셈으로써 시료 중의 미생물 수를 알아보는 방법도 개발했다.

그 후 과학자들은 집락의 모양, 결(가장자리의 부드럽거나 거친 정도), 크기, 색상(반투명, 흰색, 적색, 황색 등) 등에 의해 미생물들을 구분했다. 한 형태의 박테리아 후손들은 동일 형태의 집락을 형성했고, 또 다른 박테리아는 또 다른 모양의 집락을 형성했다. 이러한 방법으로 의료계는 드디어 다양한 박테리아 형태들을 실질적으로 구분할 수 있는 방법을 확보한 것이다. 즉, 이런 방식으로 의사들은 여러 박테리아들을 동정하기 시작하여 특정 박테리아와 특정 질병을 상호 연관시켰다. 이렇게 갓 태동한 영역에서의 코흐의 공헌은 여기서 끝나지 않았다. 그는 감염 동물로부터 단일종의 병원성 박테리아를 분리하여 다른 동물로 재감염시켰을 때 원래 동물이 앓았던 것과 똑같은 증상을 일으킨다는 사실을 밝혀냈다. 그 결과, 그는 그가 발견했던 마침표 모양의 박테리아에 의해 콜레라가 일어나며, 그가 분리했던 결절 내의 간균에 의해 결핵이 유발된다는 사실을 확인하고 증명한 공로를 아직까지 인정받고 있다. 이에 따라 이런 질병에서 병원성 박테리아들이 관여한다는 사실뿐 아니라, 단 한 종의 박테리아가 다양한 기관에서 여러 징후와 증상을 나타낸다는 것도 확고히 증명했다.

다양한 미생물 세계와 박테리아

박테리아는 스스로 복제하는 미세한 단세포생물이다. 동화 속의 천사들과 다르긴 해도, 박테리아 수천 개가 머리핀 위에 앉을 수 있다고 마음 놓고 얘기할 수 있다. 우리가 1,000배의 배율로 현미경을 통해 보면, 그런 확대에도 불구하고 이들은 겨우 불빛 앞에서 전구를 맴돌며 춤추고 있는 조그마한 먼지 입자 크기의 반점으로 보인다(그림 2-2). 전자 현미경을 통해 훨씬 높은 배율에서 관찰하면 더욱 분명히 이들을 관찰할 수 있다. 1㎜의 액체 내에 있는 수백만 개의 박테리아는 잘 보이

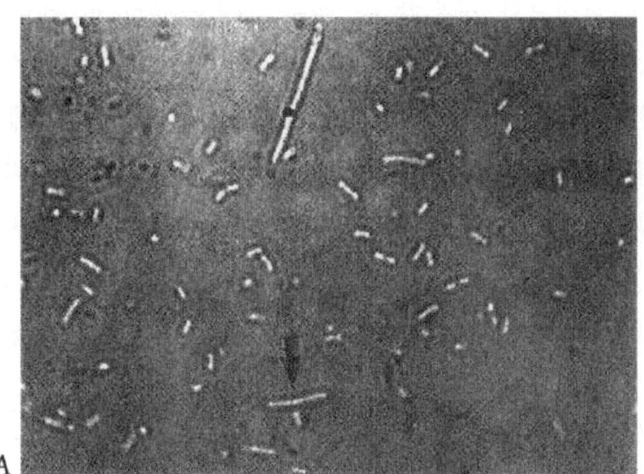

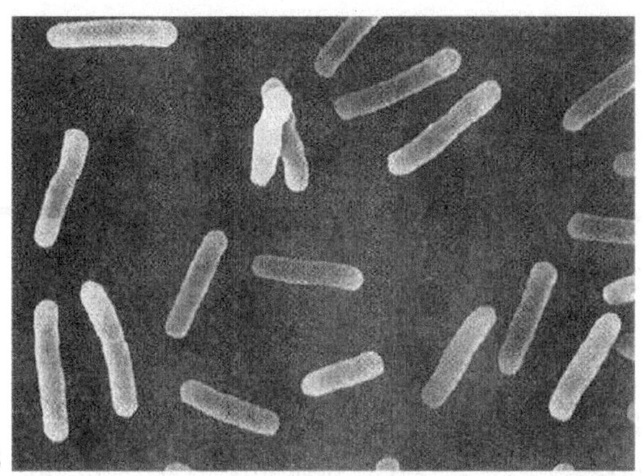

〈그림 2-2〉 (A) 위상차 현미경으로 약 1,000배 확대해 본 대장균 (Escherichia Coli). 화살표는 측면으로 보이는 박테리아를 표시한다. 이 박테리아는 액상 배지에서 움직이는 작은 점들로 보인다 (B) 전자 현미경으로 약 3,000배 확대해 본 대장균(J. T. Park, Tufts University School of Medicine). 이 장내 박테리아는 전형적인 막대기형 간균이다

지 않지만, 수천만~수억 개 박테리아가 존재하면 액체가 뿌옇게 탁해진다.

박테리아는 하나뿐인 자신의 염색체를 복제하여 후손에게 물려주는 단순 분열에 의해 증식한다. 영양분이 풍부한 배지상에서, 그리고 다른 경쟁 상대가 없는 최적의 조건하에서 대부분의 박테리아는 20분 이내에 2배로 늘어난다. 그러나 자연 상태에서는 에너지 생산에 필요한 영양분이 희박하거나 다른 미생물들과 쉬지 않고 경쟁해야 하기 때문에, 2배로 늘어나는 데 수일씩이나 걸리는 등 훨씬 느리게 증식한다. 예를 들어 장내에서나 피부에서 박테리아는 12~24시간 내 1번 이상은 증식하지 못할 것이다. 박테리아는 독립적인 개체 세포이지만, 자연 상태에서는 대체로 그렇지 못한 편이다. 대신 코흐의 젤라틴이나 한천배지상에서처럼 한 세포의 후손들이 모여 있는 여러 집락 상태로 존재한다. 즉 장내에서나 피부에서 이들은 집락으로 생활하고 있는데, 이들을 '장내 균총(Intestinal Flora)'과 '피부 균총(Skin Flora)', 또는 미생물총(微生物叢, Microbiota)이라고 부른다. 이들은 자연계 토양 중의 흙 입자상에, 호수, 시냇물, 바다 등의 바닥 진흙 속에서도 서식한다. 각 박테리아들은 생물체 집단을 형성함으로써, 산속의 개미들처럼 미세 생물계 내에서 다른 약탈자 미생물들과의 경쟁에 대응하여 자기 종족의 성장과 생존을 지키기 위해 서로 도우면서 영양소를 얻고 있다. 이런 관점에서 보면 심장, 콩팥, 간 세포들이 생체 내에서 특수 기능을 수행하는 유기적 단위를 형성함으로써 상호 협동하는 동물 세포들과 박테리아는 매우 흡사하다.

단 하나의 박테리아로는 자연계에서 큰 손상을 입진 않지만,

역으로 생존할 확률도 매우 낮다. 따라서 어떤 돌발 상황에 대비하기 위해서는 많은 수의 후손들을 만들어야 한다. 이들이 질병을 유발할 정도로 독소를 생산하거나 장, 폐, 간 등 우리 내부 기관의 파괴를 유발할 만큼 충분히 조직세포들을 잠식하기 위해서는 수백만 개의 박테리아가 필요하며, 토양이나 물과 같은 자연 생태계 내에서 안정된 구성원으로 자리 잡기 위해서, 그리고 그러한 생태 환경에서 지배 형태의 박테리아가 되기 위해서는 수억 개의 박테리아가 필요하다. 사람의 피부와 장내에는 10^{14}(100조)개의 박테리아가 살고 있는데, 이는 몸무게가 약 150파운드(약 70㎏)인 사람의 조직세포 수보다도 약 10배나 많은 숫자이다. 그러므로 박테리아가 비록 눈에 보이지는 않지만 우리 신체의 중요한 구성원이다.

과학자들은 박테리아의 모양(원형 또는 막대기형)과 1880년대 말 덴마크의 한스 크리스천 그램(Hans Christian Gram)에 의해 개발된 그램(Gram) 염색이라는 화학적 처리 방법에 따라 이들을 구분한다. 그램은 손상된 조직을 관찰하기 위해 특수 염료로 염색할 때 시료 내에 혼존하던 박테리아가 색상 차이를 나타냄을 알았다. 그는 염료에 의해 진한 자색으로 변하여 세척 과정에서도 그 색상을 계속 유지하는 몇몇 박테리아 예들을 기술하고, 이를 '염색 양성'이라고 불렀고, 세척 과정에서 염료를 잃어버린 후 다른 밝은 색의 염료로 대비 염색됨으로써 핑크색을 띠는 박테리아들을 '염색 음성'이라고 불렀다. 모든 형태의 박테리아들을 조사한 결과, 이러한 단순 염색 과정은 박테리아들을 두 그룹 중 하나로 설정해 냄으로써, 유용한 동정 방법이 될 수 있음을 입증했다. 오늘날 이 방법은 박테리아를 '그램 양

〈표 2-1〉 박테리아와 질병들

미생물	일반명	질병
그램 양성균		
Streptococcus pneumoniae	폐렴구균	대엽성폐렴, 중이염
Staphylococcus aureus	황색 포도상구균	패혈증, 피부 화농
Enterococcus faecalis	장내구균	패혈증
그램 음성균		
Neisseria meningitidis	수막염균	유행성 수막염
Neisseria gonorrhoeae	임질구균	임질
Haemophilus influenzae	인플루엔자균	중이염, 폐렴
Escherichia coli	대장균	요로 감염증

성균(Gram-Positive)'과 '그램 음성균(Gram-Negative)'으로 구분하는 중요한 분류 방법이 되고 있다(표 2-1).

그램 염색의 차이는 박테리아의 세포벽 구성 성분의 차이에서 기인한다. 우리 장내에 서식하는 대표적 막대기형 박테리아(간균, 桿菌)인 대장균(Escherichia Coli)과 같은 그램 음성 박테리아는 3층의 세포벽을 갖고 있다. 바깥층(외막, Outer-Membrane)은 지방에 결합된 당으로 구성되어 있어서 세포벽이 그램 염색을 받아들이지 못하게 한다. 이 바깥층을 적절한 용해제(예 : 아세톤 등 유기 용매)로 벗기면 주로 단백질과 당으로 구성된 중간층(세포벽, Cell Wall)을 노출시키는데, 이 중간층은 세포 모양을 정상적으로 유지시켜 주는 역할을 한다. 이 층 다음에 안층(세포막, Cell Membrane)이 있는데, 이는 바깥층처럼 주로 지방과 단백질로 구성되어 있다. 바깥층은 위험한 외래물질로부터 세포를 보호하며, 안층은 에너지 생산에 필요한 물질을 수용 축적하고 세포 내 독성물질을 내보냄으로써 세포를 돕고 있다. 다른 대표적 그램 음성 박테리아로는 작은 원형의 구균(Coccus, 球菌) 모양을 지닌 감염 유발 병원균들, 즉 임질구균과 수막염균이 여기에 속해 있다.

그램 양성 박테리아에는 질병과 무관한 막대기형의 토양 박테리아, 피부 및 구강 내 서식하는 포도상구균 및 연쇄상구균 등이 속해 있다. 이들 박테리아들은 지방과 결합된 단백질성 물질로 구성된 한 층의 세포막 바깥에 세포벽을 지니고 있는데, 이 세포벽이 그램 염색의 세척 과정 중 염료를 지탱하도록 해준다. 이들이 지닌 단층의 세포막은 그램 음성균의 안층처럼 세포의 생존에 필요한 흡수와 배설을 수행하는 곳이다(그림 2-3).

우리처럼 박테리아도 생존하기 위하여 영양분을 필요로 한다. 이들은 탄소, 산소, 수소, 질소와 같은 기본 원소로 구성된 단순한 형태의 외부물질을 먹고 산다. 이들은 외부에 존재하는 간단한 당류를 섭취하기도 하고, 공기 중의 산소와 질소 등 원소 자체를 그들의 식단에 결합시켜 이용하기도 하며, 거대유기물질을 필요한 물질로 전환시켜 영양분을 얻어내기도 한다. 어떤 박테리아는 유기물질을 저분자의 영양소로 분해할 수 있는 효소라는 특수 단백질을 갖고 있으며, 어떤 박테리아는 복합 유지(油脂) 혼합물을 분해할 수 있는 능력을 지니고 있어서, 이로부터 얻어지는 영양소를 먹고 자란다. 이런 미생물들은 유기(有機) 폐기물을 분해하여 영양이 풍부한 토양을 지켜줌으로써, 인

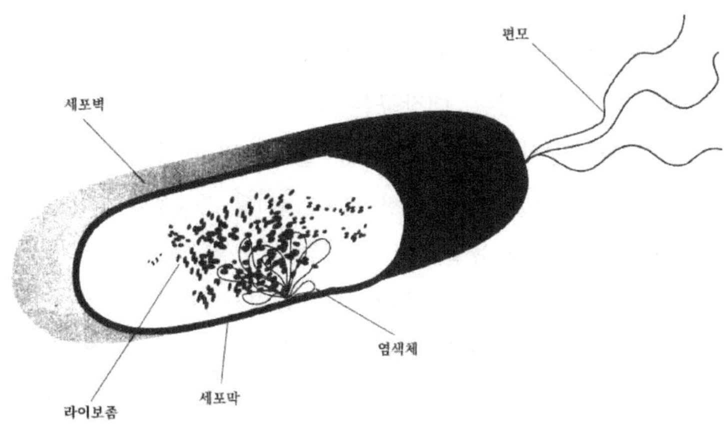

〈그림 2-3〉 대장균 박테리아의 구성 성분 도식도. 이것은 안쪽의 세포막과 바깥쪽의 세포벽으로 구성된 다층 외부 구조와 하나의 염색체 DNA, 운동을 도와주는 편모, 단백질합성 장소인 리보솜을 갖고 있다(Bonnie Marshall, Tufts University School of Medicine)

류의 식량 생산에 필요한 농작물 및 식물류의 성장을 돕는 특수 임무를 수행하고 있기 때문에 우리에게는 퍽 이로운 것들이다. 이들은 또한 독성물질들을 없앨 수 있는 능력도 지니고 있는데, 이는 장래의 환경오염이라는 세계적 문제를 해결하려는 노력의 하나로 현재 활발히 연구되고 있다. 즉 독성물질을 청소하기 위해, 특정 위해(危害)물질을 분해할 수 있는 박테리아를 오염된 환경에 의도적으로 살포하는 것이 고려되고 있는 것이다. 몇 년 전 알래스카에서 일어난 엑손 발데즈(Exxon Valdez)호 파손에 의해 유출된 기름을 제거하기 위해 '기름 먹는' 박테리아를 사용한 것이 좋은 예 중 하나이다.

우리 주변의 수많은 박테리아들은 공기가 있을 때에만 살 수 있는 것(호기성균, Aerobe)과 공기가 없을 때에만 살 수 있는 것(혐기성균, Anaerobe)이 있고, 어떤 것은 두 조건 모두에서 살 수 있는 것도 있다. 한 예로 장내에서뿐만 아니라 외부 환경에서도 자랄 수 있는 대장균은 공기가 있는 조건과 공기가 없는 조건 모두에서 생존과 성장을 할 수 있다. 한편으로 보툴리너스 식중독(Botulism, 불완전 멸균 처리된 통조림을 먹었을 때 걸리는 식중독 현상)을 유발하는 치사성 독소를 생산하는 미생물 보툴리늄균(Clostridium Botulinum)은 공기가 없을 때에만 생존하는데, 이처럼 완전 혐기성인 미생물에게는 산소가 유해하기 때문이다. 특히 이런 혐기성 박테리아들은 퇴비 무덤 속에서 쓰레기들을 다른 생물체에 필요한 영양분으로 바꿔주면서 활발히 살아가고 있다.

장내 박테리아들은 마지막 출구를 통해 대변으로 나오기 전 대장(大腸)을 따라 움직이면서 흡수되지 않는 음식 찌꺼기가 잘 소화되도록 도와줌으로써, 위액 및 췌장액과 함께 소화기관의 주요 부분을 담당하고 있다. 이런 박테리아 소화 과정을 통해 우리의 성장과 건강을 이루는 데 필요한 주요 영양소와 비타민을 유리하며, 이들은 장으로부터 체내로 흡수된다. 또한 피부 박테리아들은 표피상에 진열됨으로써 다른 해로운 박테리아들의 침입에 대항하는 보호용 방어복 역할을 한다. 결국, 우리는 이러한 방식에 의해 자연환경에서 우리가 생존하도록 도와주는 다양한 박테리아에 의지하고 있는 셈이다.

박테리아와 질병

박테리아는 질병을 유발할 수 있는 능력에 따라 사람, 동물, 식물에 해를 끼치는 '병원성균(pathogen)'과 비교적 해롭지 않은 '비병원성균(nonpathogen)'으로 나뉠 수 있다. 그러나 하나의 박테리아가 사람에겐 해롭지 않지만 다른 동물이나 식물에게 유해하거나 또는 그 반대의 경우도 있으므로, 이러한 구분은 감염 숙주에 대한 이해를 동반해야 한다. 한 예로 b형 인플루엔자균(Hemophilus Influenzae)은 사람에겐 병원성균이지만 동물에게는 그렇지 않으며, 흉막폐렴균(Actinobacllus Pleuropneumoniae)은 돼지에겐 폐렴을 유발하지만 사람에게는 그렇지 않다. 장티푸스를 일으키는 장티푸스균(Salmonella Typhi)은 사람에게서만 병원성을 나타내지만, 주로 설사를 유발하는 다른 종의 살모넬라균(Salmonella)들은 사람과 동물에서 모두 질병을 유발한다. 이러한 병원성의 근거는 감염, 즉 박테리아가 신체 기관의 파괴를 초래하는 능력에 달려 있다. 일반적으로 감염을 일으키기 위해서는 질병을 유발할 수 있는 수만~수백만 박테리아를 필요로 한다. 이러한 조건 때문에, 대부분의 박테리아는 우연히 우리 체내로 들어와도 우리의 방어 장치에 의해 곧 무장해제되어 그들의 후손을 만들어 낼 수 없게 된다. 그러나 매우 병원성이 강한 어떤 박테리아는 우리 체내로 들어와 질병을 유발시키는데 10개~100개만이 필요한 경우도 있다. 이들이 제거되거나 사멸되기 전에 대단히 많은 숫자로 증식하면 질병이 일어날 수 있기 때문이다. 그 예로, 결핵균이 감수성인 사람의 체내로 들어와 자신을 증식할 수 있는 안전 방호 부위를 찾아낸다면, 단

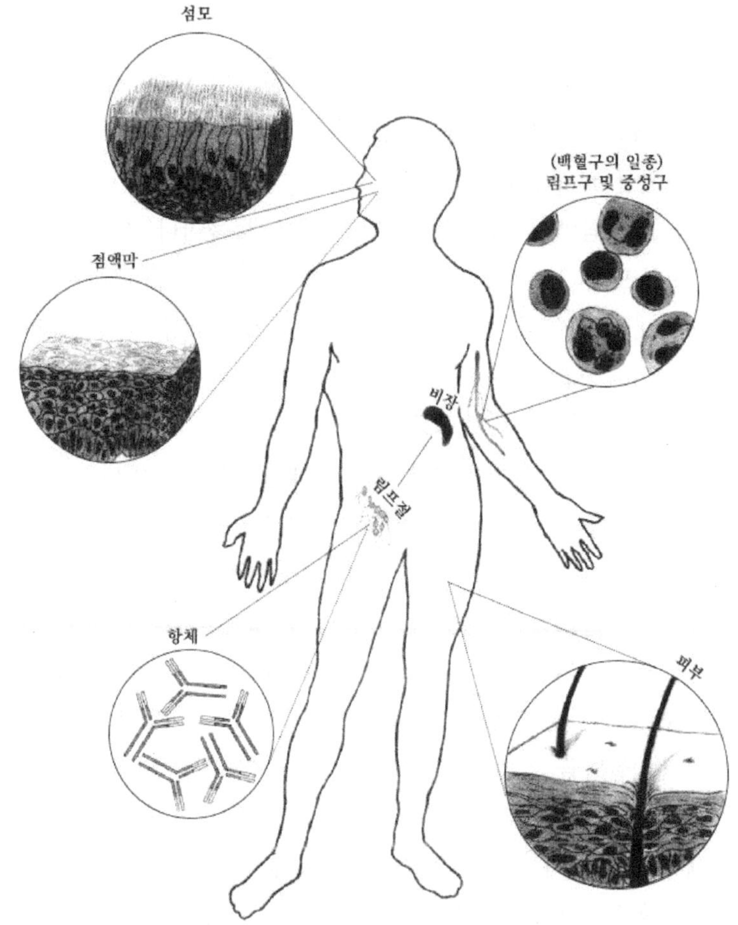

〈그림 2-4〉 인체는 박테리아 침입에 대항하는 자연 방어 체계를 갖추고 있다. 여기에는 박테리아와 같은 외래물질들을 제거하는 피부, 구강 및 소화관 안의 점액막(粘液膜), 비강(鼻腔) 속의 섬모, 백혈구, 항체, 결합 조직세포로 이루어진 망상내피(網狀內皮)계 등이 있다. 이들은 간, 비장, 골수 등의 모세혈관과 림프샘의 림프관 안에 존재한다(Bonnie Marshall, Tufts University School of Medicine)

한 개의 결핵균도 결핵을 유발할 수 있다.

우리는 모두 박테리아의 침입에 대한 자연 방어 장치들을 갖고 있다(그림 2-4). 이런 방어 장치 가운데 중요한 하나가 피부이다. 사람의 입, 장, 방광 및 성기의 출구도 그런 역할을 담당하는데, 여기에서 분비되는 점액은 박테리아 세포들을 씻어줌으로써 이들이 흡착되는 것을 방지해 준다. 특히 이 분비물 중에는 눈물 속의 라이소자임(Lysozyme : 박테리아의 세포벽을 분해하는 단백질)처럼 항박테리아성 능력을 지닌 것도 있다. 코안의 세포들은 섬모(Cilia)라는 실 모양의 털이 있어, 박테리아나 외래물질이 상기도(上氣道)나 폐로 들어가는 것을 막아준다.

피부가 손상되면, 박테리아는 상처를 통해 혈액 내로 들어가서 다른 신체 부위로 퍼져 나갈 수 있다. 그러나 박테리아가 피부를 통과할 때, 외부 침입자들을 삼켜 죽일 수 있는 준비를 갖춘 순환기 내의 '백혈구'라는 두 번째 방어선을 만나는데, 이러한 백혈구의 작용은 침입 미생물에 대한 '항체'의 도움을 받아 이루어진다. 즉, 이들 항체는 외래 박테리아를 찾아내어, 이를 분쇄할 수 있는 백혈구를 끌어들이거나 미생물 파괴 장소인 비장이나 림프선으로 유인하는 것을 돕는다. 만약 외부 침입자가 백혈구의 식균 작용을 피하거나 극복할 수 있다면, 진짜 해를 끼칠 만큼 충분한 숫자로 자라나게 된다.

어떤 박테리아는 스스로 백혈구의 작용을 피할 수 있는 내적 형질을 지니고 있는 경우도 있는데, 박테리아 세포벽 바깥의 다당류성 점액층(협막, 莢膜, Capsule)이 그런 형질 중 하나이다. 만약 세포벽 바깥이 거칠거나 밀도상의 부피가 크다면, 이런 박테리아는 백혈구에게 쉽게 잡아먹히겠지만, 바깥 세포벽이 매끄

러워 백혈구로부터 쉽게 미끄러질 수 있다면, 이 박테리아는 백혈구의 공격과 식균을 용이하게 모면할 수 있어, 마침내 충분한 숫자로 증식한 후 질병을 유발할 수 있는 신체 부위에 도달하여 정착할 수 있는 확률을 높여주게 된다. 이와 달리 박테리아가 백혈구에 의해 인식되지 않도록 하거나, 식균 후에도 살아남게 해주는 또 다른 형태의 세포벽 변화도 있다. 즉, 숙주가 지닌 방어망의 허점을 이용하는 것으로써 실제로 백혈구 세포 내에 생존하면서 증식할 수 있는 박테리아들도 있는데, 레지오넬라증[Legionnaire's disease: 1976년 미국 필라델피아의 미국 재향군인 회의(American Legion Convention)에서 호흡기 질환을 일으켜 사망을 가져온 전염병이라는 데서 그 이름이 연유한다]이라는 급성 호흡기 질환을 유발하는 레지오넬라(Legionella) 박테리아가 그런 예 중 하나이다. 결핵을 일으키는 결핵균(Mycobacterium Tuberculosis)도 백혈구 세포 내에 서식하기 때문에 치료하기가 매우 어렵다. 흑사병이나 장티푸스를 유발하는 박테리아도 백혈구 세포 내에 서식하면서 증식한다. 따라서 이런 미생물들이 이들을 파괴하도록 명령받은 방어계(백혈구) 내에 자리 잡기 전에, 이들을 체내로부터 재빨리 제거해야만 한다.

병원성 박테리아가 지닌 또 다른 중요한 형질은 감염된 동식물의 조직세포 표면에 부착하여 성장할 수 있는 능력이다. 이러한 '군거(群居, Colonization)' 능력은 소변이나 대변과 같은 체액의 흐름에 대항하도록 한다. 이런 유의 박테리아들은 조직세포에 부착함으로써, 자신의 생존과 그들 후손의 생산에 필요한 영양분을 동물 세포로부터 얻는다.

박테리아가 인체 조직에 대한 독성물질을 합성하면, 우리 방어계와의 불편한 관계는 증폭된다. 이런 물질로는 박테리아가 부착한 인체 세포의 벽을 분해하는 효소나, 인체 세포를 빨리 죽일 수 있는 독소들이 있다. 독소 생산 박테리아 중 한 예로 해외여행 시 어디서나 만날 수 있는, 매우 당황스럽고 때로는 심한 설사를 유발하는 질환을 들 수 있다. 우리가 의심하지 않고 먹은 음식물의 일부분에 해당하겠지만, 이른바 '여행자 설사(Traveller's Disease)'란 이 질병은 거의 대부분 잘 요리되지 않은 음식물 내의 독소 생산 박테리아가 장에 이르러 장세포를 죽일 수 있는 독소를 생산하기 때문에 일어난다. 따라서 우리의 장은 복부 경련이란 심한 수축 반응을 나타내고, 독소와 독소 생산 박테리아를 쫓아내기 위해 다량의 체액을 유리하게 됨으로써 설사를 유발한다. 결국 이들 박테리아 침입자들은 내쫓기고, 자연계 내 독소를 생산하지 않는 다른 박테리아가 받아들여져 이를 대체하게 된다. 그래서 다행스럽게도 여행에서 돌아온 후에는 우리 고유의 장내 박테리아 균총을 회복하게 된다.

그러나 그 지역 주민들은 만성적으로나 주기적으로 설사 유발 박테리아의 고통을 받지 않는다는 것은 논리적이지 않다. 어떤 사람은 그렇겠지만, 대부분 사람들은 그렇지 않을 것이다. 단지 그 지역 사람들은 그 지역 박테리아에 적응된 장내 균총을 어느 정도 확립하고 있어서, 다른 고유 균총을 갖고 찾아온 방문객들보다는 덜 영향을 받을 뿐이다. 또한 그 지역 사람들은 어떤 음식물을 피해야 하는지 알고 있겠지만, 대부분의 방문객들은 알지 못한다.

과학적으로 말한다면, 박테리아는 동물 숙주 내에 있는 자신의 존재를 인식하고 그들 고유의 정상 기능을 수행하고 있을 따름이다. 박테리아는 침입하고자 하는 의도를 특별히 갖고 있지 않을 뿐만 아니라, 이러한 침입이 이루어지기 위해서는 보통 수많은 박테리아가 가담해야 하기 때문에, 몇몇 해로운 박테리아는 피부의 상처나 점액막의 작은 구멍으로 들어오며, 몇몇 병원균은 음식물을 통해 섭취되지만, 대부분은 우리 몸속에서 잔류하거나 증식하지 못한다. 그러나 방어계의 검색 및 제거 작용을 피할 수 있는 침입 박테리아들은 체내의 풍부한 영양분을 먹고 번창하고, 따라서 우리 기관 내에서 조직 파괴용 효소를 분비하여 틈새나 농양을 만든다. 살아있는 박테리아와 죽은 박테리아, 이들을 죽이기 위해 왔던 백혈구 세포, 이런 것들의 집합체인 고름이 나올 때에야 비로소 우리는 이런 과정이 일어났음을 쉽게 알아차리게 된다.

모든 박테리아가 매우 열정적으로 번창한다는 것은 살아서 증식한다는 의미이다. 그러나 박테리아가 증식하는 도중에 심장, 폐, 또는 간과 같은 치명적인 기관을 공격하게 된다면, 아이러니컬하게도 그들은 자기 자신의 죽음에 대한 경고장을 보내게 될 것이다. 사람을 죽임으로써 박테리아는 자신의 실질적 생명의 파수꾼을 파괴하여, 결국 희생자와 함께 자신도 죽어 없어지게 된다. 이런 치명적이면서 바람직하지 못한 현상은 사자(獅子)가 종족을 번창하게 하는 음식물로써 먹이를 죽이는 것과는 완연히 다르다. 미생물들은 '살아서 번식'함으로써 성경 말씀에 충실하고 있지만, 그럼으로써 자신의 최후의 종말을 가져올 수도 있다.

기타 미생물들

자연계에는 여러 형태의 미세한 단세포 미생물들이 있다(그림 2-5). 앞에서 얘기한 것들은 단세포생물로서 뚜렷한 핵을 지니고 있지 않은 원핵생물(Procaryote)인 박테리아들이다. 이 밖에도 박테리아와 크기, 모양, 유전자의 구성 등이 약간 다른 스피로헤타(Spirochete)와 리켓치아(Rickettsia) 등이 있다. 또 다른 단세포 미생물들은 뚜렷한 핵과 세포 내 구조를 지니고 있어서 분류학자들이 이들을 동식물 세포와 상당한 유관성이 있다고 보는 진핵생물(Eucaryote) 형태의 미생물로, 칸디다(Candida)나 '모닐리아(Monilia)'에 속하는 효모들과, 이와 상당히 다른 모양을 지닌 곰팡이들이 있는데, 이들 중에는 몇 종만이 사람에 대한 병원성을 지니고 있다.

박테리아보다 훨씬 작은 바이러스(Virus)는 하나의 조직세포 내에서도 수만 개가 존재할 수 있다. 더구나 이들은 독립성을 지니지 못해, 자신의 복제품을 만들기 위해서는 숙주세포에 의존하여야 하는 생물체이다. 이런 바이러스는 단백질 외피(外皮)와 그 안의 DNA나 RNA와 같은 유전물질로 구성되어 있으며, 특정 숙주세포의 특정 구조에만 부착하는 등 그들 숙주에 잘 적응한 것 같다. 따라서 숙주세포의 기능을 마비시킬 수 있는 자신의 작은 핵산 조각 하나를 숙주세포 내로 주입하기만 하면, 숙주세포가 죽거나 또는 수천 개의 바이러스 입자를 생산하는 공장으로 바뀌게 된다. 현재까지 바이러스 학자들은 수많은 다양한 바이러스들을 동정해 내는 데 성공했지만, 아직도 많은 것들이 발견되지 않고 있다. 이런 바이러스 중 어떤 것은

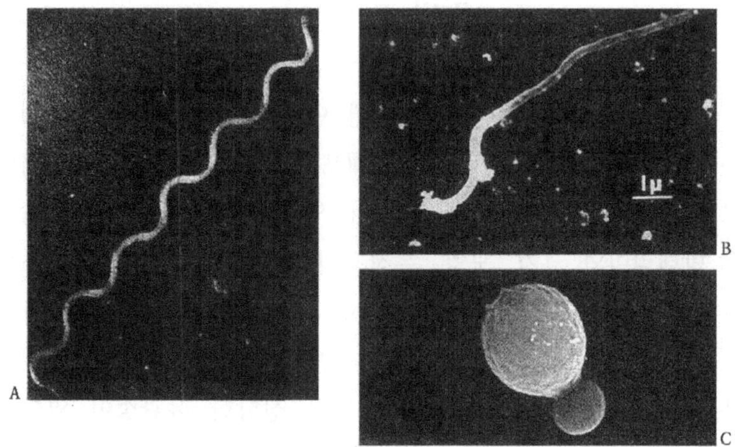

〈그림 2-5〉 자연계에 존재하는 미생물 중에는 박테리아, 스피로헤타, 효모 등이 있다. 전자 현미경으로 관찰한 것으로, (A) 매독이란 성병을 유발하는 매독균(Treponema pallidum)(1,300배 확대, James Miller, University of California, Los Angeles, California) (B) 라임(Lyme)병을 유발하는 보렐리아균(Borrelia burgdorferi)(약 600배 확대, Alan Steere, New England Medical Center, Boston) (C) 흔한 효모 감염증을 유발하는 칸디다 효모(Candida albicans)(약 3,500배 확대, David Soll, University of Iowa, Iowa City, Iowa)

절망적인 질병인 후천면역결핍증(AIDS: Acquired Immune Deficiency Syndrome)을 유발하며, 또 다른 바이러스는 사마귀를, 그리고 또 다른 것은 간염을 일으키기도 하고(그림 2-6), 그 외에도 유행성 독감이나 겨울 감기를 일으키는 것도 있다. 아직 자연계 내에서 이들의 기원이나 역할은 잘 모르고 있지만, 몇몇 생물학자들은 각 세포들이 자신의 세포 내에 서식할 수 있는 생명 입자들을 만들게 된 무작위적 진화현상으로부터 유

A
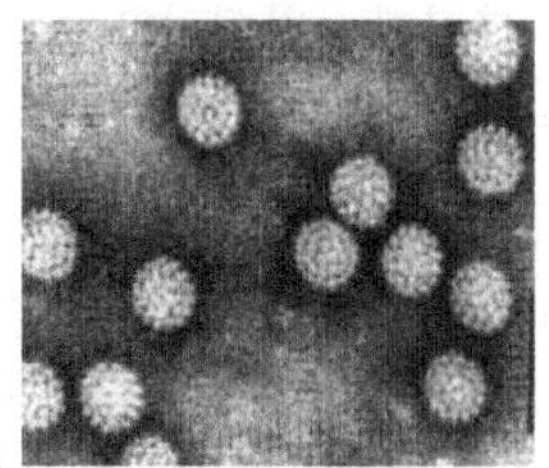

B
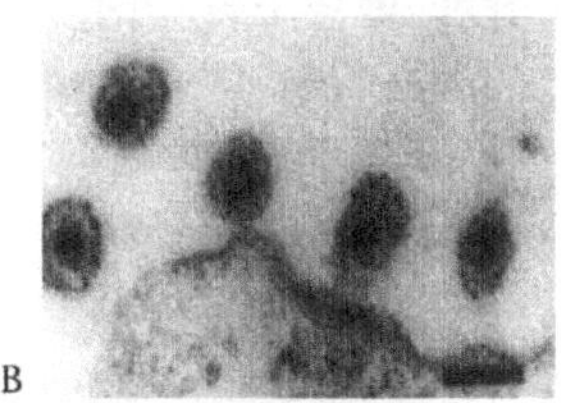

C
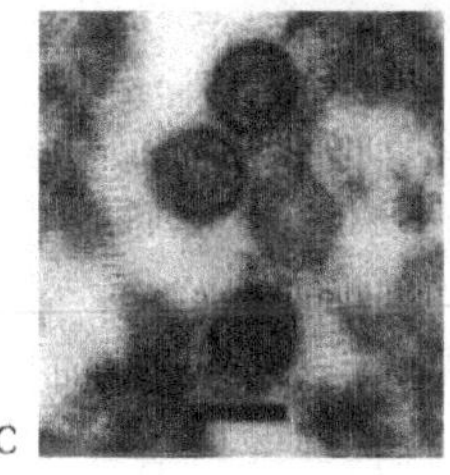

〈그림 2-6〉 전자 현미경(약 37,500배 확대)으로 관찰한 사람 질병에 관련된 세 종류의 바이러스 (A) 사마귀를 흔히 유발하는 사마귀 바이러스 (B) 후천면역결핍증(AIDS)을 유발하는 사람형 면역결핍 바이러스(HIV-1) (C) 소아의 홍반성 염증과 관련 있는 포진 유사 바이러스(HHV-6)(Jay Levy, University of California, San Francisco)

래했다고 얘기하고 있다. 어쨌든 이들은 오늘날 자연의 평형을 유지하는 데 기여하고 있다. 세포의 수가 증가하면 이를 죽일 수 있는 바이러스도 증가하고, 결국은 세포의 수가 감소하여 바이러스의 숙주도 적어지게 된다. 결과적으로 숙주 없는 바이러스는 없어지고, 자연의 평형을 되찾게 된다.

이러한 자연의 경쟁 관계는 박테리아와 같은 미생물과 사람과 같은 거대 생물 간에, 그리고 미생물과 미생물 간에서도 지속되고 있다. 즉, 박테리아가 출현한 이래 수천 년 동안 이러한 자연계 갈등은 계속 진행되어 왔던 셈이다. 미라에서 관찰되는 상흔이나 손상된 조직에서 증명되었다시피, 박테리아는 고대 이집트에서도 결핵을 일으켰다. 성경 구절에는 오늘날 임질로 알려진 성적 천벌을 언급하고 있으며, 고대 이집트의 무덤에서는 임질과 또 다른 성병인 매독의 증후가 발견되고 있다.

박테리아 침입으로부터 살아남을 수 있는 우리의 천부적 능력은 우리의 자연 방어계, 즉 항체 생산과 백혈구의 작용에 있다. 지난 반세기 동안 우리 몸에 해롭지 않으면서 박테리아를 죽이는 데 사용했던 천연물질이 이러한 자연의 순기능에 더해졌는데, 이것이 항생물질이다.

항생물질의 발견 : 그 기원과 성공

1800년대 말 질병의 씨앗론을 수용하면서 치료의 목표에 변화가 생겼다. 즉, 의사와 과학자들이 박테리아나 기생충 등의 질병 유발체를 죽일 수 있는 약품을 탐색해 내고자 하는 시대가 열린 것이다. 이러한 탐색의 결과로 거의 횡재에 가까운 항생물질을 발견했다.

살아있는 생물체는 다른 생물체를 불활성화시키거나 죽일 수 있는 물질을 생산한다는 사실로부터, 프랑스 낭시대학교(University of Nancy) 의학 교수단 중 자연사(自然史) 책임자였던 파울 빌레밍(Paul Vuillemin)은 처음으로 '항생 현상(Antibiosis)'이란 용어를 도출해 냈다. 1889년 발표한 논문에서는 비록 박테리아 간은 아니지만, 동물 간 그리고 식물 간 서로 생존에 영향을 미치는 역기능 관계들을 다루면서, 이를 '항생 영향(Influences

Antibiotique)'이라 불렀던 것이다. 오늘날 우리가 알고 있는 항생물질은 한 미생물이 다른 미생물의 성장을 저해하기 위해 만든 천연물질을 일컫는다. 이 '항생물질'이란 실용어는 스트렙토마이신(Streptomycin)이란 항생물질을 발견한 미국의 토양 미생물학자 셀먼 왁스먼(Selman Waksman)으로부터 유래한다. 그는 1941년 『생물학 초록집(Biological Abstracts)』 편집자에게, 매년 수가 증가해 가는 이런 유의 많은 항박테리아제들을 색인하기 위한 단어로서 이 용어를 제안했던 것이다.

항생물질들은 그 자체가 발견되기 전에도 무의식적으로 사용되어온 것 같다. 고대의 문헌들에서는 상처 회복을 위해 어떤 천연물질이나 유기물질들이 스며든 의류의 착용을 기술하고 있다. 이러한 옛 처방엔 아마 항생물질을 생산하는 미생물 또는 항생물질 자체를 지니고 있었기 때문에 효과가 있었으리라 상상된다. 인류학자들은 수천 년 된 누비아(Nubia)인의 미라에서 미량의 테트라사이클린(Tetracycline) 항생물질을 검출했으며, 또한 미라가 발견된 같은 지역의 토양 시료에서 이 항생물질을 생산하는 미생물을 찾아냈고, 곡류에서도 역시 미량의 테트라사이클린을 회수해 냈다. 누비아는 고대부터 14세기까지 지속된 국가이다. 어떤 과학자는 이러한 국가의 영속이 의도적이든 우연이든 간에 테트라사이클린과 같은 자연 상태의 항생물질이 소량 존재하여 이용했다는 사실과 다소 연관성이 있다고 주장하고 있다.

19세기 말 과학자들은 유해 박테리아에 의해 유발되는 질병 치료를 위해 해롭지 않은 비병원성 박테리아를 이용하는 방법을 탐구하는 데 심혈을 기울였다. 즉, 해가 없는 박테리아가 해로운 박테리아를 이겨낼 것이라는 희망 아래, 질병을 유발하는 유해 박테리아와 경쟁시키기 위해 전혀 해롭지 않은 박테리아를 환자에게 투여했다. 1877년 파리에서는 루이 파스퇴르가 그의 동료 줄 프랑수와 주베르(Jules Francois Joubert)와 함께, 막대기형 박테리아에 의해 탄저병에 감염된 동물에 무해한 토양 박테리아를 주입함으로써 이를 어떻게 억제시켰는지를 발표했다. 10년 후 독일의 과학자 루돌프 엠머리히(Rudolpf Emmerich)는 이미 연쇄상구균에 감염된 기니피그(Guinea Pig)에 콜레라균을 접종해도 콜레라 감염이 일어나지 않는다는 사실을 언급했다. 그는 처음으로 이 발견을 활용하여 동물에서 콜레라 예방법으로 사용했다.

수년 후 프랑스의 샤를 부샤르(Charles Bouchard)는 소량의 녹농균(Pseudomonas Aeruginosa)을 주입하면 토끼가 탄저병 감염으로부터 보호된다는 사실을 밝혀냈다. 이와 연계하여 또 다른 과학자는 장티푸스균이 다른 미생물을 함유한 물에 넣었을 때보다 멸균된 물에 두었을 때 더 오래 생존한다는 것을 알아냈다. 이러한 발견들은 모두 다른 박테리아들이 이러한 병원성 박테리아의 성장에 역효과를 나타낸다는 의미를 지니고 있다. 이러한 발견들의 학문적 배경은 박테리아의 생산물로 항생물질이 발견됨으로써 비로소 되돌아볼 수 있었다.

수많은 박테리아의 동정을 이룩해 냈던 미생물학 역사의 발전 과정은 항생물질 발견에도 커다란 공헌을 했다. 그중 가장 중요한 것은 아마도 로베르트 코흐의 젤라틴을 함유한 한천 평판 배지였을 것이다. 연구자들은 연구실에서 반나절 또는 하룻밤 동안 박테리아를 배양하여 성장시키면 그 수를 알 수 있기 때문에, 한천배지상에 성장저해가능 물질을 박테리아와 함께 넣어 조사할 수 있었다. 박테리아가 자랐다면 그 물질은 항균력이 없는 것이고, 박테리아가 자라지 않았다면 그 물질은 이 박테리아에 의해 유발되는 질병의 치료에 사용이 가능한 물질이다.

최초의 항생물질

화학자에 의해 발견되지 않아 항생물질이란 명칭을 얻지 못했던 최초의 천연 항박테리아성 물질은 세계적 명성을 빠르게 얻은 '파이오시아네이즈(Pyocyanase)'이다. 1888년의 이 발견은 우연이기도 했지만, 한편으로 이런 유의 물질에 대한 탐색의 결과였다. 드 프로이덴라이히(E. de Freudenreich)는 푸른 고름을 만드는 녹농균(綠膿菌, Bacillus Pyocyaneus: 현재는 Pseudomonas Aeruginosa라고 부름)이라는 박테리아의 배양액에서 흘러나온 푸른 색소가 시험관 내에서 다른 박테리아의 성장을 정지시킨다는 사실을 발견했다. 이러한 항균 효과는 이 물질이 이에 감수성이 있는 박테리아에 의해 유발되는 질병 치료에 사용 가능한 물질이라는 것을 의미한다.

이미 미생물과 미생물 상호 간의 관계에 대한 연구로 주목을 받던 루돌프 엠머리히는 이 현상을 좀 더 탐구하기 위해 독일의 오스카 뢰브(Oscar Loew)와 함께 연구했다. 그들은 이전의 발견을 재확인하면서 이러한 능력이 효소 단백질에 의한 것이라고 생각했고, 따라서 생산 박테리아 이름과 함께 '에이즈

(-ase: 효소를 명명할 때 붙이는 꼬리말)'라는 꼬리를 달아 '파이오시아네이즈'라고 명명했다〔그 후 이것은 지질(脂質)로 되어 있다고 알려졌다〕. 그들은 1889년에 처음 여러 임상 시험을 실시했는데, 박테리아의 성장 저해뿐만 아니라, 장티푸스, 탄저병, 디프테리아, 흑사병, 피부 농양 등을 유발하는 병원성 박테리아들을 사실상 사멸시키는 데에도 유용했다고 그들의 보고서에서 칭찬을 아끼지 않았다. 이러한 발견은 새로운 과학적 진보를 예고하고 있었기 때문에 큰 관심과 흥분을 불러일으켰다. 그러나 이 실험 실적 연구 결과를 환자에게 직접 적용했을 때 파이오시아네이즈는 곧 명성을 잃어버리고 말았다. 그것은 독성이 있었을 뿐만 아니라 매우 불안정하여, 그렇게도 찾아 헤매던 구명(救命)용 물질이 되지 못했기 때문이다. 그럼에도 불구하고 주로 피부 도포용 연고제로 거의 30년간 사용했고, 1913년에 가서야 비로소 파이오시아네이즈의 치료 효과에 대한 보고들이 거의 사라졌다.

베를린에서 연구하던 화학자 파울 에를리히(Paul Ehrlich)는 색다른 접근법을 시도하고 있었다. 그는 조직세포와 미생물 세포를 염색하는 염료들에 매료되어 있었는데, 박테리아나 기생충과 같은 감염 미생물로부터 우리의 조직을 해치지 않고 인체를 몸을 선택적으로 구할 수 있는 물질, 즉 '신비의 탄환(Magic Bullet)'을 찾는 데 이런 염료들의 선별적 염색성이 도움을 주리라고 생각했다. 1910년에 보고된 그의 첫 성공적 후보물질은 비소와 염료를 연결시킨 '살바르산(Salvarsan)'이라는 약물로서, 아프리카 수면병을 유발하는 트리파노조마(Trypanosoma) 원충의 치료 약물을 찾던 중 발견했다. 특히 이 살바르산이 매독 환자의 고통을 덜어준다는 사실이 밝혀짐에 따라, 굉장한 인기를 얻었다. 그러나 이 약물은 비록 효력이 있긴 했지만 일정하지 않았고, 비소 유도체로서의 독성은 때때로 고통을 주었으며, 그 결과 환자들은 몸이 쇠약해지는 심한 부작용을 감내해야만 했다. 그래도 이것은 최초로 일반 감염병의 직접 치료를 가져온 새로운 진보였으며, 화학요법제에 대한 열망을 지닌 새로운 시대의 문을 열어놓았다. 그러나 항박테리아성 약물의 탐색에서는 그럴듯한 진보도 없이 20세기의 초반 10년이 흘러가 버렸다. 파이오시아네이즈와 에를리히의 '신비의 탄환'에 대한 꿈을 먹여 살릴 새로운 후보물질의 실패는 이런 방식으로 또 다른 화학물질을 탐색해 내려는 용기를 꺾었으리라 생각된다. 그래도 여러 보고서에서 수술 기구들이나 피부 상처를 소독할 수 있는 더 좋은 소독 약품들이 부상하고 있었지만, 이 약물들은 체내로 받아들일 수 없는 것들이었다. 이들 중 많은 것들은 피부 독성을 지녀서 사람에게조차 사용할 수 없어 수술에 이용되는 수술 도구 소독에 이용했다. 그중 어느 것도 체내로 흡수됐을 때 독성 없이 효능을 발휘하는 신비의 물질이라고 밝혀진 것이 없었고, 이에 따라 이런 이상적 물질에의 열정은 시들해져 갔다.

페니실린의 발견

그래도 몇몇 실험실은 이런 연구를 고집하고 있었다. 런던의 성 메리병원(St. Mary's Hospital)의 알렉산더(Alexander Fleming)

는 1920년대에 인간의 눈물에서 박테리아 세포를 터뜨려 죽이는 천연 항박테리아성 물질을 발견하여 보고했다. 이 물질은 감수성 박테리아들을 뿔뿔이 흩어 용균해(Lyse) 버리기 때문에, 그는 이 물질을 '라이소자임(Lysozyme)'이라고 불렀다. 불행히도 이것 역시 치료제로서의 실용화 입지를 확보하지 못하고 말았다. 그 이유 중 하나는 그 효과가 거의 비병원성 박테리아에 한정된다는 것이며, 이와 더불어 사람이나 동물에게 시험할 만큼 충분히 많은 양을 만들어 내는 것이 쉽지 않았다. 이 라이소자임은 실제로 박테리아의 침입으로부터 우리를 보호하는 물질로서, 인간 체내에서 처음 밝혀진 천연물질 중 하나라는 데 오히려 더 큰 중요성이 있다.

1928년 플레밍은 두 번째로, 오늘날 매우 중요한 항박테리아성 물질을 발견했다. 주말 휴가를 보내고 나서 그는 평소처럼 작업대에 두고 갔던 며칠 지난 몇 개의 평판 배지들을 관찰하러 갔다. 그는 아직 비누액에 담기지 않은 사용하고 버린 평판 배지를 유심히 보았는데, 일반적인 피부 박테리아 포도상구균(Staphylococcus)의 집락이 이웃해 자란 곰팡이의 생산물로 추정되는 물질에 의해 흩어져 용균되어 있었다. 그는 이러한 용균 현상이 그 한 곳에서만 일어났음을 관찰하고, 평판 배지상의 박테리아 집락에 이웃해 자란 곰팡이에 의해 일어난 결과라는 것을 알았다(그림 2-7). 만약 이 젤라틴 평판 배지가 대부분의 다른 버려진 평판 배지들처럼 나머지 것들과 함께 비누액에 담겼다면, 이 역사적 발견은 적어도 그 당시에 이룩되지 못했을 것이다.

곰팡이에 의한 박테리아의 성장 저해 현상이 플레밍 이전의

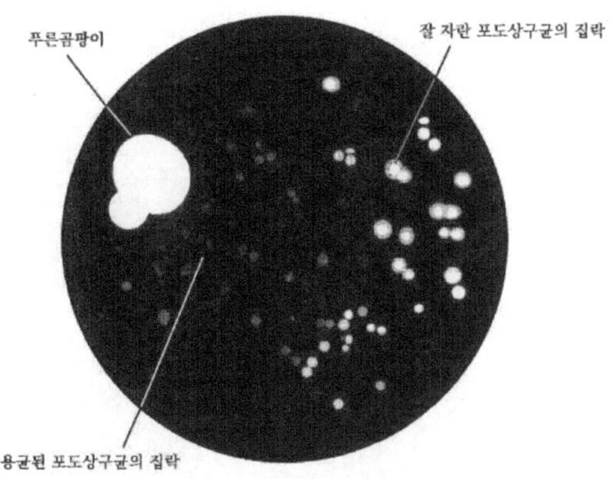

〈그림 2-7〉 동일 평판 배지상에 들어왔던 곰팡이 근처에서 이미 자란 포도상구균이 용균됨을 보여주었던, 1928년 알렉산더 플레밍이 최초로 관찰했던 평판 배지의 모형(Bonnie Marshall, Tufts University School of Medicine)

많은 과학자에 의해 관찰됐지만, 플레밍이 이러한 사실을 완전히 알아낼 때까지 아무도 이런 현상에 관심을 보이지 않았다. 1890년대 말, 미국 볼티모어의 존스 홉킨스대학교(Johns Hopkins University)의 한 교수는 곰팡이가 소변에서 분리한 박테리아의 성장을 억제하는 것처럼 보이는 한천배지를 학생들에게 보여준 적이 있었다. 그러나 그는 이 관찰의 중요성을 인식하지 못했을 뿐만 아니라, 이러한 발견을 재현하려는 노력도 하지 않았다. 돌이켜 보건대, 이 발견은 30년 후 횡재에 가까운 관찰에 의해 얻어진 플레밍의 발견으로 계승된 셈이었다.

이 현상에 매료된 플레밍은 이미 형성된 박테리아의 집락이 산산이 부서져 용균되는 아주 중대한 의학적 진보를 실제로 목격했다고 믿었다(그림 2-8). 라이소자임은 박테리아 전체 집락보

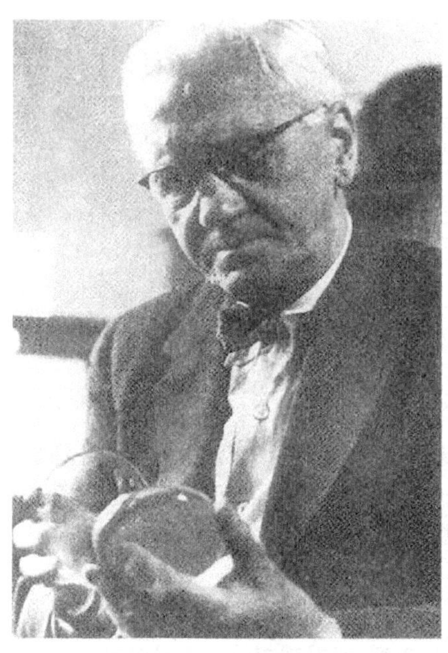

〈그림 2-8〉 1928년 페니실린을 발견한 알렉산더 플레밍(Alexander Fleming, 1881~1955)(G. MacFarlane, Alexander Fleming : The Man and the Myth, Harvard University Press, Cambridge, Reprinted by permission)

다는 오히려 낱개의 박테리아에 효과가 있지만, 아마도 이 발견은 박테리아 용균을 일으킨 그의 라이소자임에 대한 회상을 불러일으켰던 것 같다. 용균제 하나의 발견으로 유명해졌던 그는 우연히 두 번째 용균제를 찾아내게 된 셈인데, 이 물질은 사람의 체액에서 얻어진 것이 아니라 평판 배지상의 곰팡이에 의해 만들어진 것이었다. 뒤이어 플레밍은 곰팡이가 실지로 한천배지에 퍼져 나가면서 박테리아를 용균하기에 충분한 양의 물질을 만들어 낸다는 것을 증명했다. 그는 이를 생산하는 푸른곰팡이(Penicillium)의 이름을 따서 '페니실린(Penicillin)'이라고 명명했다. 나아가서 그는 곰팡이의 배양액으로부터 이 물질을 추출하여 항박테리아성 역가를 직접 증명했는데, 소량의 배양액으로도 이러한 사멸 효과를 가져다줄 정도로 페니실린은 대단히 효능이 강했다. 더욱 중요한 것은 가끔 피부로 감염되어 위험한 패혈증을 유발하는 흔한 치명적 황색 화농성 포도상구균(Staphylococcus Aureus)에 대한 승리의 북을 울렸다는 것이다. 플레밍의 발견에 의해 얻어진 이러한 결과들은 그 후 미생물학자들과 역사학자들로 하여금 한천배지상에서 이런 용균현상을 이끌어 냈던 정확한 실험 조건들을 재현하도록 독려했지만, 이러한 의학적 사건에 대한 증거는 단지 플레밍이 런던의 성 메리병원의 기록 보관소에 남겨둔 바짝 마른 최초의 평판 배지뿐이었다.

프론토실 : 항생물질에 대한 관심의 부활

플레밍은 천연 항생물질 페니실린을 처음 발견한 공로를 인정받고 있다. 그러나 이 발견이 1928년에 이루어졌음에도 불구하고 1940년대까지 페니실린은 사람 감염병의 치료용 약물로 사용되지 못했다. 플레밍은 이렇게 지연된 이유가 당시의 생화학적 및 미생물학적 기술 지식의 결여 때문이라고 했다. 물론 그 당시에는 주요 감염병들을 치료하기 위해 체내에 투여될 수 있는 물질의 발견 가능성을 스스로 포기하려는 심리적 상태도 있었다. 이미 언급했다시피, 이러한 창의적인 노력의 감소는 아마 파이오시아네이즈의 실패와 살바르산의 독성이 남긴 유산이었을 것이다. 그러나 1930년의 한 사건은 이러한 자세를 바꿔놓았다.

독일의 I. G. 섬유 회사(I. G. Farbenindustrie)의 연구소장 게르하르트 도마크(Gerhard Domagk)는 박테리아 감염에 효과를 지닌 여러 화학 염료들을 조사하고 있었다. 이러한 연구 과정에서 그는 동물 투여 시 효과를 나타내는 항박테리아성 물질을 발견했는데, 이것은 천연물질이 아니라 인위적으로 만든 것이었기 때문에 진정한 의미에서는 항생물질이 아니었다. 페니실린과 마찬가지로 이 발견도 다소 우연히 이루어졌다. 도마크는 그때 새로 특허를 얻은 '프론토실(Prontosil)'이란 염료를 연쇄상구균에 감염된 생쥐에 주입했을 때, 이 박테리아에 의한 질병이 치료된다는 사실을 발견했다. 그는 염료가 조직세포뿐 아니라 박테리아도 염색시킨다는 사실을 알고 있었기 때문에 이런 염료들을 항미생물성 약물로 개발하고자 하는 동기를 가졌고, 또한 염료가 박테리아에 의해 받아들여지면 이의 성장을 저해하리라는 사실을 감지하고 있었다. 그래서 도마크와 그의 동료들이 시험관 내 시험에서뿐만 아니라 동물시험에서도 프론토실을 포함한 모든 화학물질들을 조사했다는 사실은 매우 흥미로운 일이다. 만약 그가 시험관 내 조사에만 의존했다면, 그의 발견은 결코 이루어지지 않았을 것이다.

왜냐하면 프론토실의 발견은 이전에 알려진 어떠한 물질에서도 관찰되지 않았던 특이한 현상, 즉 생쥐에게 주입했을 때에는 효능이 있었지만, 시험관 내 박테리아 조사에서는 효능이 없었기 때문이다. 이러한 비밀은 나중에 밝혀졌다. 즉, 이 항박테리아성 물질이 염료 부위가 아니라, 체내 대사를 통해 이 화합물로부터 유리되어 박테리아를 죽이는, 염료에 부착시킨 설폰아마이드(Sulfonamide)라는 화학물질이라는 것을 다른 과학자들이 밝혀냈던 것이다.

이 프론토실과 뒤이어 개발된 설폰아마이드 유도체들의 효능이야말로 항생물질에 관한 과학자들의 관심을 부활시킨 중대 사건이 되었다. 오랜 시간이 흘러서야 비로소 의사들은 체내에 주입 시 효능을 발휘하면서 독성이 없고 안정한 형태의 약물을 확보하게 된 셈이었다. 그리고 파이오시아네이즈와 그 밖에 별로 효과가 없는 물질들은 역사 속으로 사라졌다. 또한, 이 발견은 도마크의 프론토실을 찾아낸 파란만장한 실험이 있기 7년 전에 이미 발견했던 페니실린을 개발 생산하려는 분위기를 조성해 주었으며, 나아가 더욱 새로운 '신비의 탄환'을 발견해 내려는 마음도 새로 가다듬게 했다. 이에 따라 몇몇 물질들이 발견됐고, 몇몇 후보 가능 물질이 낙관적 조명을 받으며 재조사되기 시작했다.

항생물질의 탐색

이렇게 잘 알려진 설폰아마이드의 성공과 함께, 또 다른 형태의 항박테리아성 약물을 탐구하려는 노력도 부활되었는데, 이런 새로운 분야의 연구는 땅속에서 파낸 보통 흙에 초점을 맞추게 되었다. 1890년대로 되돌아가면, 젤라틴 평판 배지를 발견한 로베르트 코흐도 병원성 박테리아를 흙 속에 묻어두면

죽는다는 사실에 매료된 적이 있었다. 그는 왜 그런지 의아해했을 뿐이다. 반세기 후인 1940년대에, 셀먼 왁스먼(Selman Waksman)과 같은 토양 박테리아 학자들도 똑같은 현상의 조사연구로 회귀하고 있었다. 그들은 흙 속에서, 특히 토양 미생물 상호 간의 작용으로부터 박테리아 성장 저해제를 찾을 수 있다는 희망을 갖고 이 작업을 시작했던 것이다.

왁스먼은 1940년 워싱턴에서 개최된 미국 학술원(National Academy of Science) 회의에서 다음과 같이 말했다.

> "사람과 동물의 병원성 박테리아는 숙주의 배설물이나 그들의 잔해로부터 토양으로 되돌아가야 한다. 따라서 동식물이 이 지구상에 존재해 온 기나긴 시간과 결국 토양으로 되돌아가야 하는 수많은 질병 유발 미생물들을 생각한다면, 토양이 사람과 동물에 감염병을 유발하는 박테리아를 거의 갖고 있지 않다는 것은 의아한 일이다. (중략) 흙 속에서 질병 유발 생물체들이 사라지는 이유로, 토양 내 미생물 간에는 병원성 미생물에 대항하는 것이 있어 이들을 신속히 없애 버리는 것으로 생각된다고 제시된 바 있다."

이러한 사고를 기초로 하여, 왁스먼 등은 이런 대항물질을 '채광'하기 위해 흙으로 돌아갔으며, 결국 연구의 보상을 받았다. 즉, 이들의 노력은 토양 미생물학을 진보시켰을 뿐만 아니라, 항생물질 발견의 황금시대를 열어놓았다.

1940년대 왁스먼의 가정과 판단은 그가 수십 년 전에 시작했던 토양 미생물학 분야에서의 장기간 연구로부터 성장한 것이었다. 그의 초기 연구는 화학 공정용 효소원으로 사용될 박테리아를 찾아내는 데 집중했지만, 그의 이러한 새로운 시도는 감염병을 치료할 수 있는 새로운 형태의 물질 보고(寶庫)로서 또다시 토양에 지대한 관심을 갖게 했다.

따라서 왁스먼의 제자로 왁스먼과 함께 연구를 수행했던 프랑스 파리 국립농학대학(National Institute of Agronomy) 대학원생 레네 듀보(René J. Dobos)가 항생물질을 탐색하기 위해 흙으로 돌아갔다는 사실은 전혀 놀라운 일이 아니다. 1939년 듀보는 록펠러 연구소(Rockefeller Institute)에서 연구할 때, 항생물질을 생산하는 토양 미생물을 처음 분리했다. 그의 발견은 약 5년 차로 페니실린 발견을 강타하면서, 최초로 임상 사용이 가능한 항생물질을 이끌어 낸 셈이다. 듀보는 여러 토양 박테리아의 배양액과 감염 박테리아인 포도상구균(Staphylococcus)를 혼합하여 포도상구균의 성장을 막는 하나의 배양액을 찾아냈고, 나아가 이렇게 선택된 배양액으로부터 포도상구균을 죽일 수 있는 물질을 배출하는 한 바실러스균(Bacillus brevis)을 분리 확인했다. 이 물질은 그램 양성균, 즉 그램에 의해 개발된 염료에 의해 염색되는 능력을 지닌 박테리아만을 죽일 수 있었기 때문에, 그는 이를 '그래미시딘(Gramicidin)'이라고 명명했고, 1940년 뉴욕에서 개최된 국제 미생물학술대회(International Congress of Microbiology)에서 이 사실을 발표했다. 그래미시딘은 합성 설폰아마이드 약물들을 바짝 뒤쫓아 가면서 토양 미생물로부터 추출된 것으로 항박테리아 성상을 지닌 최초의 천연물질이다. 그러나 이 약물은 중대한 결점이 있었는데, 특히 정맥주사 시 강한 독성을 나타냈다. 그래도 그래미시딘은 오늘날까지 사용되고 있으며 심하지 않은 피부 감염증의 외용제로서 사람 치료 분야에 자리매김을 했다.

페니실린의 개발 및 생산

대서양 한쪽에서는 영국의 병리학자 하워드 플로리(Howard Florey)가 이끄는 연구팀이 더 많은 항생물질을 찾아내고자 하는 새로운 연구 분야를 담당하고 있었다. 설폰아마이드의 성공으로 용기를 얻은 플로리는 그의 연구진들을 항박테리아성 물질들의 평가에 투입하기로 결정했다. 그는 곧 독일 태생의 생화학자 언스트 체인(Ernst Chain)과 합류하여, 1930년대 말부터 15년 동안 공동 연구를 계속했다. 그들은 후보 가능 물질들을 문헌 조사한 후, 먼저 라이소자임을 갖고 연구하기로 결정했다. 그러나 수년 후 그들은 이것이 원하는 물질이 아님을 깨닫고, 플레밍이 발견한 또 다른 물질, 즉 페니실린으로 방향을 바꿨다. 그들은 플레밍이 그때까지 근무하던 런던의 성 메리병원에서 멀리 떨어지지 않은 옥스퍼드에서 연구하고 있었는데, 페니실린에 관한 연구를 계속해 온 플레밍은 그때까지도 동물이나 사람을 대상으로 한 시험에 충분한 양을 정제하지 못했다.

그래서 페니실린에 대한 우승기를 확보하게 된 사람은 플로리와 체인이었다. 그들과 동료들은 이 물질을 추출하고 이를 안정되게 보관하며 동물시험에 충분한 양으로 생산해 내는 방법을 알아냈다. 그의 결과는 눈부신 것이었다. 감염으로 죽어가는 생쥐가 이 약물에 의해 기적적으로 되살아났다. 사람에 시험할 정도로 충분한 양이 만들어졌을 때, 감염병으로 거의 치명적 상태에 도달한 바로 그런 환자에 한하여 사용 가능한 소량씩을 투여했는데, 정제되지 않은 상태의 매우 적은 양의 페니실린을 사용해도 죽음에 가까운 사람들을 완치해 냈다. 그 당시 이 약물은 너무나 귀해서, 어떤 경우에는 환자의 소변으로 배설된 것을 다시 추출하여 그 다음 투약에 사용하기도 했다.

소량의 페니실린 생산으로는 한정된 환자들만의 치료를 겨우 충족시켜 주었다. 그러나 코코넛 그로브 화재에서의 임상 시험 결과와, 미국 의사 및 과학자들과 함께 기울인 플로리와 그의 동료들이 합심한 노력은 미국의 제약회사와 미국 정부로 하여금 이의 대량생산을 시작할 수 있는 확신을 심어주었다. 그래서 회사 간 협동이라는 특이한 형태를 만들어서 몇몇 제약회사들이 생산에 착수했지만, 처음에는 전적으로 군용과 소수 사람들만의 치료용으로 생산 보관했다. 이처럼 페니실린은 거의 군대 '소속'이다가, 1944년에 이르러서야 비로소 일반 대중에게 공개됐다. 이렇게 널리 보급되어 사용되기 시작한 페니실린은 그 당시 어마어마한 평판을 불러일으켜, 플레밍은 '20세기의 가장 위대한 과학자 중 한 사람'으로 칭송되면서, 그의 사진이 『타임(Time)』지 1944년 5월 15일 판 표지에 등장했다. 떠들썩한 텔레비전의 도움을 받지 않고도 뉴스 영화, 라디오, 신문만으로 페니실린의 기적에 대한 감동적 얘기들이 전 세계 독자들에게 전파되어 갔다.

곧, 페니실린의 발견은 프로메테우스(Prometeus)가 신으로부터 불을 훔쳤던 것과 같은 신화적 가치를 얻었다. 이런 경이적 약물의 용도는 한없이 많은 것처럼 느껴졌으며, 따라서 사람들은 이 약물이 모든 질병을 치료할 수 있다고 생각하기 시작했다. 이 당시의 의학 문헌 속에서, 오늘날 페니실린이 효능을 발휘하지 않는 것으로 알려진 바이러스 질환이나 암과 같은 질병에 페니실린이 효과가 있다고 언급한 문장들을 발견할 수 있다. 이런 잘못된 예측은 페니실린과 그 밖의 항생물질들을 둘러싸고 있는 신비감의 한 단편이 되고 말았다. 즉, 이런 항생물질들은 사실상 일부 질환만을 치료할 수 있지만, 많은 사람에게는 모든 질환의 치료에 복용할 수 있는 '만병통치약(Cure-All)'이었다. 1940년대엔 페니실린이란 사람들이 원하는 바가 무엇이든 가능했기 때문에, 이에 대해 언급하거나 상상하는 것을 통제할 수 있는 방법이 없었다. 전쟁의 분노와 마주하면서 사람들은 희망을 심을 무언가를 필요로 했고, 페니실린은 어느 정도 그런 역할을 담당했으며, 그 결과 대중 여론은 이 약물이 모든 사람에게 이용될 수 있어야 한다고 명령하고 있었다.

결핵 치료제 스트렙토마이신

흙으로부터 복용 가능한 항생물질의 탐색에서 최초의 중요한 진보가 럿거스대학교(Rutgers University)의 뉴저지 주립농업시험장(New Jersey State Agriculture Experimental Station)에서 연구하던 셀먼 왁스먼(Selman Waksman)에 의해 이루어졌다. 왁스먼은 듀보의 그래미시딘 발견으로 깨달은 바가 있어, 일찍이 토양 박테리아가 생산하는 효소에서 관심을 돌려, 항생물질을 생산하는 토양 박테리아를 찾기 시작했다. 왁스먼과 그의 동료들은 뉴저지주 라웨이(Rahway) 소재 머크 회사(Merck and Company)와 협력하여, 10,000여 개의 후보 생산균의 배양액으로부터 상당히 가능성이 높아 보이는 10개의 미생물을 선별했다. 그중 하나가

Streptomyces Griseus였는데, 이 균주는 이전에 항생물질을 생산하는 것으로 알려진 미생물들, 즉 곰팡이도 아니고, 그래미시딘 생산 균주와 같은 고초균(Bacilus)이라는 박테리아도 아닌, 또 다른 토양 박테리아의 구성원인 방선균(Streptomyces)이라는 새로운 형태의 박테리아임이 밝혀졌다. 따라서 이 방선균에서 생산된 항생물질을 '스트렙토마이신(Streptomycin)'이라고 명명했다.

스트렙토마이신은 시험관 내에서뿐만 아니라 환자에게도 효력이 있음이 밝혀졌다. 이것은 요로 감염과 같은 일반 감염증을 유발하는 박테리아들과 수막염을 유발하는 박테리아에 효과를 나타냈으며, 감염 동물과 진드기에 의해 전파되는 전신성 질병인 야토병(野兎病, Tularemia)과 같이 다소 흔치 않은 질병과 싸우는 데에도 효능을 발휘했다. 더구나 이것은 그 당시 접근이 불가능했던 박테리아 결핵균(Mycobacterium Tuberculosis)을 사멸할 수 있다는 사실이 밝혀지면서, 이 새로운 용도로 인해 많은 갈채를 받았다. 만성적으로 환자를 쇠약하게 만들고 때로는 치사에 이르는 결핵이란 질병을 앓는 환자들에게 희망을 준 최초의 항생물질이었다.

그러나 스트렙토마이신은 페니실린에서 나타나지 않았던 부작용을 유발했다. 질병 치료에 필요한 양의 스트렙토마이신이 체내에 축적되면, 신장 독성을 일으킬 수 있었으며, 일시적으로나 또는 가끔 만성적으로 귀머거리(난청, 難聽)를 만들 수도 있었다. 이런 독성을 낮추기 위해 화학적 변형을 시도했으나 성공하지 못했다. 두 번째로 등장한 이보다 훨씬 중요한 문제는, 페니실린이나 그래미시딘과 같은 항생물질에서는 잘 일어나지 않는 현상으로, 치료 기간 중에 치료를 위협할 정도로 박테리아가 자주 스트렙토마이신의 사멸 효과에 저항성을 갖게 된다는 사실이었다. 페니실린의 경우 저항성 박테리아가 존재하더라도 그 수효가 적었으며, 스트렙토마이신의 경우처럼 치료 기간 동안 변이주가 나타나진 않았기 때문에 이러한 임상적 딜레마를 보이진 않았다.

스트렙토마이신에 저항성을 지닌 변이주의 급속한 출현은 머크 회사 연구실과 다른 과학자들이 스트렙토마이신보다 안전하고 변이주가 자연적으로 잘 생기지 않는 또 다른 항생물질을 찾도록 자극했다. 이러한 노력의 결과로 박테리아가 저항성 균주를 쉽게 만들지 못하는 '네오마이신(Neomycin)'이라는 항생물질이 얻어졌으나, 이 약물 역시 똑같은 독성이 있었다. 오늘날 이 약물은 항박테리아성 외용 연고제로 주로 이용되고 있다. 네오마이신과 스트렙토마이신은 화학적으로 구조가 유사한 '아미노배당체 항생물질(Aminoglycoside Antibiotics)'로서, 네오마이신이 이 부류의 두 번째 약물이다. 그 후 이 부류에는 '카나마이신(Kanamycin, 1957)', '젠타마이신(Gentamicin, 1963)', '토브라마이신(Tobramycin, 1971)', 카나마이신의 반합성 유도체 '아미카신(Amikacin, 1978)' 등의 항생물질들이 추가됐으며, 토브라마이신과 아미카신은 전신 질환 치료에 매우 유용한 약물로 널리 알려졌다.

광범위 항생물질의 출현

클로람페니콜

오늘날 사용되고 있는 몇몇 다른 항생물질들도 1940년대 말에 그 모습을 나타냈다. 예일대학교(Yale University)의 미생물학자 폴 버크홀더(Paul Burkholder)는 여러 나라에서 채취한 흙으로부터 항생물질 생산 미생물을 찾는 연구를 수행하고 있었다. 그는 박테리아 성장 저해물질을 만드는 미생물들을 찾아낸 다음, 더 많은 확인 조사를 위해 이 미생물들을 디트로이트(Detroit)의 팍 데이비스 회사(Parke Davis Company)로 보내곤 했다. 그러던 1947년 여름, 베네수엘라(Venezuela)의 카라카스(Caracas)에서 채취한 토양 시료로부터, 다양한 박테리아 형태들을 죽이는 것으로 생각되는 박테리아 성장 저해물질을 생산하는 하나의 미생물을 발견했는데, 특히 이 약물의 영향을 받는 박테리아 종의 다양성으로 말미암아 이 발견은 새로운 흥분을 불러일으켰다. 버크홀더는 더욱 다양한 박테리아로 미생물 연구를 확장시켜, 그램 염색에서 구분되듯이 세포벽 구조가 매우 다른 박테리아들, 즉 그램 양성균과 그램 음성균 모두를 이 약물이 성장 저해한다는 사실을 처음 발견했다. 이 화합물은 염소(Chloro) 원자를 갖고 있고 기원국 이름을 따서 'Streptomyces venezuelae'라고 이름 지어진 방선균 중 하나에 의해 생산(Mycin)된다는 사실로부터 '클로로마이세틴(Chloromycetin)'이라고 명명했다.

오늘날 '클로람페니콜(Chloramphenicol)'이란 화학물질로 알려진 클로로마이세틴은, 그 항균 영역에 리켓치아(Rickettsia)라는 또 다른 형태의 박테리아 구성원을 포함한다는 것이 과학자들에 의해 발견됨에 따라, 그 우수성은 절정에 다다랐다. 진드기들에 의해 전염되는 이들 감염 박테리아들은 치사율이 높은 발진티푸스와 록키산 홍반열을 유발한다. 사람에 대한 클로람페니콜의 최초 임상 시험은 보건 관련 공무원들이 발진티푸스와 힘겹게 싸우고 있던 볼리비아(Bolivia)의 라파스(La Paz)에서 실시했는데, 이때 팍 데이비스 회사는 그들이 사용할 수 있을 만큼 많은 양의 클로람페니콜을 보냈다. 그 결과, 클로람페니콜 치료를 받지 못한 15명의 환자 중 14명이 죽었으나, 이 치료를 받은 22명 환자는 전원 회복했다.

이 새로운 항생물질의 발견에 의해 이전에 치료 불가능했던 질병의 치유가 확인됨에 따라, 과학자들은 다른 박테리아에 대해서도 이 약물의 효능을 조사하기 시작했다. 그들은 그 당시 알려진 어떠한 항생물질에 대해서도 감수성을 보이지 않던 장티푸스 유발 박테리아의 치료에도 클로람페니콜의 효과가 우수하다는 사실을 알아냈다.

그러나 클로람페니콜의 성공은 이 약물이 생명을 위협할 정도의 독성을 일으키는 부작용이 있다는 사실이 발견되면서 명예에 손상을 입었다. 치료받은 환자 중 소수(오늘날 4만 명 중 1명 정도로 알려져 있음)가 순환기 내의 적혈구와 백혈구의 감소를 유발하는 골수 장애로 고통을 받았고, 극소수의 사람은 완전히 회복 불가능한 골수 붕괴를 유발하여 빈혈증이나 백혈병으로 진전됐다. 그 결과, 미국 등의 나라에서는 클로람페니콜을 1차 치료제로 사용하는 것은 매우 위험하다는 결론을 내렸다. 그렇지만 오늘날에도 이 약물은 다른 항생물질에 반응을 보이지 않는 위태로운 질병 등 특수한 경우에 사용되어 오고 있다. 더구나 개발도상국에서는 이러한 독성에도 불구하고 심한 설사나 폐렴 등을 치료하는 데 클로람페니콜이 널리 이용되고 있다. 즉 대체 약물이 비싸 널리 활용되지 못하는 지역에서도 매우 값싼 이 약물을 비교적 손쉽게 얻을 수 있기 때문에, 이러한 임상적 이용은 계속되고 있는 것이다. 또 다른 이유로는 설사 환자가 많이 발생했을 경우 아직도 클로람페니콜이 1차 선택약으로 남아 있는 장티푸스인지 의심되기 때문이다.

테트라사이클린

클로람페니콜은 최초의 '광범위' 항생물질이다. 이의 독성으로 인한 임상적 이용의 보류는 광범위 항미생물 효과를 지닌 또 다른 항생물질의 발견을 이끌어 낸 듯하다.

버크홀더가 클로람페니콜을 연구하고 있던 당시, 뉴욕 펄 리버(Pearl River)에 소재한 레덜리연구소(Lederle Laboratory)의 벤저민 더거(Benjamin Duggar)는 새로운 항생 능력을 지닌 황금색 물질을 생산하는 미생물에 몰두하고 있었다. 오늘날 Streptomyces Aureofaciens라는 이 미생물은, 그 당시 '오레오마이신(Aureomycin)'이라고 했다가 오늘날 '클로르테트라사이클린(Chlortetracycline)'으로 불리는 최초의 '테트라사이클린(Tetracycline)'계 항생물질을 생산했다. 1948년에 도입된 이 약물은 비교적 독성이 적으면서, 박테리아들에 대해 광범위한 항균 효과를 나타냈다. 이 두 가지 성상은 이것의 임상적 도입 후 1~2년 이내에 전 세계로 무대를 확장해 나가도록 했다. 이 약물 역시 리켓치아와 장티푸스균뿐만 아니라, 기나긴 명단 속

〈표 2-2〉 항미생물성 약물들의 발견 및 임상적 이용에 관한 연대표
(1929~1972)

연도	사건	국가
1929	페니실린(Penicillin) 발견	영국
1932	설폰아마이드(Sulfonamide) (프론토실, Prontosil) 발견	독일
1939	그래미시딘(Gramicidin) 발견	미국
1942	페니실린(Penicillin)의 임상적 도입	영국/미국
1943	스트렙토마이신(Streptomycin) 발견	미국
1943	바시트라신(Bacitracin) 발견	미국
1945	세팔로스포린(Cephalosporin) 발견	이탈리아
1947	클로람페니콜(Chloramphenicol) 발견	미국
1947	클로르테트라사이클린(Chlortetracycline) 발견	미국
1949	네오마이신(Neomycin) 발견	미국
1950	옥시테트라사이클린(Oxytetracycline) 발견	미국
1952	에리트로마이신(Erythromycin) 발견	미국
1956	반코마이신(Vancomycin) 발견	미국
1957	카나마이신(Kanamycin) 발견	일본
1960	메티실린(Methicillin)의 임상적도입	영국/미국
1961	암피실린(Ampicillin)의 임상적 도입	영국
1961	스펙티노마이신(Spectinomycin) 보고	미국
1963	젠타마이신(Gentamicin) 발견	미국
1964	세팔로스포린(Cephalosporin)의 임상적 도입	영국
1966	독시사이클린(Doxycycline)의 임상적 도입	미국
1967	클린다마이신(Clindamycin) 보고	미국
1971	토브라마이신(Tobramycin) 발견	미국
1972	세파마이신(Cephamycin) (세폭시틴, Cefoxitin) 발견	미국
1972	미노사이클린(Minocycline)의 임상적 도입	미국

의 다른 질병 유발 박테리아들에도 효능이 있어서, 독성이 더 강한 클로람페니콜의 대체 약물로 등장했다. 클로르테트라사이

클린이 도입된 지 7년 만인 1955년까지 무려 8,000여 편의 논문들이, 급성 또는 만성 감염증 모두에 이 약물을 활용할 수 있다고 발표했다. 그리고 이 약물의 저가(低價)와 광범위한 항균력은 결과적으로 개발도상국에서 가장 흔히 사용되는 항생물질이 되게 했다. 현재 테트라사이클린은 세계 생산량과 이용량 면에서 페니실린 다음가는 2위의 자리를 지키고 있다.

이와 같은 '1세대 항생물질(First Generation Antibiotics)'에 뒤이어 더 많은 항생물질들이 발견되어 조사했고 유례가 없을 정도로 빠르게 임상에 도입했다. 이러한 일들은 1950년대와 1960년대, 1970년대 초까지 전 세계의 모든 나라에서 일어났다(표 2-2).

세팔로스포린
: 광범위 항균력을 지닌 페니실린 유사 항생물질

1964년 '세팔로틴(Cephalothin)'과 '세팔로리딘(Cephaloridin)'이라는 두 가지 페니실린 유사 약물을 처음 도입했다. 이 항생물질들은 발견에서 임상 무대로 진출하는데 이전의 항생물질보다 훨씬 더 오랜 시간이 걸렸다. 이 약물의 개발을 이끌어 낸 최초의 발견은 1945년 이탈리아 미생물학자 주세페 브로츠(Giuseppe Brotsu)에 의해 이루어졌는데, 사디니아(Sardinia) 해변으로 쏟아지는 하수에서 발견한 곰팡이의 추출물에 항박테리아 능력이 있음을 인지한 그는 이 활성물질을 정제하는 데 수년을 보냈다. 그러고 나서 그는 또 다른 곰팡이 배양액에서 항생물질 페니실린을 찾아냈던 옥스퍼드의 플로리와 그 연구진에게 시료를 보냈다. 드디어 가장 활성이 높은 성분의 화학적 구조가 알려졌고, 이에 따라 더욱 안정하고 보다 광범위한 항박테리아 작용을 하는 유도체들을 만들기 시작했는데, 앞에서 언급한 두 가지 세팔로스포린(Cephalosporin) 약물은 이러한 노력의 결실로 얻어졌다. 3년 후인 1967년에 두 가지 경구용 세팔로스포린이 임상적 이용을 위한 준비를 마쳤는데, 이 중 하나가 오늘날에도 많이 쓰이고 있는 '세팔렉신(Cephalexin)'이란 것이다. 페니실린과 함께 계속된 세팔로스포린의 화학적 변형은 경구투여 시 흡수 속도와 흡수 정도의 변화, 체내에서의 약효 지속 시간의 연장, 항균 영역의 확장, 세팔로스포린을 분해하는 효소 세팔로스포리네이즈(Cephalosporinase)에 대한 비감수성의 증대 등 여러 성상을 지닌 더욱더 다양한 유도체들을 만들어 냈다.

합성 항미생물성 약물들

그 후 천연 항박테리아성 물질이라는 연구 분야의 성장과 함께 화학적으로 합성된 물질들이 여기에 추가되었다. 첫 번째 부류는 천연 항생물질을 앞서서 성공적으로 이용했던 설폰아마이드계 약물들이다. 이 물질들은 박테리아에 의해 천연적으로 생산되진 않지만 항생물질에 버금가는 약효가 있어서, '합성 항미생물성 약물(Synthetic Antimicrobial) 또는 그냥 '항미생물성 약물(Antimicrobial)'로 불렸다. 프론토실에서 효능을 지닌 항박테리아성 물질의 실체가 설폰아마이드라는 사실이 알려진 이후, 여러 설폰아마이드 유도체들이 뒤이어 개발됐다. 즉, 1930년대와 1940년대에 걸쳐 항균 영역의 확장, 약리학적 성상(체내 잔류 시간 등)의 개선, 주사 또는 경구 등 투여 방식의 변화를 유도하면서 여러 형태의 약물들이 합성되어 등장했다. 이처럼 높은 약효를 지닌 약물 개발의 성공은 항미생물성 약물의 발견 및 개발 분야를 주도하여 왔고, 오늘날에도 설폰아마이드는 전 세계에서 생산 판매되는 전체 항미생물성 약물 중 상당히 큰 몫(약 10%)을 차지하고 있다.

'트리메토프림(Trimethoprim)'은 인기리에 시장을 확보한 두 번째의 항미생물성 약물이다. 이는 1970년대에 그램 양성균 및 그램 음성균의 치료용으로 설폰아마이드계 '설파메톡사졸(Sulfamethoxazole)'과의 복합 제형인 '코트리목사졸(Cotrimoxazole)'로 도입했다. 살모넬라(Salmonella)균, 대장균(E. coli), 헤모필러스(Haemophilus)균 등에 의해 유발되는 요로 및 전신 감염증의 미생물에게 굉장히 효능이 좋다는 사실을 입증했고, 나아가 조직세포 내로 깊숙이 파고들 수 있는 능력은 담낭이나 림프샘 내에 '은닉'하는 장티푸스균 등의 질병 박테리아 퇴치를 위한 대체 약물이 되도록 했다. 트리메토프림과 설폰아마이드는 모두 합성 약물로서, 박테리아 성장에 필수적인 대사 과정의 각기 다른 단계에 있는 효소들에 작용하기 때문에, 이들 두 약물의 복합 사용은 절찬리에 발전되었고, 더구나 두 합성 약물에 대한 저항성은 나타나지 않으리라 생각했다. 설폰아마이드의 도입 시에도 저항성이 그렇게 중요한 문제로 등장하지 않았듯이, 이러한 가정은 실제로 지켜질 수 있었다. 사실 이 복합 약물의 성공은 트리메토프림 자체의 효력과 상당히 연관되어 있는 것으로 알려짐에 따라, 트리메토프림은 설폰아마이드와 복합하여 사용된 도입 당시의 제형을 떠나 단독 치료약으로 도입되기 시작했다.

최근에 또 다른 합성 약물이 중앙 무대로 진출하고 있다. 이 약물은 과거의 합성물질이었던 날리딕산(Nalidixic Acid)의 유도체들로, 그램 양성균 및 그램 음성균에 걸쳐 광범위한 효능을 나타낸다고 입증되었다. 이 약물의 중심 부위에 퀴놀론(Quinolone)이라는 화학구조를 가지고 있어서, 이들을 '플루오로퀴놀론(Fluoroquinolone) 약물'이라고 부른다. 날리딕산에 대한 저항성 박테리아가 스트렙토마이신의 저항성과 비슷한 비율로 빠르게 출현하는 것과는 대조적으로, 새로 합성된 이 유도체 약물들은 저항성 변이주의 선별에 있어서 매우 낮은 경향을 보이고 있다.

플루오로퀴놀론 약물들은 경구로 투여될 수 있을 뿐만 아니라, 혈중농도를 높게 유지할 수 있다. 입원비가 치솟는 오늘날 이런 성상은 가정에서 복용해도 치료용으로서 항박테리아성 약물의 유효성을 훌륭하게 보장해 주는 장점이 있다. 따라서 퀴놀론은 사실상 수 주에서 수개월에 걸친 장기 치료를 요하는 감염병의 치료용 약물로 사용되고 있다.

낮은 독성과 빈발하지 않는 저항성 변이주의 출현 등의 장점으로, 퀴놀론은 인기 있는 새로운 항미생물성 약물의 부류가 되었고, 따라서 더욱더 다양한 새로운 유도체들이 등장하여 시장에 나오고 있다. 이런 퀴놀론 유도체들은 각각 체내의 순환시간이나 작용하는 미생물 군에서 서로 약간 다른 경향을 보이고 있다. 예를 들어, 어떤 유도체는 나병(문둥병) 유발 박테리아처럼 재래 방법으로는 치료가 어려웠던 박테리아에 놀랄 만한 효능을 보여주고 있다.

페니실린 저항성의 등장에 대응한 메티실린의 합성

항생물질 시대의 초창기에 경구용 및 비주사용 형태의 페니실린이 출현함에 따라, 이 유용한 약물은 '신비의 약물'에 대한 일반인들의 요구에 의해 시판된 '연고류' '로젠지(Lozenge : 목이 아플 때 입안에서 녹여 먹는 당의정, 트로키)' '비강(鼻腔)용 연고' '화장용 크림'에 이르기까지, 매우 다양한 형태의 대중약으로 사용되기 시작했다.

1955년까지 대부분의 국가에서는 처방에 의해서만 페니실린을 사용하도록 규제했다. 그럼에도 불구하고 결국 광범위하게 이용되고 말았다. 이러한 규제 불능 상태에서의 광범위한 사용은 수십 년이 지나 페니실린 저항성 균주의 만연이라는, 특히 포도상구균들 사이에서의 저항성 증가라는 유산을 남겨놓았다. 역사적으로 보면, 이렇게 된 후에야 제약회사들은 이 유용한 치료 약물의 효소적 분해를 앞질러 저항성 균주를 다루려는 일치된 노력을 했다.

이러한 저항성 문제에 대한 해답은 1960년대 초 '메티실린(Methicillin)'의 발견과 임상적 도입으로 나타났다. 이 반합성 페니실린은 페니실린을 분해하는 저항성 박테리아 효소에 저항성을 가지고 있었다. 경구투약할 수 있는 또 다른 페니실린 유도체들이 뒤이어 개발됐지만, 이렇게 밀어닥치는 페니실린 저항성을 이러한 과학적 진보가 초기에 억제하는 동안 반갑지 않은 또 다른 놀라운 사실이 밝혀졌다. 그것은 오늘날 세계가 직면하고 있는 반합성 항생물질 메티실린 자체에 대한 박테리아의 저항성이다.

미래의 항생물질들

항생물질의 급속한 개발 및 생산을 지켜봐 온 것은 금세기뿐이다. 1949년 미국은 페니실린과 스트렙토마이신을 월간 6.5t 생산했고, 1954년 40만~50만 파운드(180~230t)의 광범위 항생물질들을 제조했다. 오늘날 미국은 연간 약 4000만 파운드(18,000t)를 생산하고 있다. 이러한 수치만으로도 이 분야 산업의 성장에 대해 짐작할 수 있다.

새로운 항생물질의 탐색은 계속되고 있지만, 그 속도는 자꾸 늦어지고 있다. 따라서 완전히 새로운 것이 아니라, 이미 보고된 항생물질들의 유도체들이 종종 새로운 형태의 항생물질로 등장하고 있는 실정이다. 또한 기존에 확보한 항생물질을 변형하는 화학적 합성법에서도 다른 새로운 유도체들을 개발할 수 있는 접근 방법을 제시해 주고 있다. 이와 같이 완전히 새로운 항생물질을 확인, 동정해 냄과 동시에, 지금의 항생물질을 안전히 지키려는 더 많은 창의적 노력이 다음 10년간의 목표라는 것은 자명한 사실이다.

3장
약물 의존성과 자가요법
: 항생물질의 오용

항생물질은 아마도 의학 역사상 가장 중요한 치료법의 발견으로 의학의 보물이다. 그러나 이것이 오용되고 있다. 어떤 경우에는 전혀 필요하지 않은 데에도 복용되며, 어떤 경우에는 적절하지 않게 처방 투약된다. 그 예로, 항생물질은 지나치게 길거나 짧은 시간 동안, 또는 지나치게 소량이나 과량으로 투약되고 있다. '좋은 것도 지나치게 많으면 나쁘다'는 옛 격언이 여기에 잘 맞아떨어진다. 항생물질의 경우, 여기에 '좋은 것도 지나치게 적으면 나쁘다'는 것을 덧붙여야 한다. 투여량뿐 아니라, 지나치게 길거나 짧은 투약 기간은 치료 결과 및 자연계 환경에 영향을 미칠 수 있다.

오용은 항생물질에 대한 저항성 박테리아를 출현시킴으로써 효능이 줄어들게 했다. 항생물질도 다른 의약품과 마찬가지로, 오늘날 모든 병에 대한 치료 요법에의 의존성, 즉 '모든 병에

한 알'이라는 신앙으로 인해 '고통'을 받고 있다. 사람들은 빠른 증상 완화를 추구하기 때문에, 비교적 이용이 용이한 의약품들이 오용되고 있는 실정이다. 항생물질도 마찬가지다. 과용되거나 부적절하게 사용됨으로써 항생물질 저항성 박테리아의 생존 환경을 만들어 왔다.

일련의 질병 치료에 있어서 의약품에 대한 과신은 항생물질에만 국한되는 것은 아니다. 이는 질병으로부터 해방되고자 하는 자연스러운 인간적 욕망, 즉 정상적 일상생활로 복귀하기 위해 의약품을 사용하려고 부산을 떨고 있음을 반영할 따름이다. 하지만 예전엔 이런 행동이 두드러진 현상은 아니었다. 의약물질이 풍부하지 않았던 옛날에는 마음과의 소통과 말의 위력이 중요한 역할을 했으며, 이런 비의약적 접근에 의한 치료방법의 동원은 효과 있는 치료법이 발견되는 동안, 그리고 그 이후에도 오랜 기간 동안 지속돼 왔다. 결국, 기도문과 마음과의 소통이 오늘날 의약품으로 거의 대체된 셈이다.

역사적 고찰

오늘날의 의약품들을 이끌어 낸 역사는 항생물질을 발견하여 온 배경과 맥을 같이하고 있기 때문에, 오늘날 약물에 대한 사회적 기대와 행동을 설명하는 데 도움이 되리라 생각되므로, 이를 간단히 설명할 가치가 있으리라 본다.

옛날 선조들은 나무나 돌이나 물병과 같은 모든 '사물'들은 각각 마음이 스며 있다고 믿었다. 사람이 갑자기 아프면, 받아들이기 어려운 공물이나 제물, 쓰러진 나무, 뒤집힌 돌과 같은 사물들이 이에 대해 저질러진 경멸과 불만에 대해 보복을 하고 있다고 생각했다. 따라서 두통, 열, 위경련, 또는 근육통을 앓으면, 환자들은 정신을 진정시켜 증상을 물리칠 수 있는 신앙 요법자를 찾으려고 했다. 스스로 선언했든 또는 선출했든, 이 신앙 요법자들은 그와 선임자들이 이전에 행했듯이, '모순된 영혼'과 대화하여 질병을 치유하는 의식을 행함으로써, 환자와 사물을 원래의 평형 상태로 되돌려 놓았을 것이다.

신앙 요법자는 기도로 교란된 마음과 교신하여 이를 진정시킬 수 있다고 믿었다. 어떤 신앙 요법자는 사악한 마음을 물리치려고 몸에 상처를 내어 피와 고름이 흘러내리게 하기도 했으며, 종종 신의 노여움을 풀기 위해 제물과 공물들이 바쳐지기도 했다. 먼 옛날 신앙 요법자들의 기도 소리와, 의식이 수행되는 천연 물체의 내력(內力)을 초월하는 체득된 신비스러운 힘들이 바로 그런 것이었다.

이러한 비의약적 접근법이 작용한다는 것은 우리 체내 대사과정을 움직여 증상 회복을 도울 수 있는 암시적 힘이 있음을 증명한다. 오늘날 우리가 '플라시보(Placebo, 僞藥) 효과'라 하는 이것은 치료 효과가 있어 환자가 나아질 거라는 단순 암시에 의해서도 질병이나 증상이 완화되는 그런 효과이다. 즉, 플라시보 효과란 치료에 대한 긍정적 느낌에 부응하여 신체 변화를 거쳐 질병에 영향을 미치는 작용 또는 힘을 말한다. 오늘날 임상 연구가들도 약효 시험을 할 때 반드시 환자의 반에게는 진짜 약물을 주고, 나머지 반에게는 보통 설탕이나 밀가루 정제를 플라시보로 준다. 따라서 약물을 받아든 의사들도 어느 정제가 투약되고 있는지 모르게 한다. 만약 이 약물이 플라시보보다 통계적으로 더 나은 결과를 보여준다면, 실질적 치료 효과가 있다고 간주하며, 이런 방식으로 약물의 효능성을 증명해 오고 있다. 플라시보 효과란 우리 체세포들이 긍정적 암시와 같은 자극에 반응하여 생산하는 어떤 체내 생성물과 연관이 있는 것 같다.

이 당시에도 새로운 발견들이 치료 요법에의 변화를 이끌어 왔다. 사용 시 치료 효과가 있었기 때문에 구전의 한 영역으로, 그 후 기록으로 다음 세대에 전달했지만, 3500년 전의 이집트 파피루스(Papyrus) 문서와 3000년 전의 바빌로니아 설형 문자판에서, 수없이 다양한 천연물질들이 질병을 치료하기 위한 가루약이나 물약 속에 혼합되었다는 증거를 찾을 수 있다. 일반적으로 이런 약물들이 하는 역할은 신체 내에 침입한 '악마'를 몰아내는 것이었다. 즉, 전래되어 온 그들 선조들의 말씀에 따라, 신앙 요법자들은 공격당한 마음의 '영혼'을 진정시킬 수 있는 약용식물의 '영혼'이 있다고 믿고 있었던 것이다. 고대의 한 이야기에 의하면, 의사이자 사제였던 한 사람은 악귀를 물리치기 위해 영혼을 달래는 약용식물에 동물 배설물 등 쓴 물질을 혼합하여 사용하도록 그의 제자들을 가르쳤다. 이렇게 만들어 낸 물약들은 마음을 향한 구두 청원 속에 악귀를 물리칠 수 있다는 신념을 강화해 주는 역할을 했다. 현대 의학에서는 더 이상 질병이 악귀의 탓이라고 하진 않지만, 오늘날에도 사람들은 어떤 제제의 쓴맛을 치료 능력으로 생각하면서 기꺼이 수용하려고 한다. 약물이 작용하기 위해서는 희생과 고통이란 의미가 치료에 수반되는 듯하다.

기원전 16세기와 17세기의 옛 기록 문서들에는 치료뿐 아니라 질병과 병리도 상세히 기술되어 있다. 1872~1873년에 조지 에버스(George Ebers)가 발견한 이집트의 파피러스 문서에서는, 모세가 21세였던 기원전 1552년의 치료 방법에 대한 기록을 거의 완벽하게 찾아낼 수 있다. 이것은 1000년 이상을 거쳐 후대에게 쭉 전해 내려왔던 최초의 의약 제제들로서, 현대 약사들의 선각자에 해당하는 그 당시 선조들에 의해 이러한 처방이 제조되었을 것이다. 오늘날 우리가 사용하는 것과는 전혀 유사성이 없지만, 이 제제들은 그 당시에도 질병의 증후를 경감시킬 수 있는 치료 방법이 있었음을 보여주고 있다. 여기에는 살았거나 죽은 동식물의 모든 부분들이 포함되어 있다. 물론 구두 청원도 치료의 중요한 부분이었으므로, 치료 시에는 보통 이런 의약 제제들과 함께 특별 기도문이 수반되었다.

고대 이집트 사람들은 설사에 특별 기도문과 함께 무화과, 개구리, 뽕나무 열매, 고무, 황토의 혼합물을 제시하고 있으며, 두통에는 '메기(어류)의 머리 부위를 기름과 함께 끓여 4일 간 머리에 문지를 것'을 제안하고 있다.

2500년 이상 된 고대 아시리아(Assyria) 설형문자판 기록도 이런 치료용 혼합물질들의 사용법을 기술하고 있다.

- 두통에는 다음의 처방에 따른다.

"소의 우유나 소변에 회향을 휘저어 섞고, 머리를 닦은 다음, 잘게 부수어 이를 머리에 찍어 바르고, 그 위에 기름을 바른다."

- 안구 질환에는 다음의 처방에 따른다.

"황색 개구리의 창자를 꺼내어 쓸개즙과 섞어 반죽하고, 이를 눈에 바른다."

• 치통에는 다음의 처방에 따른다.

"리크(Leek: 양파의 일종)를 잘게 썰어서 치근에 문지르면 나을 것이다."

이러한 기록들은 그 당시 널리 알려져 사용된 의약 기술의 수준과 약용물질들의 적절한 조제 및 응용에 두었던 주안점들을 잘 나타내고 있다.

고통받는 이들에게 처방된 약용물질들은 한결같이 효과가 있지는 않았다. 그리스신화에 따르면, 에스쿨라피우스(Aesculapius)는 질병을 치료하는 힘을 훔쳐 인류에게 줌으로써 신의 노여움을 샀다. 대부분의 사람은 의약의 선조로, 일부 사람은 신으로 여기는 에스쿨라피우스는 침상에 누운 환자들을 집집마다 방문했던 것으로 기록되어 있다. 이 당시의 기록에 따르면 그가 최토제와 하제, 절개술, 연고제 등을 사용했으리라는 사실을 충분히 짐작할 수 있다. 그의 의술이 실패하면, 환자를 낫게 하기 위해 노래와 주문 속의 서약 등에 의존하기도 했다. 그 당시 질병을 이길 수 있는 힘을 독점하고 있다고 믿었던 성직자 세계에선 공물이 환자를 위해서가 아니라 신성한 성령을 위해 만들어져야 한다고 믿었기 때문에, 의학의 창도자들인 에스쿨라피우스 제자들은 적으로 비쳤다. 그러나 의사이자 성직자였던 에스쿨라피우스 사람들도 역시 그들의 신봉자와 사당을 만들어 내고 말았지만, 그래도 환자에게 직접 약용물질을 전했다는 사실은 천연물질 내의 유기물질에 의존함으로써 순수한 정신적 청원을 떠나 유형의 치료법을 사용하려고 했던 움직임이었음이 분명하다.

그 후 대부분의 유사(有史) 시대 기록에는 질환이 체내물질의

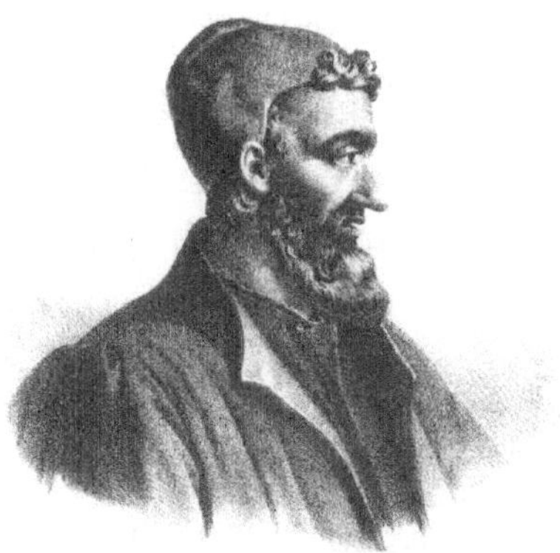

〈그림 3-1〉 인체 내 불균형한 기(氣)를 교정할 수 있는 가상적 능력을 바탕으로 천연물질을 의약물질로 조제하여 사용했던 클라우드 갈레노스(Claude Galen) (서기 130~200). 갈레노스는 균형이 깨졌다고 생각되는 인체의 기와 상반된 성질을 지닌 물질들을 선택하여 사용했다. 의학 치료에서의 그의 영향은 1000년 이상이나 지속했다(Rare books section, Countway Medical Library, Boston)

과다 또는 과소에 기인한다고 되어 있다. 고대 그리스인은 질병이란 건습온냉(乾濕溫冷)의 네 가지 일반 성상을 지닌 피, 점액, 황색 담즙, 흑색 담즙 등 체액의 불균형에 기인한다고 정의했다. 히포크라테스(Hippocrates)와 그 후 기원전 4세기의 아리스토텔레스(Aristotle)는 그들의 가르침 속에서, 질병에 걸린 후 건강을 회복하기 위해서는 어떤 체내물질이 대치되거나 제거되어야 한다면서 이와 같은 개념을 분명히 했다. 의료 시술자들은 이러한 해석에 영향받아, 체액을 제거하기 위해 몸에 거머리를 붙여 피를 빨아먹도록 하는 시술법 등을 종종 행하곤 했다. 나아가 이러한 이론을 길잡이로 하여, 의사들은 효능 있는 천연물질을 조사 탐색하기 시작했다. 식물의 잎이나 뿌리와 같은 이런 물질들은 항생물질 등 여러 활성 있는 화학 성분들을 함유하고 있어, 증상을 완화하여 질병을 치료하는 역할을 할 수 있는 그런 물질이라는 사실을 우리는 이제는 알고 있다. 그리고 이런 치료법들은 열, 빠른 심장박동, 쇠약한 근육 등 체내의 교란 상태를 교정할 수 있는 능력에 따라 분류되기 시작했다.

2세기에 이르러 질병에 대해 보다 체계적으로 접근할 수 있는 배경을 제공한 사상이 역사상 가장 유능한 의사였던 갈레노스(Galen, 서기 130~200년, 〈그림 3-1〉)라는 그리스 의사에 의해 도입되었다. 22권에 달하는 그의 가르침은 의학에 큰 영향을 미쳐, 14세기 이상의 긴 시간 동안 그의 추종자들을 이끌어 왔다. 동맥 내에 공기가 아니라 피가 흐른다는 것을 처음 밝혀낸 사람이 바로 갈레노스이다. 그는 소변이 신장으로부터 나온다는 것도 증명했다. 그러나 사실상 그의 명성은 약용물질들의 발견과 이를 사용한 그의 치료 방법의 확립으로부터 얻어졌다. 갈레노스는 자연환경에서 발견되는 천연물질들이 '기(氣)'라는 체내의 특수한 요구에 어떻게 응하는지에 대한 그의 이론과 착상을 바탕으로 '상반된 치료법(Contraria Contrarius Curantum)'을 확립하기 위해 흥미로운 새로운 물질들을 시도했다. 갈레노스는 우선 체온을 형성하는 네 가지 일반 성상 중 하나를 지닌 것으로 보이는 물질들을 선별한 다음, 그것이 없거나 평형이 깨졌다고 생각되는 환자에게 이를 회복시킬 수 있는 능력을 고려하여 투약했다. 예를 들면 가슴이 타는(Burning Heart) 데는 식초를 권유했다. 그는 히포크라테스로부터 내려오는 옛 그리스 문서들을 인용했으며, 여기에다 자신의 학식을 추가하여 이 당시 의학 자료를 두 배 이상 증보했다.

그가 모았던 '갈레노스 물질(生藥)'이란 거의 단순한 유기물질이나 광(鑛)물질 성분이었다. 나무껍질, 딸기 주스, 고인 물속의 조류(藻類) 등 어떠한 물질도 사용 가능 영역 밖에 두지 않았다. 바로 그런 요소들 때문에 갈레노스의 조제들은 표준화하기 어려웠지만, 그 이전 시대에 알려졌던 것들보다 훨씬 이해하기 쉬웠고, 또한 특정 질병의 증후에 보다 많은 주안점을 두었다. 어떤 것들은 갈레노스와 그의 제자들이 조제했고, 어떤 것들은 갈레노스 의사들의 조언에 의해 환자 스스로 만들었다. 그러나 양을 상세히 언급하지 않음으로써, 환자나 의사 각자가 결정하도록 했다. 그 결과 갈레노스의 영향이 지속되는 동안, 서서히 표면으로 부상하기 시작했던 제약 전문가들의 약품 제조는 매우 느리게 진행되었다.

서로 실체는 달라 보이지만, 의학(진단과 치료 분야의 학문)과 약학(약품 생산과 약물 효능에 관한 학문)은 함께 진화되어 왔다. 초기의 어떤 의사들은 두 분야 모두에 정열을 바쳤다. 아리스토텔레스는 약용물질들을 지니고 다니면서, 이를 환자에 직접 투약하여 사용했다. 갈레노스와 그의 제자들도 대부분 그렇게 했다. 그러나 규격화된 약용물질이 요구되던, 즉 이에 대한 경험을 필요로 하던 곳으로부터 약사들이 등장하기 시작했다. 즉, 13세기와 14세기 영국과 독일에서 약물 조제 상점이 등장함으로써, 의사와 약사의 뚜렷한 구별이 시작됐다. 약사 또는 약물 조제사 제도가 확립됨에 따라, 점차 질병과 그 증후에 보다 많은 주의를 집중했다.

초창기에는 천연물질에 대한 소비자의 신뢰를 얻기 위한 품질 관리가 중요한 사항이었다. 13세기 스페인과 이탈리아의 황제였던 프레더릭 2세(Frederick II)는 모든 의료인들에게 '그릇된' 약물을 판 약사들에 대해 제보해 줄 것을 요구하는 칙령을 발표했다.

> "시술할 수 있는 면허를 취득한 모든 의사들은 법으로 정한 모든 요구 사항을 충실히 수행하며, 이와 함께 약물 조제사가 정상 이하의 효능을 지닌 약물을 판매했다는 사실을 인지했을 때 이를 법정에 고발한다는 … 등의 맹세를 하여야 한다."

그는 오늘날에도 세계 여러 지역에서 제대로 실시되지 못하고 있는 바람직한 위임 형태, 즉 의사 자신이 약물 조제를 차지하는 것을 허용하지 않는 방향을 택했다. 황제는 어떤 이해 갈등이 일어날지를 분명히 알고 있었던 것이다.

오늘날 우리는 일반적으로 의사의 처방을 거쳐 약국에서 의약품을 구입한다. 그러므로 약국은 의약품의 물리적인 제공자로서 그 품질을 보장하여야 한다. 즉, 의사와 약사 두 전문 직종은 환자에게 의약품을 공급하는 데 서로 얽혀 있다. 그러나 어떤 나라 또는 어떤 약품은 의사의 처방 없이, 즉 대중약을 구입할 수 있다. 나중에 다시 논의하겠지만, 이들 두 전문 업종 사이를 묶고 있던 이러한 위임 방식이 깨지면서 자가요법이 허용되도록 부추기고 말았다.

갈레노스의 영향은 16세기까지 이어졌다. 그 후 바젤(Basel)의 시골 의사 아들인 파라셀수스(Paracelsus)는 약용물질로부터 활성 성분을 추출해 내는 방법을 처음 도입했다. 불꽃 같은 그의 행태와 사고 때문에 지인들에게는 인정받지 못했지만, 그는 의학 치료의 실체를 이해해야 한다고 주장했다. 그는 갈레노스의 처방들을 단순화하여 균일화되게 했지만, 기존에 확립된 갈레노스 방식과는 굉장히 다른 접근 방법을 취했다. 즉, 증후를 치료하는 것이 아니라 병든 조직만을 치료 대상으로 했고, '기'라는 개념을 버렸다. 사실 그는 갈레노스의 업적을 공공연히 불살라 버렸다.

질병의 증후와 상반성을 지닌 약용물질을 선택했던 갈레노스와는 대조적으로, 파라셀수스는 '상징성' 또는 '유사성'의 이념을 믿고 있었다. 그래서 병든 조직과 매우 흡사하게 닮은 식물의 꽃이나 잎을 치료용으로 선택했다. 오늘날 심장병 치료에 쓰이는 매우 중요한 약물 중 하나인 디기탈리스(Digitalis)의 발견은 우리가 현재 심장 관련 질환으로 생각하는 그런 증후들의 치료를 위해 심장 모양의 디기탈리스 잎을 전통적으로 사용해 왔던 고대 시대로부터 유래한다고 역사학자들은 말하고 있다.

갈레노스의 정확하지 않은 조제 방법 대신에, 파라셀수스와 그의 제자들은 사용되어야 할 특정 성분의 정확한 양을 기술했다. 따라서 약국은 이전보다 더 많은 사회적 역할을 깨달아야만 했다. 그러나 그 당시 이러한 새로운 접근 방법은 널리 수용되지 못해서, 17세기 내내 파라셀수스의 제자들은 갈레노스주의자들과 갈등 관계였다.

중세기 및 르네상스기의 치료 요법은 고대로부터 내려온 미신과 그 당시 위대한 의사들의 대담한 실험들을 혼합한 그런 형식으로 계속되어 왔다. 고대 역사 문명 속에서 선악의 마음을 섞어 사용했던 이상한 혼합물인 물약들이 중세기까지도 쭉 사용됐다. 셰익스피어(Shakespeare)는 그의 희곡 『맥베스(Macbeth)』 4장 1막의 마녀 노래에서 이를 상기시켜 주고 있다.

연못 속 뱀의 살코기
큰 솥에서 삶고 익혀
원숭이의 눈과 개구리 발톱
박쥐의 털과 개의 혀
애더 뱀의 갈퀴와 무족 도마뱀의 가시
도마뱀의 다리와 부엉이의 날개
힘센 병마(病魔)를 이기기 위해
저승의 국처럼 삶고 끓여서

이 당시에도 질병이 악마의 신령에 의해 유발된다는 믿음이 지배하고 있었던 것이다. 18세기에 들어와서도, 사람들은 흑사병과 같은 질병들에 걸리지 않기 위해 목 주위에 푸른 부적을 달고 다녔다. 이들은 개구리 등 동물의 부위들이나, 언제나 효험을 나타냈던 동물 배설물들을 지니고 다니기도 했으며, 가끔은 사체로부터 얻은 사람 해골 추출물을 이런 조제물의 한 성분으로 이용하기도 했다. 체내의 병적 상태를 몰아내기 위해 사용했던 마귀 내쫓기는 1800년대 말까지 계속되었다.

그러나 이 당시, 건강상 문제들을 회복시키기 위한 약제로 병에 담아 파는 '현대식' 의약품의 등장이 도래하고 있었다. 17세기와 18세기에 걸쳐, 많은 의약물질들이 여러 질병 치료에 널리 이용되기 시작했고, 어떤 것은 영국에서 미국으로 수입되기도 했다. 따라서 이런 치료법에 대한 광고가 미국과 영국에서 발행된 연감들을 채우기 시작했다. 1685년 초, 새뮤얼 앳킨슨(Samuel Atkinson)은 그의 첫 연감에 이런 광고를 실었다.

"몇몇 시험된 의약품들, 필라델피아의 윌리엄 보래드포드에서 판매, 찰스 마셜의 문더스(Mundus) 정제(精濟), 모든 유의 열이나 오한, 말라리아, 담마진, 복통, 흉막염 등에 훌륭한 의약품이 되고 있음. 30분 이내에 편안함을 결코 느낄 수 없었던 요사(尿砂)나 결석의 최근 요법도 있음."

이러한 영업은 18세기 들어와서도 계속되었다. 보스턴의 너새니얼 휘티모어(Nathaniel Whittimore)는 1721년 다음과 같이 광고했다.

"화끈거리거나 냉기가 있는 통풍, 부종, 쇠약, 지독한 기침, 열, 오한, 그 밖에 사람에게 일어나는 대부분의 질병들을 치료하기 위해 발견된 가장 우수한 여러 가지 의약품들 (중략) 휘티모어의 적절한 가격으로 준비되어 있음."

이런 대중약 치료법에 관한 광고는 이미 쫙 퍼진 자가치료법의 추세를 대변하고 있다. 이후 이것은 자가요법을 다룬 여러 서적을 통해 현실화했다. 사실 이런 책들은 현실적 요구에 어느 정도 부응했고, 따라서 쉬운 치료법을 찾으려는 사람들에게 활용되었다. 존 시어벌드(John Theobald)의 책(그림 3-2)은 1764년에 첫 발간된 이래 같은 해 말에 3판이 발간되었다. 시어벌드는 여러 자료로부터 모았던 요법들의 요약을 그 속에 실었다.

"이 용법들은 유능하면서 편의성을 추구하고자 하여 의사나 약물 조제사의 관여를 원하지 않는 이 나라 국민들의 사용을 위해 편찬했다."

고 그는 설명했다.

EVERY MAN
HIS OWN
PHYSICIAN.
BEING,
A complete Collection of efficacious and
APPROVED REMEDIES,
For every DISEASE incident to the
HUMAN BODY.
WITH
Plain Inftructions for their common Ufe.
Neceffary to be had in all families, particularly
thofe refiding in the Country.

By JOHN THEOBALD, M. D.
Author of MEDULLA MEDICINÆ.
Compiled at the command of his Royal
Highnefs the Duke of CUMBERLAND.

Difeafes are cured, not by eloquence, but by remedies, fo that if a perfon without any learning be well acquainted with thofe remedies that have been difcovered by practice, he will be a much greater phyfician than one who has cultivated his talent in fpeaking without experience.

CELSUS.

The THIRD EDITION, with great
ADDITIONS and IMPROVEMENETS.

LONDON:
Printed and fold by W. GRIFFIN, in FETTER-LANE.
MDCCLXIV.
[Price Eighteen-pence.]

〈그림 3-2〉 이런 유의 연감들은 17세기 내내, 그리고 18세기에 들어서도 인기가 있었다. 영어로 발간된 많은 책들이 미국에서도 팔렸는데, 이런 책들은 '가정 요법'을 공식화하여 자가요법을 유포시키고 말았다(Rare books section, Countway Medical Library, Boston). (책명 : 모든 사람은 자신의 의사가 될 수 있다. 부제 : 인체에 일어나는 모든 질병들에 대해 공인된 효과적인 요법들의 총 결집판, 저자 : 존 시어벌드, 제3판, 가격 : 18펜스)

이 요법에 이용된 성분에는 갈레노스 물질(생약)도 일부 있었지만, 현대적 약품 제제도 상세히 기술했다. 한 예로 흉막염의

가정 치료법을 보면,

> "통증이 약해질 때까지 자주 출혈시키고, 물집을 옆구리 쪽으로 밀어 보내며, 다음의 침출액 반 파인트(1파인트=570㎖)를 1일 2회 복용하라 : 방금 받은 말똥 6온스(1온스=28.35g)를 끓인 페니로열(박하의 일종) 물 1파인트에 붓고, 차가울 때 베니스 당밀 1/4온스를 더해 섞어서 사용하라"

고 언급되어 있다. 시어벌드는 18세기 초반에 일련의 조제법들을 발간했던 영국 의사 존 퀸시(John Quincy)에게 이 치료법의 공로를 돌렸다.

이러한 책들과 연감들은 어떤 사람에겐 '자가요법'이란 용어로 쉽게 이용할 수 있는 혜택을 주었지만, 자신의 질병을 신속히 치료할 수 있는 방법을 알고자 했던 사람들에게 영향을 주어 엉터리 치료를 할 수 있는 길을 열어주었다는 논쟁을 불러일으킬 수 있다. 더구나 오늘날 항생물질 오용에도 가장 깊이 관련된 것이 바로 이렇게 부추겨진 자가요법이었다. 오늘날 널리 이용되는 이런 자가요법으로 인해, 항생물질의 경우 환자에게뿐만 아니라 이 약물들의 지속적 효능 보전에도 해로운 영향을 미친다. 특히 항생물질의 경우에서처럼, 오늘날 사회가 과거의 발견에 대한 보상을 받고 있듯이, 치료 요법의 위해(危害) 가능성에 대한 관대한 행동도 물려받았음이 분명하다.

19세기에 질병의 이해에 대한 중대한 발전이 이루어짐으로써 약물 탐색의 방향에 새로운 변화를 가져왔다. 앞서 언급했다시피 그 당시에도 병원성 물질보다는 사람이 앓는 상태를 먼저 고려하는 것이 지배적인 현상이었지만, 파리에서 연구 및 저술 활동을 하고 있던 루이 파스퇴르(Louis Pasteur, 〈그림 3-3〉)는

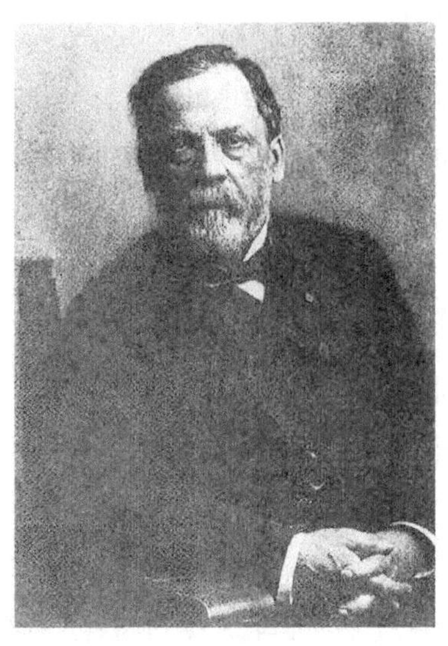

〈그림 3-3〉 감염병과 이에 대한 치료법의 접근에 우리들 시각을 혁신한 '질병의 씨앗론'을 성공리에 주창한 프랑스 화학자 루이 파스퇴르(Louis Pasteur, 1822~1895) (Rare books section, Countway Medical Library, Boston)

'살아있는 생물체(Êtres Vivants, Living Creature)', 즉 미생물이 사람의 질병을 유발한다는 신빙성 있는 관찰을 해냈다. 이런 현미경적 존재와 질병을 연관시키는 것은 현대 의학 시대로 발을 내디딘 중요한 진전이다. 병원성 물질인 질병의 '씨앗(Germ)'들의 발견과 함께, 의학 분야에서의 눈부신 진보를 향한 무대를 마련하게 된 셈이다.

이러한 개념의 골격은 과학자들로 하여금 박테리아와 싸우게 할 수 있는 명확한 치료 실체로서의 약물들을 찾아내도록 부추겼다. 박테리아를 죽여서 예전에 치명적이던 질병들을 치료할 수 있다면, 이런 물질들의 능력은 거의 기적에 가까운 것이었다. 결국 이런 약물들은 발견되었고, 환자와 나아가서 전 사회가 건강과 복지를 회복시킬 기적적 치료 약물을 향해 가졌던 끝없는 염원을 성취시켜 주었다.

새로운 약물을 추구하고자 하는 사람들의 마음가짐과 의약품을 향한 일반인들의 자세는 역사적 의학 발달, 다시 말해서 항생물질들을 일궈 냈다. 그리고 의약물질들의 손쉬운 접근성과 자가요법은 항생물질이 만병통치약이라는 이 시대의 행태를 만들어 냈다. 항생물질 사용이 무조건 이롭다는 순진한 신뢰감은 오용과 남용을 가져왔고, 결국 항생물질의 사멸 효과에 저항성을 지닌 박테리아 변이종의 선별이라는 결과를 낳고 말았다.

4장
항생물질 저항성
: 미생물의 적응과 진화

예전엔 통상 항생물질 감수성이었던 대부분 박테리아가, 오늘날엔 적어도 몇몇 항생물질에, 어떤 경우에는 여러 종류의 항생물질에 저항성을 지니고 있다. 박테리아가 질병을 유발한다는 사실을 인식한 지 겨우 100년, 항생물질을 발견한 지 겨우 50년 만에 우리는 이렇듯 불안한 상태에 직면한 것이다. 항생물질이란 실체가 처음 출현했을 때, 이것은 신의 선물이었다. 한 미생물에서 만들어지는 천연물질이 다른 미생물의 성장을 저해하거나 죽일 수 있었기 때문에, 미생물에 의해 유발되는 질병 치료를 위해 과학자들은 이 물질들을 생산, 회수, 정제하는 방법을 알아내어 임상적으로 사용되도록 했다. 그리고 이전의 치명적 질병들을 치료하는 데 보인 이 항생물질들의 기막힌 효능은 굉장한 기대감을 불러일으켰다. 이에 따라, 우리 체내 방어계가 떠맡았던 사소한 증후도 이 새로운 '기적'의 물질을 이용한 약물 요법에 내맡겨졌다. 그러는 사이 항생물질에의 의존으로부터 예상하지 못했던 결과, 즉 박테리아가 항생물질에 저항할 수 있는 방법을 만들어 내고 말았다. 용량 증가와 장기간 사용에 따라 항생물질에 의해 더 이상 죽지 않는 박테리아가 선별되었던 것이다. 그리고 이 균주들은 증식하여 자연환경 내 그들 고유의 서식처를 확보함으로써, 이들 약물에 의해 치유되지 않는 감염병을 다시 유발할 수 있었다.

박테리아는 어떻게 항생물질의 말살을 견뎌내는 방법을 알았을까? 박테리아 내에 존재하면서 이들 숙주들에게 저항성 메커니즘을 부여하는 유전자 및 전달 가능한 유전물질들이 바로 그 예측하지 못했던 갑옷이라는 해답이 얻어졌다.

박테리아 플라스미드

박테리아도 다른 모든 생물체들과 마찬가지로, 생존하기 위해 환경 변화에 대응하고 적응하여야 한다. 그러나 하나뿐인 염색체 DNA 내의 유전자에 의해 지령되는 유전형질만으로는 불리한 조건에 직면하여 그들의 생존을 보장하기에는 불충분한 경우도 가끔 있다. 그래서 박테리아는 진화 과정을 거쳐 염색체 자체로부터 분리된 부수적인 DNA 조각에 이런 유전정보를 추가하여 획득, 유지하고 있다. '플라스미드(Plasmid)'는 미니형 염색체처럼 독자적으로 복제할 수 있는 형태의 유전물질로 존재하는데, 그 안에 3개 정도에서 300개까지 다양한 유전자를 추가로 지니고 있고, 이들 유전정보들은 박테리아 자신의 염색체

내 유전 목록에 없는 새로운 생산물을 만들도록 지령함으로써 새로운 기능을 수행하도록 한다. 한 세포 내에 하나에서부터 수천 개의 플라스미드 복제품이 존재하며, 여러 개의 다양한 플라스미드들이 같이 자리 잡고 있는 경우도 있다(그림 4-1).

플라스미드 내의 유전정보는 수없이 많고 다양하다. 이들은 장을 통과하는 음식물 찌꺼기의 계속된 흐름을 견디도록 장세포에 숙주 박테리아를 부착시키기도 하고, 극한 온도 등 급작스러운 환경 변화에 적응하여 생존하도록 도와주기도 한다. 계절에 따라 나무나 식물에서, 그리고 겨울에 동면하는 동물에서 일어나는 물리적, 생리적 변화와는 달리, 플라스미드에 의해 지령되는 '생존형' 유전형질은 어느 경우에나 그 세포 내에서 활동하고 있는 것으로 알려져 있다. 따라서 이렇게 추가된 형질들을 지닌 박테리아는 하수구의 찌꺼기, 빨리 흐르는 강물이나 시냇물, 온도의 상승 또는 강하, 태양 자외선에 의한 살균 효과, 그리고 토양의 수분 함량 변화에 더 잘 적응할 수 있게 된다. 그러나 오늘날 우리가 맞닥뜨린 박테리아 플라스미드의 가장 중요한 기능 중 하나는 아마도 박테리아 숙주가 항생물질에 의해 사멸되는 것에 저항하는 능력일 것이다. 모든 플라스미드가 항생물질 저항성을 포함하여 앞에서 언급한 모든 유전형질을 지니고 있는 것은 아니지만, 이러한 저항성 형질을 가진 박테리아 수가 점차 증가해 가는 추세다.

박테리아의 바이러스(주 : 보통 박테리오파지 또는 파지라고 함)처럼 플라스미드도 박테리아 내에서 증식한다. 그들은 박테리아보다 100만 분의 1 정도로 작은 크기를 갖고 있어서, 전자 현미경에 의해서만 볼 수 있다(그림 4-1). 그러나 플라스미드는

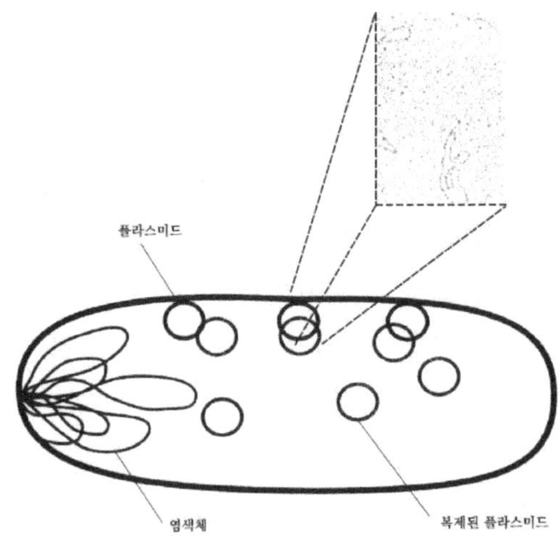

〈그림 4-1〉 플라스미드란 세포 내에 부수적으로 존재하는 유전물질로, 자가 복제하는 환형의 두 가닥 DNA 조각이다. 이는 세포 내에 하나와 같이 소수 존재하기도 하고, 1,000여 개 이상 존재하는 경우도 있는데, 세포 내 하나뿐인 염색체 내에 지니고 있지 않은 또 다른 형질들을 부여해 준다. 삽입된 사진은 대장균에서 분리한 플라스미드의 전자 현미경 사진(18,480배 확대)이다.

바이러스와 달리 바깥의 보호용 단백질 외피가 없기 때문에, 박테리아 세포 밖에서는 전혀 생존하거나 증식할 수 없고, 따라서 세포에 의존할 수밖에 없다. 즉, 이들은 독립적인 미생물이 아니면서도, 어떤 의미에서는 박테리아 세포 내 일종의 기생 형태로 존재하는 셈이다. 이들의 존재는 유전물질과 박테리아 간 상호 협력 관계의 진화를 잘 설명해 주고 있다. 플라스미드의 운명은 전적으로 숙주 박테리아에 달려 있어서 그들의 숙주를 죽일 수가 없다는 점에서, 바이러스와 플라스미드는 그들 존재의 지속성에 대한 이론적 배경에 의해 구분될 수 있다.

즉, 플라스미드는 충실한 심복처럼 숙주에 의존하면서 숙주의 생존에 필요한 형질을 제공함으로써 숙주의 생명을 보호해 주는 반면, 바이러스는 트로이의 말처럼 숙주의 세포벽이라는 장애를 뛰어넘어서 한번 숙주 안에 들어가면, 그들 후손을 복제하는 과정에서 숙주를 죽이고 만다. 또한 바이러스는 박테리아 세포로부터 떨어져 나와 하나의 실체로 생존할 수 있다는 점에서 플라스미드보다 훨씬 독립적인 면이 있지만, 이것 역시 자신의 복제품을 만들기 위해서는 세포 내로 들어가야만 한다.

플라스미드라고 해서 정적(靜的)인 물체는 아니고, 새로운 유전자를 잃거나 획득하면서 계속 변하는 물질이다. 한 박테리아 세포 내에 존재하는 두 플라스미드가 합쳐져 큰 플라스미드가 되기도 하고, 플라스미드 간에 DNA 조각들을 상호 교환하기도 한다. 이렇게 교환되는 DNA 조각 중에는 항생물질 저항성 유전자도 가끔 포함되어 있는데, 하나의 박테리아가 이런 과정을 거쳐 자신이 가장 좋아하는 플라스미드 내에 여러 항생물질 저항성 유전자를 획득할 수 있게 된다. 즉, 플라스미드들은 서로 다른 유전자를 교환하거나 얻어옴으로써, 영양분을 얻는 새로운 방식뿐만 아니라 죽임을 막을 수 있는 새로운 방식 등, 광범위한 환경 변화에 대응하여 생존할 수 있는 유전형질을 숙주에게 제공할 수 있는 능력을 지닌 또 하나의 염색체외 유전물질이 출현하는 것이다.

저항성 플라스미드의 출현

페니실린을 임상 의학에 도입하자마자, 이 항생물질에 감수성을 잃은 박테리아가 나타났다. 이후 초기 몇 년 동안 이러한 페니실린 저항성 박테리아는 대부분 페니실린이 사용되고 있었던 병원에서만 발견했는데, 이 병원 내 저항성 균주들은 과학자들이 실험실에서 임의로 분리해 냈던 변이주들과는 사뭇 달랐다. 실험실의 저항성 박테리아는 세포 내로 약물이 잘 투과되어 들어가지 못하는 균주로 비교적 소량의 페니실린에만 저항성을 가졌지만, 병원 환자에게서 등장한 저항성 균주들은 고농도의 약물에서도 저항성을 보였다. 그 이유를 조사한 결과, 병원 균주들은 페니실린을 파괴하도록 하는 플라스미드를 획득했고, 따라서 이들 저항성 박테리아들은 다량의 페니실린을 파괴시킬 수 있어 항생물질 양을 증가시켜도 별반 도움이 되지 못했던 것이다. 이러한 예상 밖의 발견은 페니실린 발견에 뒤이은 낙관론에 정신이 번쩍 들도록 하는 결과를 가져왔다. 즉, 박테리아가 전혀 예측할 수 없었던 방법으로 자신을 보호하는 방식을 개발해 왔음을 보여줌으로써, 저항성 문제가 노출될 때까지도 그 존재가 전혀 알려지지 않았던 플라스미드는 페니실린이 가져다준 기적적인 치료에 대해 공포심을 갖도록 했다. 저항성 플라스미드의 존재가 밝혀졌을 때에는 이미 페니실린 요법에도 불구하고 환자가 쾌유되지 않는다는 사실 때문에, 공중보건에서 크나큰 충격으로 받아들인 것이다.

전달 가능한 저항성 유전자의 발견

전달 가능한 항생물질 저항성 플라스미드의 존재는 페니실린 저항성 포도상구균이 발견된 지 10년이나 지나서야 알려진 비교적 새로운 지식이다. 1959년 일본에서 유행하여 수많은 환자를 발병시킨 박테리아성 이질은 이질 박테리아(Shigella Dysenteriae)에 의해 일어났다. 이 박테리아에서 특이한 것은 유발된 질병 자체가 아니라, 그 당시 이용할 수 있었던 네 가지 항박테리아성 물질, 즉 테트라사이클린, 설폰아마이드, 스트렙토마이신, 그리고 클로람페니콜에 모두 저항성을 나타내는 능력을 갖고 있다는 점이었다. 더구나, 복합 약물 저항성은 그 당시 거의 들어보지 못한 상태였다. 그러나 흥미롭게도 이 유행병이 발병하기 전인 1955년에 유사한 저항성을 지닌 이질균이 홍콩에서 돌아온 한 일본 부인으로부터 분리된 적이 있었지만, 아무도 여기에 관심을 갖지 않았고, 따라서 그 후 이런 유의 관찰은 더 이상 이루어지지 않았다.

1959년 사건은 또 다른 놀라움을 가져왔다. 동일한 설사 시료에서 채취된 정상 장내 박테리아인 대장균도 동일한 네 가지 약물에 저항성을 지닌 것으로 밝혀졌던 것이다. 과학자들은 이전에 보지 못했던 조합형 복합 항생물질 저항성을 발견했을 뿐만 아니라, 두 가지 다른 박테리아 종에서 동시에 이런 현상이 일어났음을 처음 알았다. 일본 과학자들은 그 후에야 비로소 이것이 최초의 경고성 폭로였음을 조금씩 알아챘다.

페니실린의 경우, 박테리아에 이런 저항성이 생기면 저항성 유전자는 페니실린을 파괴하는 효소의 생산을 지령한다. 그러나 이 저항성 효소는 페니실린에만 영향을 미칠 뿐, 그 당시 사용되던 또 다른 항박테리아성 물질 설폰아마이드에는 영향을 주지 않았다. 즉, 그 당시 이 변이주에 대해 알려졌던 바를 근거로 하면, 페니실린 저항성은 박테리아 염색체상의 변이 결과였던 것 같다. 그러나 그 후 이 저항성 유전자가 플라스미드에도 존재한다는 사실이 증명되었다. 복합저항성 이질균의 경우, 네 가지 다른 약물 저항성의 근거로 이러한 단순 변이를 생각하기는 매우 어려웠다. 다시 말해서, 각 변이는 박테리아가 1000만~1억 번 번식할 때 한 번 일어날 정도로 아주 드물게 발생하므로, 이러한 변이율을 도입한다면 한 미생물 내에 네 가지 다른 항생물질 저항성이 생기기 위해서는 외견상 거의 이루어질 수 없는 확률의 염색체변이를 필요로 한다는 사실을 일본 과학자들은 깨달았다. 한 예로 각 변이가 1000만 분의 일의 확률로 일어난다면, 네 가지 약물에 대한 변이는 1000만×1000만×1000만×1000만, 즉 10^{28}번의 분열을 필요로 할 것이다. 이러한 깨달음은 기민한 일본 연구가들로 하여금 복합 약물 저항성의 새로운 유전적 배경을 조사하도록 했다. 그들은 이 저항성 형질이 염색체상에 '존재하지 않는' 유전자들과 관련 있을 것으로 추정했다. 왜냐하면, 이미 10년 전 조슈아 레더버그(Joshua Lederberg)와 에드워드 테이텀(Edward Tatum)의 공동 연구에 의해 대장균의 성(姓)교환이 기술됨으로써 '염색체외(外)' 유전자가 증거된 바 있기 때문이었다. 대장균의 성교환이란 두 대장균 박테리아가 접촉하면 한 박테리아의 형질이 다른 박테리아로 전달되는 현상으로써, 'F 인자(Fertility Factor, 生殖因子)'라는 염색체 밖에 존재하는 성인자(姓因子) 플라스미드의 전달과 관련되어 있다는 사실이 나중에 밝혀졌다. 곧이어 발표된 그들 및 다른 과학자들의 보고에 의하면, 이런 F 인자를 지닌 박테리아는 그들 염색체상의 유전자들도 서로 교환할 수 있으며, 가끔 어떤 염색체유전자는 F 인자와 결합한 채 남아 있기도 한다는 것이다.

동일한 설사 시료로부터 동일한 네 가지 약물 저항성을 지닌 두 종의 다른 박테리아가 발견됨으로써, F 인자와 유사한 전달 현상을 조사하고자 하는 과학자들에게 기동력을 제공했다. 조사 결과, 정말로 그러한 것이 있었다. 전달되는 유전물질은 F 인자처럼 역시 플라스미드였는데, F 인자와 구분하기 위하여 이들을 'R 인자(Resistance Factor, 저항성 인자)'라고 불렀다. 그러나 매우 좁은 범위의 유사 박테리아에 국한되어 전달되는 F 인자와는 달리, 이런 복합저항성은 다양한 형태의 광범위한 박테리아들 간에도 전달이 가능했다. 더구나 R 인자들은 보통 숙주 염색체상에서 발견되지 않는 유전자와 유전형질들, 즉 다른 숙주 박테리아로부터 유래한 유전자들을 지니고 있다는 사실도 밝혀졌다.

R 인자의 발견은 기대감을 주는 한편, 걱정을 불러일으키기도 했다. 왜냐하면 비교적 해롭지 않은 장내 박테리아인 대장균에 이런 저항성이 수반됨으로써, 일본 환자에게 이질을 유발했던 이질균처럼 사람에게 유해한 다른 종 박테리아로 저항성이 전달 가능하다는 사실을 의미하기 때문이다. 현재 어떤 지역에서 분리한 이질균은 60%가 저항성을 지녔고, 그중 90% 이상이 복합저항성을 보이고 있다. 이 복합저항성 플라스미드를 수용할 수 있는 또 다른 박테리아로는 설사, 혈액과 골절

감염증, 장티푸스를 유발하는 살모넬라(Salmonella)균이 있다.

복합 약물 저항성을 지닌 전달 가능한 플라스미드들에 대한 보고들은 그 후 영국, 독일, 미국 등 여러 지역에서도 뒤따라 발표했다. 1966년에 이르러 남아프리카의 프레토리아병원(Pretoria Hospital)에서 환자의 대변과 소변으로부터 분리한 약 300종의 대장균 균주 중 반 이상이 하나 이상의 항박테리아성 약물에 저항성을 가지고 있었으며, 같은 시기에 한 보스턴병원에서 분리한 살모넬라 균주들도 거의 25%가 복합 약물 저항성을 보이는 R 인자를 가지고 있었다. 이러한 현상은 일본에서만이 아니라, 전 세계적으로 발생하고 있었던 것이다.

30여 년 전 발견된 전달 가능한 R 인자는 미생물학자와 의학자로 하여금 예전에 상상하지 못했던 광범위한 유전자 분포에 눈뜨도록 했다. 즉, 저항성 유전자의 전달은 유전적으로나 진화적으로 볼 때, 소와 말 사이보다 더 먼 박테리아들 간에도 일어났던 것이다. 그 당시엔 완전히 이해되지 못했지만, 이러한 발견은 오늘날 우리가 직면하고 있는 광범위한 항생물질 저항성의 확산을 예고했던 셈이다.

항생물질의 충격 : 저항성 유전자의 기원

저항성 유전자는 새로운 창조물이 아니다. 이제 우리는 이들이 인간의 질병을 유발하는 박테리아 내로 들어오기 이전에도, 발생 빈도가 낮긴 했지만 자연계 내 몇 종의 박테리아 내에서 오랫동안 존재해 왔다는 사실을 알고 있다. 항생물질 등 천연물질들의 사멸 효과로부터 자신을 보호하기 위해서였겠지만, 여러 종류의 박테리아들이 저항성 플라스미드를 지니고 있다. 어쨌든 페니실린과 같은 항생물질들이 자연계의 미생물들에 의해 생산된다는 점에서, 몇몇 실험 결과들은 이에 대한 저항성 유전자들이 항생물질을 생산하는 바로 그 미생물, 즉 토양 박테리아의 유전자로부터 진화되어 왔음을 보여주고 있다. 즉, 저항성 유전자는 항생물질 생산 균주들이 자신의 살균성 생산물로부터 자신을 보호하기 위해 지닌 안전 장치였는데, 토양 미생물에서 빠져나와 다른 미생물을 거치면서 저항성 유전자가 진화한 후, 사람과 직접 접촉하는 미생물로 들어왔을 것으로 추정할 수 있다.

이 저항성 유전자가 항생물질을 개발하여 임상적으로 이용하기 이전에도 존재했었다는 사실을 밝혀주는 많은 연구 결과들이 있다. 1960년대 중반의 연구에 의하면, 외부인이나 항생물질과 접촉한 적이 없는 것으로 알려진 칼라하리(Kalahari)지역인 47명의 대변과, 남아프리카공화국 및 로디지아(Rhodesia: 지금의 짐바브웨)의 야생동물 300수 이상의 배설물에서, 비록 검출 빈도가 낮긴 했지만 찾아낼 수 있을 정도의 저항성 박테리아를 발견했지만, 그 어느 것도 전달 가능한 저항성을 지니지 않았다. '항생물질에의 첫 지역'에 대한 또 다른 연구에서도 박테리아 내 저항성 유전자의 존재를 입증했는데, 여기에서의 저항성은 다른 박테리아로 전달 가능한 것들이었다.

1969년의 한 연구에서, 항생물질이 도입된 적이 없었던 솔로몬(Solomon)섬 숲속 사람들의 장내 균총과 그곳 토양 박테리아 내 R 인자의 존재율을 조사한 적이 있었다. 분리된 40개

시료 중에서 토양 시료 하나, 그리고 토착민에게서 얻은 대장균 하나, 이렇게 두 시료의 저항성 박테리아가 전달 가능한 R 인자를 지니고 있었다. 거의 같은 시기에 항생물질이 사용된 적이 없었던 북부 보르네오(Borneo) 지역민에 대해 실시한 연구에서도 전달 가능한 저항성을 지닌 항생물질 저항성 대장균의 존재가 밝혀졌다. 이런 연구에서 반드시 저항성 박테리아가 발견되진 않지만, 항생물질이 결코 도입된 적이 없었던 곳에서도 이런 저항성이 이미 존재하고 있었다는 것은 저항성 유전자가 항생물질 사용에 의해 새로 창출되지 않았다는 분명한 메시지를 전해주고 있다.

아무튼 인간의 항생물질 사용이 항생물질 저항성 유전자를 새로 창출하진 않았지만, 이러한 유전자의 수와 이를 지닌 저항성 박테리아의 숫자를 증가시키는 데에는 분명 기여했다. 또한 이런 약물들을 자연환경에 대량 도입함으로써, 무의식중에 저항성 박테리아에 선택적 이점을 부여했고, 이에 따라 미생물 생태계를 상당히 변형시켜 버렸다.

오늘날 만연된 항생물질들의 대량 사용 결과는 어디에서나 볼 수 있다. 항생물질의 선택력은 저항성 균주들이 미생물 경쟁 세계에서의 '우승자'로 등장하게끔 했다. 세계의 어떤 지역에서는 일반 박테리아의 항생물질 저항성 균주들이 항생물질 감수성 균주들을 몰아내 버렸다. 그러나 저항성 박테리아에 부여된 특성은 항생물질이 존재할 때에만 유효하다. 그렇지 않은 경우 저항성 박테리아와 감수성 박테리아는 크기, 색상, 성장속도 복제 능력에서 구분되지 않는다. 기존의 저항성 유전자가 자연계 내에 존재했다는 사실은 왜 항생물질이 치료약으로 사용되자마자 저항성 균주가 이토록 빨리 나타났는지를 잘 설명해 주고 있다. 그리고 이러한 발견은 그들을 파괴하려는 과학자들의 끈질긴 시도에도 불구하고, 생존 방법을 강구한 교활한 박테리아들을 앞세우면서 어떻게 자연의 평형을 지속해 가고 있는지를 잘 얘기해 주고 있다.

항생물질 사용은 생물학 역사의 기록과 전혀 맞지 않는 진화적 변화를 촉구했다. 즉, 박테리아에 대한 이전의 연구나 기록들은 다른 생물체들보다 이들이 훨씬 빨리 진화한다는 것을 제시하지 못했기 때문에, 인공의 약물에 의한 이러한 인위적 선별은 굉장히 빠른 속도로 진화해 가는 변화들을 촉진해 온 셈이다. 항생물질을 사용한 거의 50여 년 동안, 일반 박테리아들은 여러 항생물질 저항성 유전자들이 조합된 형태로 나타났으며, 어떤 것들은 8~10개의 다른 약물에 저항성을 가지고 있는 경우도 있다. 서로 떨어져서 매우 희귀하게 발견되던 자연계의 저항성 유전자들이 보통의 플라스미드 내에 함께 결합함으로써 이런 현상이 발생했던 것이다. 이러한 출현에 매료된 유전학자들이나 그 결과를 두려워하는 임상의들 모두, 어떻게 이러한 유전물질들이 창출, 보존되어 왔는지를 알아내려는 움직임을 보였다.

플라스미드의 기원

저항성 유전자의 유전적 운반체로서 플라스미드를 발견함에 따라, 이들의 기원에 대한 의구심을 품었다. 플라스미드도 새로운 질병처럼 최근에 창조된 것인가? 아니면 다른 환경 속이라도 예전부터 존재해 왔는가?

런던 왕립 의과대학(Royal Postgraduate Medical School)의 나오미 닷타(Naomi Datta)와 그의 동료들은 1917년부터 1954년까지 사람으로부터 채취 보관해 둔 대장균 등 300종에 이르는 장내 박테리아 임상 시료들을 조사했다. 이것들은 대부분 항생물질들이 임상적으로 사용되기 전에 채취한 시료들이었다. 조사 결과, 이 분리 시료에는 어느 것도 전달 가능한 저항성을 지니고 있지 않았으며, 유일하게 발견된 저항성은 천연적으로 테트라사이클린 저항성을 지닌 하나의 미생물뿐이었다. 더욱 중요한 것은 항생물질 저항성 유전자를 지니고 있진 않지만 오늘날 우리가 알고 있는 것과 같은 종류의 그런 플라스미드들이 이 균주들 내에 존재한다는 사실이 과학자들에 의해 밝혀진 것이었다. 이러한 결과는 대부분 박테리아가 낮은 빈도의 저항성인 것으로 밝혀진 칼라하리인의 대변이나 남아프리카 동물의 배설물 조사 결과와도 잘 일치하고 있다.

1980년 초, 보스턴의 필자 연구실에서도 플라스미드 기원에 대한 동일한 의문을 갖고 다른 자연환경을 대상으로 연구에 착수한 적이 있었다. 케냐(Kenya)의 암보셀리 국립공원(Amboseli National Park)의 대초원에 사람과 접촉하지 않은 채 살고 있는 '비비'(〈그림 4-2〉, 원숭이의 일종)라는 영장류 동물이 지닌 장내 박테리아의 저항성 정도를 조사했다. 터프츠대학교(Tufts University) 수의학과 2학년 학생이며 우리 연구진의 현장 조사원이었던 로절린드 롤랜드(Rosalind Rolland) 양은 3개월 동안 현장 연구에 필요한 물품들, 즉 일회용 페트리 디쉬(미생물을 배

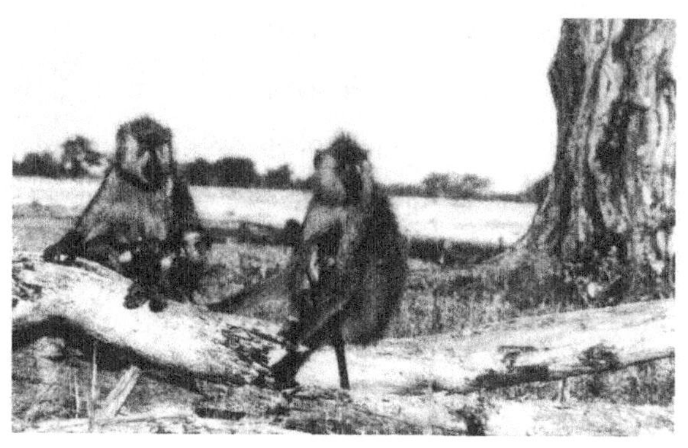

〈그림 4-2〉 케냐의 국립공원 내에 자연 서식처를 갖고 있는 비비(Papio Cynocephalus). 이 야생동물의 대변 내 균총에는 항생물질 저항성이 거의 없다

양하기 위해 평판 배지를 만드는 데 필요한 접시 모양의 기구), 피펫(일정 용량을 측정하는 데 필요한 기구), 플라스크(용액을 담는 삼각형의 유리병)와 분말 배지 등이 담긴 상자를 들고 케냐로 날아갔다. 매일 아침 4시가 되기 전, 그녀는 텐트를 나와 랜드로버(Land Rover)로 들어갔다. 글렌 하우스페이터(Glenn Hausfater)의 안내를 받은 그녀와 코넬대학교(Cornell University) 인류학자 팀은 국립 보호지역 내 야생 관목 숲속으로 차를 40㎞ 몰고 가서, 50마리의 비비의 배설물이 배설되자마자 채취하여 조사했다. 사회 행태학자들은 각 비비에게 이름을 지어주고 가족 관계를 설정함으로써 이들을 식별했고, 이에 따라 각 배설물 시료들은 어느 비비의 것인지 구분할 수 있었다. 이런 방법으로 각 비비에서 시료를 채취 조사하고, 한 가족 구성원들의 비비와 비교했다. 조사원들은 배설물 시료에서 아주 낮은 빈도로 저항성 박테리아를 발견해 냈는데, 이 저항성 균주 중 일부는

전달 가능한 플라스미드를 갖고 있었다. 흥미로운 사실은 몇몇 동정된 저항성 균주들은 한 비비 가족 구성원들의 장내에서 이미 균총으로 자리 잡고 있음이 밝혀진 것이었다.

이 연구를 포함하여 그 밖의 여러 연구들은 저항성 유전자가 새로운 것도 아니며, 반드시 플라스미드도 아니라는 것을 실증해 주고 있다. 이 저항성 유전자는 오랜 기간 동안 진행되어 온 결과였을 뿐이다.

유전자 교환
: 접합, 유전자 전치, 형질도입, 그리고 형질전환

박테리아가 유전물질을 공유하는 과정은 그 사실 자체만큼이나 복잡하고도 놀라운 과정으로 이루어져 있다. '접합(Conjugation)'이라는 박테리아 짝짓기에서는 매혹적이면서도 잘 이해되지 않는 현상들이 일어난다. 우선, 플라스미드를 지닌 박테리아 세포는 다른 박테리아에 접근할 수 있는 '선모(線毛, Pilus)'라는 가는 실 모양의 단백질 구조물을 만들어, 접촉 시 두 박테리아를 서로 끌어당기도록 한다. 이렇게 두 세포가 만나면, '공여' 박테리아는 플라스미드의 복제품을 만들어 다른 수용 세포로 플라스미드 복제품(한 개 이상일 수도 있다)을 보내고, 따라서 두 세포는 저항성 플라스미드 복제품 하나씩을 나누어 가지게 된다(그림 4-3).

이런 현상에 의해 새로운 저항성 균주를 만들어 냄으로써, 새로운 유전자 공여체를 구축하는 셈이다. 이렇게 유전자 전달

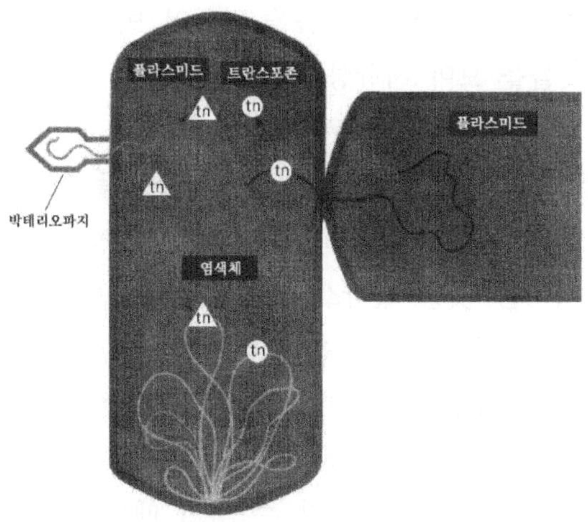

〈그림 4-3〉 플라스미드를 경유한 접합 현상, 트란스포존을 경유한 유전자 전치(轉置), 박테리오파지를 경유한 형질도입 등은 유전물질이 한 박테리아 세포에서 다른 박테리아 세포로 흘러가는 일반적 방법들이다. 이러한 유전자 전달은 모든 형의 박테리아 간에서 일어나고 있다(Bonnie Marshall, Tufts University School of Medicine)

이 계속되면서 신구(新舊) 공여 균주들은 모두 새로운 수용 균주들을 찾아서 유전자를 전달하고, 이에 따라 저항성 균주의 수는 기하급수적으로 증가하게 된다. 이러한 전달 과정에는 보통 10~15종의 단백질로 구성된 특수한 짝짓기 장치가 필요한데, 과학자들은 이 장치들이 순전히 유전자 교환 목적으로 진화되어 왔다고 믿고 있다. 이러한 유전자 전달 현상은 박테리아가 혹독한 환경에서도 적응할 수 있는 길을 만들어 주므로, 박테리아의 생존에 있어서 중대하면서도 필요 불가결한 것임에 틀림없다. 즉, 위협적인 환경 변화에 직면할 때, 유전적 다양성과 함께 거대한 융통성을 발휘할 수 있다는 의미이다. 그리고 하나의 생존자는 자신의 복제품을 만들어 번식할 뿐만 아니라, 새로운 이웃들을 모아 저항성을 부여한다.

이보다 더 복잡하고 광범위한 유전자 교환 방법도 있다. 유전자 전달을 스스로 지령할 수 없는 작은 플라스미드들은 큰 플라스미드의 '등에 올라타서' 새로운 박테리아로 들어간다. 이 때에도 옮겨지는 것은 플라스미드 복제품이고, 결과적으로 플라스미드 복제품과 함께 그 속의 유전자들이 쉽게 전파되게 된다. 한 예로 새 숙주 박테리아가 전달 가능한 상주(常住) 플라스미드를 가지고 있다면, 이 작은 플라스미드들은 이를 이용하여 다른 종류의 박테리아로 옮겨갈 수 있기 때문에, 새 숙주 안으로 들어가기만 한다면 플라스미드는 더욱 잘 확산될 수 있다. 따라서 이렇게 새로운 박테리아 숙주 내로 들어간 플라스미드들은 새 숙주세포와 함께 이전에 한 번도 가본 적이 없는 환경으로 나아갈 수 있다. 그 결과, 사람뿐만 아니라 동물의 장에 서식하는 박테리아에서도 똑같은 종류의 플라스미드를 발견할 수 있으며, 나아가 해양 박테리아나 토양 박테리아에서도 동일한 플라스미드들이 발견되고 있다. 그러나 가끔은 플라스미드가 새로운 숙주 내의 적대적 환경에 맞닥뜨릴 때도 있는데, 이 경우 플라스미드가 새로운 후손으로 복제 및 전달되지 않기 때문에, 원래 숙주가 죽으면 따라서 없어지게 된다.

지형적으로 가장 광범위하게 플라스미드가 분산된 예시 하나가 최근에 보고되었다. 보스턴에 있는 브리검 산부인과병원(Brigham and Women's Hospital)의 토머스 오브라이언(Thomas O'Brien)과 그의 동료들은 병원 환자 중 한 명으로부터 분리한 복합저항성 플라스미드가 5년 전 워싱턴주 시애틀에서 보고된

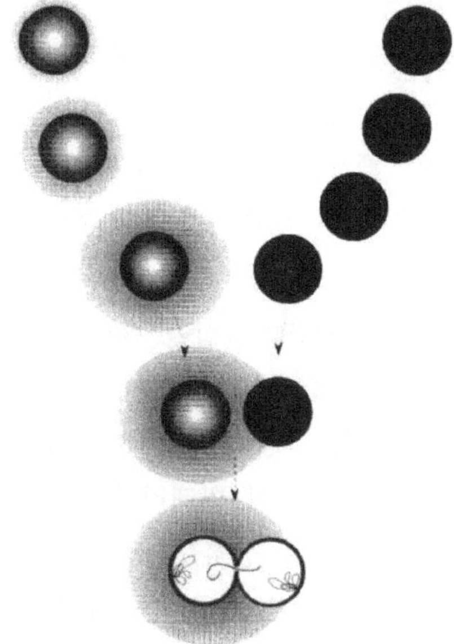

〈그림 4-4〉 장내구균에서 페로몬(Pheromone)에 의해 유도되는 유전자 교환은 세포 내 플라스미드와 유전자들을 상호 교환하는 또 다른 방법이다. 공여체(왼쪽)는 페로몬을 생산하여 다른 박테리아(오른쪽)를 끌어들이고, 이들이 합쳐지면 유전자 교환이 일어난다. 이런 형태의 유전자 전달은 포도상구균(Staphylococcus)과 같은 다른 그램 양성 박테리아들에서도 일어난다
(Bonnie Marshall, Tufts University School of Medicine)

것과 유사성이 있음을 알았다. 유전자 지문을 조사한 결과, 하나의 플라스미드가 각각 다른 박테리아 숙주 내에서 9가지의 다른 상태를 거쳐 베네수엘라 카라카스(Caracas)의 경우에 이르기까지, 자신의 행로를 걸어왔음을 연구자들은 밝혀냈다. 이것이 '유행성 플라스미드'라는 저항성 유전자의 대륙 간 확산인 셈이다.

이미 언급한 바 있는 또 다른 박테리아 장내구균(Enterococcus)은 다른 형태의 짝짓기계를 진화시켜 왔다. 이 박테리아는 '배우자형(Mating Type)'이라 불리는 두 개의 다른 세포가 함께 엉켜 붙도록 하는 '페로몬(Pheromone)'이라는 유인성물질을 분비하는데, 이로 인해 두 박테리아가 가까이 부착되면 이들은 플라스미드 전체나 그 일부를 교환하게 된다(그림 4-4). 아마 이러한 응집을 통해 세포막 융합을 유발시킴으로써, 유전자를 지닌 플라스미드를 비롯한 세포 내 물질들이 아무 방해도 받지 않고 자유로이 교환되는 것 같다. 장내구균 등의 연쇄상구균 및 포도상구균들은 같은 유의 박테리아뿐만 아니라 다른 유의 박테리아도 유인할 수 있는 성(姓) 페로몬을 생산한다. 특히 이 미생물들이 지닌 짝짓기계가 다른 생물계의 짝짓기 계와 상당히 유사하다는 사실은 주목할 만하다. 즉 곤충, 금붕어, 조류(鳥類)와 같은 다양한 생물체들이 페로몬을 생산하여 다른 배우자형을 유인할 뿐만 아니라, 남성이나 여성도 반대의 성을 유인하는 페로몬이라는 체취를 분비하는 것으로 알려져 있기 때문이다.

저항성 유전자의 전달은 다른 방식에 의해서도 일어날 수 있다. 우리는 이제 박테리아가 플라스미드를 새로운 숙주세포 내에 들여보내지 않고도 유전자를 교환할 수 있는 방식을 알고 있다. 플라스미드나 염색체와 같은 DNA 조각으로부터 다른 DNA 조각으로, 그리고 그 역으로 넘나들 수 있는 '트란스포존(Transposon)'이라는 조그마한 DNA 조각 내에 저항성 유전자가 존재하기 때문에, 이런 유전자 교환이 가능하다(그림 4-3).

트란스포존은 강한 생존력을 가지고 있어서, 다윈의 진화상

눈금을 잘 견뎌왔다. 플라스미드와는 달리, 트란스포존은 기거하면서 증식할 수 있는 특정 숙주세포나 숙주 내 특정 DNA 분자에 의지하지 않으면서, 숙주의 염색체상이나 또는 이미 세포 내에 안전하게 닻을 내린 상주(常住) 플라스미드상을 왔다 갔다 하는 '이착륙용 배'이기 때문에, 다양한 종의 미생물에서 쉽게 한 부분이 될 수 있다. 이와 달리, 플라스미드는 인플루엔자균(Haemophilus Influenza)으로부터 대장균(E. coli)으로 저항성을 전달하여 부여할 수는 있지만, 자신을 잡아 매어둘 장소(숙주가 플라스미드의 복제를 허용하는지 여부)를 찾지 못하기 때문에 스스로 생존할 수는 없다. 트란스포존은 또 다른 우대권을 가지고 있는데, 그것은 새 숙주의 염색체와 상주 플라스미드상을 넘나들기 때문에, 새 숙주가 플라스미드나 그 복제품을 상실하더라도 숙주세포 내 안전한 장소(염색체)에 트란스포존의 저항성 정보를 보유한 채 남아 있을 수 있다는 것이다. 대엽성 폐렴을 유발하는 일반 폐렴구균도 다른 연쇄상구균들과 비슷한 방식으로 '접합성 트란스포존(Conjugal Transposon)'이라는 트란스포존을 새로운 세포로 옮겨줌으로써 염색체상의 저항성 유전자를 교환할 수 있다.

박테리아가 플라스미드나 염색체유전자를 전달하는 또 다른 방식은 박테리오파지(Bacteriophage), 또는 파지(Phage)라는 박테리아의 바이러스에 의해서 일어난다. 잘 알려진 바와 같이, 파지들은 세포막상에 그들이 부착할 수 있는 특수 부위를 가진 박테리아 숙주만을 감염시키는데, 감염되면 파지는 세포 내로 자신의 DNA를 주입시킨다. 주입된 DNA는 두 가지 선택권을 갖는데, 하나는 재빨리 증식하여 숙주세포를 죽이는 것이고, 또 하나는 염색체상에 안착할 장소를 찾아내는 것이다. 만약 염색체 쪽을 선택한다면, 나중에 염색체로부터 튀어나와 자신의 후손을 만들 때까지 숙주세포 염색체의 한 부분으로 존재하게 된다. 그러다가 파지가 증식하기 위해 염색체에서 뛰쳐나올 때 염색체 내 유전자 조각도 같이 빠져나와 파지의 운명을 따르면, 파지가 다음 숙주로 들어갈 때는 자신의 유전자뿐만 아니라 전 숙주로부터 '가지고 나온' DNA 조각도 같이 전달하고, 따라서 파지와 염색체 DNA 조각이 두 번째 숙주의 염색체에 결합할 때 유전자 교환이 일어나게 된다(형질도입). 파지가 유전자를 전달하는 또 다른 방식은 트란스포존에 의해서이다. 만약 파지가 트란스포존을 갖는다면, 새로운 숙주세포에 자신의 DNA를 주입할 때 트란스포존을 같이 전달할 것이고, 그러면 트란스포존은 파지와 함께 같은 경로를 걷거나, 또는 플라스미드에서처럼 파지를 뛰쳐나와 새 숙주 박테리아 내의 상주 플라스미드나 염색체상에 자리를 잡을 것이다.

유전자 전달은 순수한 DNA 자체에 의해서도 일어날 수 있다. '형질전환(Transformation)'이라고 불리는 이 과정은 다른 박테리아로부터 흘러나와서 유리된 DNA 조각을 수용 박테리아가 받아들이고, 이것이 숙주세포 DNA의 일부가 되는 것이다.

이렇듯 많고 다양한, 가끔은 복합적인 전달 과정을 거쳐, 유전자란 DNA 조각이 한 박테리아 세포로부터 상당히 다른 형태의 새로운 박테리아들로 이동한다.

자연계에서의 유전자 교환

우리는 이제 박테리아가 자연계에서도 곧잘 유전자를 교환한다는 사실을 알았다. 즉, 저항성 유전자가 비교적 쉽게 동정되고 추적됨에 따라, 항생물질 저항성은 유전자 전달이 얼마나 광범위하게 일어나고 있는지를 깨닫게 했다. 과학자들은 항생물질을 함유한 한천 평판 배지상에 미생물을 배양하여 그 약물에 대한 저항성 균주를 동정하고 있으며, 균주를 발라둔 평판 배지상에 항생물질을 함유한 원판을 두고 배양함으로써 얼마나 많은 저항성 균주가 존재하는지도 알아내고 있다. 나아가 최근에는 유전자재조합 기술의 출현과 함께, 각 저항성 유전자는 저항성 형질로서가 아니라, DNA와 DNA 간의 하이브리드화(Hybridization, DNA 간의 유사성을 이용하여 결합시키는 기술)라는 방법에 의해 하나의 고유 유전자로 동정될 수 있었다. 즉, 추적용 DNA를 생화학적으로 또는 방사선 동위원소로 표지하고, 관심 대상의 저항성 균주 DNA를 함유한 여과지 상에서 이의 복제품, 즉 두 번째 가닥을 찾도록 한다. 거기에 맞는 짝이 있으면, 표지된 가닥은 여과지상의 DNA와 결합하여 방사선 동위원소나 생화학적인 신호로 인지될 수 있는 하이브리드화가 일어나게 된다. 이런 방식으로, 동일 약물에 저항성을 지닌 다른 균주들에서도 똑같은 저항성 유전자를 갖고 있는지 여부를 정확히 추적해 낼 수 있다.

이러한 하이브리드화 방법을 통해, 이전에 좁은 박테리아균에서만 발견했던 항생물질 저항성 유전자가 매우 다른 장소에서 서식하는 다른 종류의 박테리아에도 존재한다는 사실을 밝혀냈다. 즉, 이전에 감수성이었던 박테리아가 저항성 박테리아와 어떤 식이든 접촉을 통해 저항성 유전자를 '낚아' 갔음을 증명할 수 있는 것이다. 다시 말해, 초기에 그램 양성 박테리아에서 발견했던 저항성 유전자가 그램 음성 박테리아에서도 발견됐는데, 이런 두 종류의 박테리아들이 서로 유전물질을 교환한다는 사실은 예전엔 전혀 알려지지 않았던 사실이다.

예로서 테트라사이클린 저항성을 지령하는 유전자 중 하나인 tet(M) 유전자(12종 이상의 다른 저항성 유전자가 있지만)는 사람과 동물의 장내 박테리아인 장내구균에서 처음 발견했고, 곧이어 호흡기계와 비뇨기계에서 질병을 유발하는 상당히 다른 박테리아종에서도 이 유전자가 인지되었다. 워싱턴대학교(University of Washington)의 메릴린 로버츠(Marilyn Roberts)와 그녀의 연구진들은 DNA 간 하이브리드화 실험을 통해, 주로 다른 생태학적 장소에서 발견되며 매우 다른 세포벽 구조를 지닌 박테리아들에서도 이 유전자를 추적해 내는 데 성공했다.

어떤 박테리아가 테트라사이클린으로 가득 찬 곳에 들어섰다고 상상해 보자. 그곳에 들어가서 생존하기 위해서는 그 약물에 저항성을 가져야 하므로, 먼저 들어갔던 공여 박테리아로부터 저항성 유전자를 받은 자들은 살아남을 것이고, 나머지는 죽거나 다른 곳으로 피신해야 한다(그림 4-5). 오늘날의 tet(M) 유전자는 테트라사이클린에 저항성을 지닌 병원성균이나 비병원성균 모두가 가져가 버렸고, 그 결과 비뇨기계 및 호흡기계의 많은 비병원성균들도 이 유전자를 가졌다. 이들은 문제를 일으키진 않지만, 이 유전자의 보유자가 되어 새롭게 유입되는 병원성균에 공여 가능자로서의 역할을 하게 된다. 현재 이 유

테트라사이클린지역
진입시 위험함
N. gonorrh.
E.coli

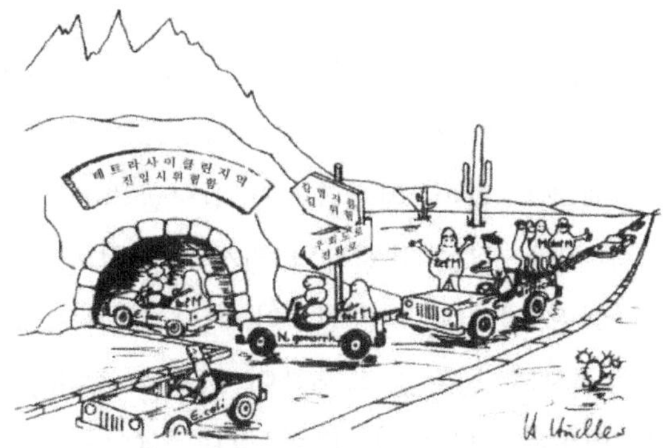

〈그림 4-5〉 tet(M)이라는 저항성 결정인자에 의해 지령되는 테트라사이클린 저항성은 사람과 관련된 박테리아, 특히 호흡기계 및 비뇨기계의 박테리아에서 흔히 발견된다. 이 유전자의 높은 발견 빈도는 공여 박테리아가 많이 있을 뿐만 아니라 수용 박테리아가 이런 구명용 저항성 결정인자를 갖고자 갈구한다는 사실을 보여주고 있다 (Herbert Hächler, University of Zurich, Zurich, Switzerland)

전자의 보유미생물에는 이전에 상호 유전자 교환이 전혀 알려지지 않았던 호기성균과 혐기성균 모두가 포함되어 있다. 이 tet(M)의 예는 저항성 유전자가 광범위한 미생물로 확산됨을 언급할 때의 '광범위'란 용어에 대한 우리의 시각에 변혁을 가져왔다.

페니실리네이즈(Penicillinase, 페니실린 가수분해효소)를 지닌 포도상구균(Staphylococcus)이 페니실린을 처음 사용했을 당시에 등장하여, 그 역사가 벌써 50년에 이른다. 그러나 최근까지 이 유전자는 이런 유의 박테리아에 국한되어 있는 것처럼 보였다. 그 후 텍사스의 바버라 머리(Barbara Murray)와 동료들은 앞에서 언급했던 장내 박테리아인 장내구균이 페니실린을 파괴하기 시작했다는 사실을 처음 발견했다. 그런데 이러한 미생물

능력은 사실 항생물질 요법의 의표를 찌른 것이었다. DNA 하이브리드화를 시행한 결과, 놀랍게도 이 저항성 유전자가 장내구균이 고유하게 지닌 것이 아니라, 새로운 숙주로 들어가는 방식을 쭉 탐색하며 찾아 헤매던 포도상구균의 옛 유전자였다는 것이다. 즉, 이와 같은 유전자의 가시적 전달이 일어나는 데 거의 50년이 걸린 셈이다. 하지만, 이 페니실리네이즈 유전자는 포도상구균 유전자의 정확한 복제품이 아니라 장내구균에 적합하도록 약간 변형된 것으로서, 다른 장내구균으로 전달 가능한 복합저항성 플라스미드상에 존재하고 있었다. 전달 가능한 유전자가 '인후염(Strep Throat)'이나 '성홍열(Scarlet Fever)'을 유발하는 그램 양성 박테리아인 A군 연쇄상구균(Streptococcus) 내로 들어간다면 분명 의학적 황폐화를 가져와 인류를 파멸시킬지도 모르는 일이기 때문에, 매우 당혹스러운 현상임에 틀림없다. 왜냐하면 아직까지 이들 박테리아는 그램 양성 구균 중에서 거의 예외적으로 페니실린에 감수성을 지닌 채 남아 있기 때문이다.

포도상구균의 페니실리네이즈 유전자가 장내구균으로 들어갈 수 있는 가장 유력한 경로는 트란스포존과 유사한 전달 방식일 것이다. 암피실린(Ampicillin) 저항성 유전자가 인플루엔자균(Haemophilus Influenza)으로 들어가는 가상의 경로도 그러하다. 1960년대 처음으로 알려진 이 유전자는 그 후 대장균과 여러 장내 박테리아의 플라스미드상에서 트란스포존으로 존재한다는 것이 밝혀졌다. 그렇지만 1970년대 중반까지 인플루엔자균의 저항성 균주 내 플라스미드상에서는 뜻밖에도 이와 같은 저항성 유전자나 트란스포존의 조각이 발견되지 않았다. 그 후 인플루엔자균 내에서 발견된 플라스미드는 대장균 플라스미

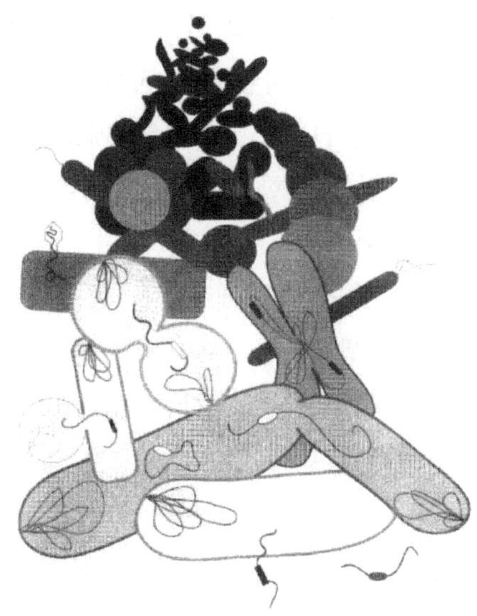

〈그림 4-6〉 박테리아는 환경 변화에 적응하기 위해 플라스미드 및 유전자를 상호 교환하는 유일한 집단이 아니라, 그렇게 하는 방대한 미생물 세계의 일부분에 지나지 않는다(Bonnie Marshall, Tufts University School of Medicine)

드와는 달랐지만 똑같은 저항성 트랜스포존을 갖고 있었다. 임질이라는 성병을 유발하는 꽤 다른 성질의 박테리아인 임질구균(Neisseria Gonorrhoeae)에서 페니실린에 저항성을 부여하는 똑같은 암피실린 저항성 트랜스포존이 어떻게 등장했는지도 이와 유사한 과정으로 설명하고 있다. 다시 말해서, 이 저항성 유전자는 대장균에서 처음 발견했던 것과 동일한 것이지만, 요즘 와서야 비로소 임질균 내에서 흔히 발견되는 플라스미드상에 존재하게 된 것이다. 현재 임질균과 인플루엔자균에서 똑같은 저항성 플라스미드들이 발견되고 있지만, 트랜스포존이 임질균의 플라스미드로부터 뛰쳐나와 인플루엔자균으로 들어갔는지,

또는 그 반대인지는 확실히 알 수 없다. 두 종 모두에서 따로 일어났을 수도 있다. 과학자들은 아직까지 유전자 교환이 일어난 실질적 경로를 찾아내려고 무던히 애쓰고 있다. 그러나 분명한 것은 이런 식의 다양한 교환이 일어날 수도 있고, 실제로 일어난다는 사실이다.

처음에는 비슷한 모양이나 세포벽을 공유한 박테리아군에 한정되어 전달된다고 생각했던 여러 유전형질들이, 오늘에 와서는 크기나 모양, 색상이 매우 다른 박테리아에서도 발견되고 있다. 여기에는 막대기형 박테리아와 구형 박테리아, 성장에 산소가 필요한 박테리아와 필요 없는 박테리아들이 모두 포함되어 있다. 이러한 유전자 교환은 매우 드물게 일어나긴 하지만, 공여 및 수용 가능한 박테리아들에게 교환을 일으키는 데 적절한 환경이 주어진다면, 이를 저지할 수 있는 방법은 없는 것 같다. 이렇듯 박테리아 부류 간에 설정된 경계선의 와해는 미생물에 대한 과학자들의 시각을 바꿔놓았다. 즉, 박테리아를 개별적인 종으로서가 아니라, 복합적 미생물 세계에서 상호작용하는 일련의 방대한 구성원으로 보기 시작한 것이다(그림 4-6).

아직 못 풀어낸 전달되지 않는 저항성

저항성은 전달 가능한 유전물질상에 존재하지 않더라도 확산되어 나갈 수 있다. 증가 추세에 있는 요로, 장 및 골절 감염증 등의 치료에 이용되는 노르플록사신(Norfloxacin), 오플록사신(Ofloxacin), 시프로플록사신(Ciprofloxacin) 등을 포함한 퀴놀론(Quinolone)계 항미생물성 약물에 대해 저항성을 나타내는 미생물 균주들이 등장하고 있다. 이의 저항성 유전자는 박테리아 염색체상에 천연적으로 존재하지만 정상 상태에서는 단백질 산물을 만들지 못하는, 즉 활성이 없는 그런 유전자에 의해 지령되고 있는데, 어떤 기회에 돌연변이를 일으켜 저항성 유전자가 활성화되면 저항성이 발현된다. 따라서 퀴놀론계 약물이 존재하면, 이런 형태의 저항성 균주들은 살아남아 번식하게 될 것이다.

다행히 아직까지는 퀴놀론 저항성 형질이 전달 가능한 유전물질에 등장하지 않고 있다. 따라서 저항성 문제는 숙주 박테리아에 국한되어, 이웃 박테리아로의 유전자 확산에 대한 우려 없이 숙주 박테리아 내 저항성에 관해서만 노력이 집중될 수 있었다. 그러나 이러한 성상이 저항성 형질의 국한성을 제공한다 하더라도, 새로운 저항성 숙주세포 자체가 충분히 이동성을 갖고 있기 때문에 지구 전체에 점점 증가되는 추세로 확산될지 모른다는 사실을 알 수 있다. 더구나 염색체상의 퀴놀론 저항성 유전자를 자신의 플라스미드나 트란스포존, 그리고 다른 저항성 유전자에 추가시켜 왔던 화농성 포도상구균(Staphylococcus Aureus)의 복합저항성 균주는 가장 눈여겨보아야 할 대상이다. 그리고 대장균과 슈도모나스(Pseudomonas, 녹농균이 속한 미생물군)균에서도 퀴놀론 저항성이 예상외로 높은 확률로 나타나고 있다.

중이염, 저항성 균주에 의한 피부 감염증, 그리고 결핵 등에 이용되는 리팜피신(Rifampicin)에의 저항성도 박테리아의 염색체변이에 의해 일어난다. 오늘날 리팜피신, 이소니아지드

(Isoniazid) 등 예전에 결핵을 성공적으로 치유해 왔던 약물에 대해 저항성을 가진 균주들이 출현하여 더 이상 이 약물에 반응을 보이지 않는다는 사실은 결핵 치료에서 가장 큰 문제점으로 대두되고 있다. 즉, 이 저항성 변이주들은 이제 세계 각국의 공중보건담당 공무원들 앞에 당당히 나서고 있는 것이다. 비록 이 저항성이 전달 가능한 유전물질상에 존재하지 않는다 해도, 이 질병 유발 박테리아에서의 저항성 등장은 치료상 크나큰 장애물이 되어 중대한 세계 보건 문제를 일으키고 있다. 뉴욕시에서 발견된 복합 약물 저항성 결핵 박테리아가 보여준 절망적인 충격은 나중에 얘기하기로 한다.

앞에서 얘기했던 메티실린(Methicillin)은 페니실린을 분해하는 효소, 즉 페니실리네이즈를 생산하는 포도상구균의 치료용으로 합성된 것이다. 다시 말해, 메티실린은 이 저항성 효소에 대한 감수성을 지니지 않아서, 분명 승자처럼 보였다. 그러나 많은 사람들의 절망 속에서 메티실린 저항성 변이주가 처음 북유럽에서, 그리고 오늘날엔 세계 도처에서 등장하고 있다. 이것 역시 저항성 유전자가 세포 염색체상에 있는데, 숙주세포벽의 감수성을 없애서, 이 약물에 의한 질병 치료를 무용지물로 만든다.

염색체상에 있는 또 다른 것으로 세팔로스포린(Cephalosporin)계 항생물질의 파괴를 지령하는 저항성 결정인자가 있다. 현재 이 세팔로스포리네이즈(Cephalosporinase : 세팔로스포린 항생물질을 분해하는 효소) 유전자는 몇몇 그램 음성 박테리아의 염색체상에 자리 잡고 있는데, 보통 저항성 미생물들은 이 효소를 아주 소량 생산하기 때문에 세팔로스포린 약물에 감수성을 지닌 것처럼 보인다. 그러나 이 세팔로스포린 약물 중 하나로 치료를 시작하면, 박테리아 세포 내 작지만 중요한 부위(세포벽과 세포막 사이)에서 이 불활성화 효소의 생산량 증가를 나타냄에 따라, 이에 대한 저항성을 충분히 발휘하는 미생물 균주가 되고 만다. 이런 저항 가능한 유전자의 증가와 함께, '제3세대'라는 새로운 세팔로스포린계 약물의 사용량 증가로 엔테로박터(Enterobacter)균은 오늘날 그램 음성 박테리아 가운데 세 번째로 중요한 병원(病院) 감염증 원인균이 되었다.

종합 의료원에서 입원 환자들의 혈액에서 분리된 박테리아 종류를 조사한 연구에 따르면, 제3세대 세팔로스포린을 투여받은 환자들이 세팔로스포린을 투여받지 않은 환자보다 질병 원인균인 복합 약물 저항성 엔테로박터균을 거의 세 배 이상 많이 갖고 있었으며, 더구나 엔테로박터균이 발견된 환자들은 항생물질 감수성을 지닌 환자보다 질병으로 사망할 확률도 두 배 이상 높은 것으로 나타났다. 이제 흔치 않은 염색체 형질로 인해 흔치 않은 병원균들이 병원 감염증의 주종을 이루게 된 셈이다. 이 논문의 저자는 '제3세대 세팔로스포린 약물의 보다 신중한 사용'이 이런 병원 감염증의 발생을 감소시키고 나아가 이로 인한 치사율을 낮출 수 있다고 제안했다.

다양한 저항성 메커니즘들

박테리아들은 항생물질로부터 생존하기 위해 놀랍고도 새로운 방식들을 획득해 왔다. 어떤 것들은 항생물질을 받아들이지 않거나 밖으로 내보내며, 어떤 것들은 항생물질이 더 이상 활성을 지니지 못하도록 화학적으로 변형시키거나 그냥 파괴시켜 버리기도 하고, 또 어떤 것들은 항생물질의 표적물을 약물에 감수성이 없는 다른 것으로 대체시키기도 한다. 이런 유의 각 저항성 메커니즘들을 간단히 서술하기로 한다.

약물 투과의 감소

항생물질이 작용하기 위해서는 박테리아 세포 내로 들어가야만 하는데, 대개 박테리아가 이미 갖고 있는 수송계(輸送系)를 이용한다. 따라서 박테리아는 이러한 성장 저해물질들에 수송계를 제공함으로써, 스스로 죽음을 향해 자신의 길을 열어주는 자살 형태를 취하게 된다. 이런 이유 때문에 세포 내로의 수송은 저항성 박테리아에서 충분히 예측될 수 있는 저항성 메커니즘 중 하나가 될 수 있었으며, 알렉산더 플레밍이 실험실에서 처음 만들어 냈던 페니실린 변이 주의 저항성 메커니즘도 바로 이런 것이었다. 그러나 이 메커니즘에 의한 저항성은 약물의 수송 방해가 그다지 크지 않다는 점에서 강력한 편은 아니며, 더 많은 약물을 투여함으로써 이를 극복해 낼 수도 있다. 하지만 이러한 세포 내로의 투과력 감소가 다른 저항성 메커니즘과 동반되면, 항생물질의 용량 증가로도 극복할 수 없는 아주 높은 수준의 저항성을 숙주 박테리아에 제공하게 된다.

박테리아 세포 내로의 항생물질 흡수를 막아내는 또 다른 방식은 세포 밖으로의 배출을 증가시키는 것이다. 많은 테트라사이클린 저항성 박테리아가 생존하는 방식이 바로 이런 것인데, 이들은 이런 특유한 메커니즘을 통해 테트라사이클린을 세포 내에 축적하는 것보다 더 빨리 세포 밖으로 펌프해 낸다(그림

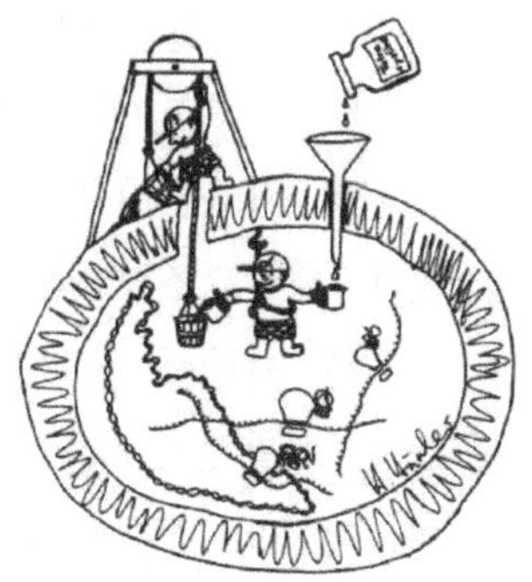

〈그림 4-7〉 테트라사이클린에 대한 저항성 메커니즘 중 하나는 능동적으로 이 약물을 세포 밖으로 퍼내어, 이 약물의 표적물인 리보솜으로부터 멀리 떨어지게 하는 것이다(Herbert Hächler, University of Zurich, Zurich, Switzerland)

4-7). 이때 작동되는 펌프는 테트라사이클린 저항성 유전자에 의해 생산된 단백질로서, 세포 내 에너지를 사용하여 작동하는데, 이러한 테트라사이클린의 배출은 너무나 효율적이어서 저항성 세포가 테트라사이클린 치료량의 100배나 되는 양에서도 생존할 수 있게 한다. 박테리아 약물 저항성 메커니즘으로서의 이러한 능동적 배출은 에리트로마이신(Erythromycin)과 같은 항생물질과, 중금속과 같은 독성물질에서도 발견되고 있다.

항생물질의 불활성화

저항성 박테리아가 테트라사이클린을 다루는 방식과는 달리, 많은 저항성 메커니즘들은 항생물질의 능력에 대항하는 특정 파괴 효소나 변형 효소에 의존하고 있다. 이 효소들이 지닌 특정 약물에 대한 특이성과 함께, 한 항생물질에 대해서도 다양하고 방대한 파괴 효소 및 변형 효소들이 존재한다는 사실은 이 효소들을 조사 연구한 과학자들을 놀라게 했다. 한 예로, 박테리아 세포는 저항성 유전자의 지령에 따라 생산된 페니실리네이즈(Penicillinase)에 의해 페니실린을, 세팔로스포리네이즈(Cephalosporinase)에 의해 세팔로스포린(Cephalosporin)을 파괴한다. 현재까지 각각 다른 저항성 유전자에 의해 지령되는 것으로 알려진 페니실린 및 세팔로스포린 파괴 효소들은 20여 종 이상에 달하고 있으며, 이들의 분자 크기 및 불활성화할 수 있는 페니실린 및 세팔로스포린 약물들의 종류에 따라 효소들을 구분하고 있다.

스트렙토마이신(Streptomycin), 카나마이신(Kanamycin) 등 화학적으로 '아미노배당체(Aminoglycoside)'에 속하는 항생물질들을 변형하여 불활성화하는 효소들도 있다. 이렇게 약물들이 변형되면 세포 내로 들어가는 데 어려움이 많고, 따라서 세포내 단백질합성 기구인 리보솜(Ribosome)과 결합할 수 없어서 정상적인 단백질합성을 저해하게 된다. 이와 유사하게, 클로람페니콜(Chloramphenicol) 저항성도 변형 효소에 의해 매개되어 이 약물의 효능을 잃게 한다.

항생물질 표적물의 변형

항생물질 자체에 작용하는 대신, 항생물질이 작용하는 박테리아 내 표적물에 영향을 미쳐 저항성을 부여하는 또 다른 메커니즘도 있다. 이것은 앞에서 얘기했던 새로운 퀴놀론류나 리팜피신에 대해 박테리아들이 저항성을 갖도록 하는 방법이다. 즉, 박테리아 변이를 통해 퀴놀론이나 리팜피신이 작용하는 표적 효소를 변화시킴으로써, 세포가 더 이상 그 항생물질에 감

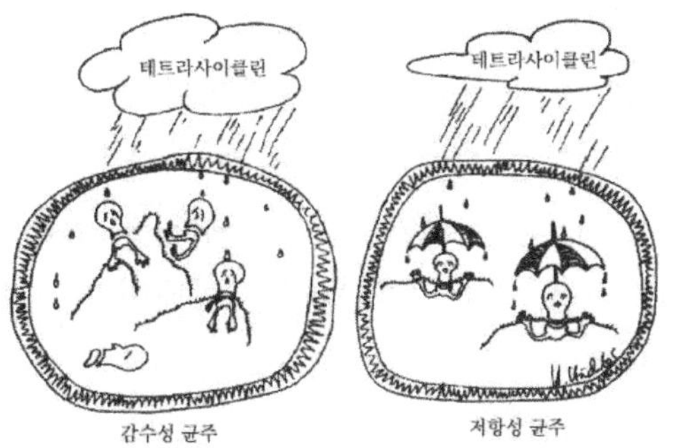

〈그림 4-8〉 테트라사이클린 저항성의 두 번째 메커니즘은 테트라사이클린으로부터 리보솜을 보호하여, 이 약물이 단백질합성 저해를 못하도록 하는 것이다(Herbert Hächler, University of Zurich, Zurich, Switzerland)

수성을 지니지 않게 하는 것이다.

유사한 방식의 또 다른 메커니즘을 보면, 주로 플라스미드상에 있는 에리트로마이신(Erythromycin) 저항성 유전자는 에리트로마이신의 작용 부위인 리보솜을 변형한다. 이렇게 리보솜이란 세포 내 주요 구조가 변형되더라도, 단백질 생산 능력에는 영향을 주지 않고, 이 항생물질과 결합하는 결합 부위만 없어진 상태가 된다. tet(M) 유전자에 의해 지령되는 또 다른 테트라사이클린 저항성도 표적물인 리보솜을 약간 변형시킴으로써 작동하게 된다. 더구나 이 테트라사이클린 저항성 유전자의 단백질 산물은 이 약물을 표적물로부터 멀리 떨어지게 함으로써 테트라사이클린의 저해 작용으로부터 리보솜을 '보호'하는 것 같다(그림 4-8).

항생물질에 감수성이 없는 표적물로 대체

트리메토프림(Trimethoprim)과 설폰아마이드(Sulfonamide)에 대한 저항성에는 이들 합성 항미생물성 약물을 변형시키지 않은 채 작동하는 또 다른 메커니즘이 가담하고 있다. 이 항미생물성 약물들이 지닌 정상 작용 방식은 박테리아 세포의 염색체 복제 과정에 필요한 몇몇 주요 효소들을 저해하는 데 있다. 그러나 저항성 박테리아의 경우, 약물이 변형되거나 숙주세포에 변화를 일으키지 않는 대신 이 효소에 대한 또 다른 '유사품'을 만들어 냄으로써, 박테리아가 필요로 하는 효소와 항미생물성 약물이 작용하는 효소 2종을 생산하고, 그중 새로운 유사품 효소는 이 약물의 저해를 받지 않게 된다. 이처럼 저항성 박테리아 내에 트리메토프림과 설폰아마이드에 감수성이 없는 효소가 존재하기 때문에, 이러한 성장 저해 약물들과 접촉해도 생존할 수 있는 것이다.

합성 항미생물성 약물들을 다룰 수 있는 이러한 천연 저항성 유전자의 존재를 발견했다는 점에서, 박테리아가 항생물질로부터 자신을 보호하기 위해 저항성 유전자를 창출하고 유지하리라는 발상을 재고해야 할 것이다. 아직 몇몇 경우에 국한된 현상이긴 하지만, 저항성이 될 가능성이 높은 유전자가 다른 목적으로 존재하다가, 약물에 저항해야 하는 경우에 처하면, 단지 사용된 항생물질에 의해 선별되는 것뿐이다. 그러나 한번 그렇게 선별되어 자연계에 존재하면 이 약물들의 사용에 의해 저항성 유전자의 빈발률이 높아지는데, 요즈음 바로 그런 일들이 일어나고 있다.

1980년대 중반에 실시된 한 연구에서, 처음 멕시코에 입국

하는 미국 학생에게 2주 체류 기간에 설사를 예방하기 위해, 오늘날엔 일반적으로 용인되지 않는 처방인 트리메토프림/설파메톡사졸(Sulfamethoxazole) 복합 약물에 노출시켰다. 이 여행을 끝내고 약물을 복용한 학생과 복용하지 않은 학생의 장내 박테리아 균총을 비교한 결과, 복합 항미생물성 약물을 복용한 학생에게서는 두 약물 모두에 대해 전달 가능한 저항성을 지닌 장내 대장균이 재빨리 등장하고 있음을 알 수 있었다. '새' 대장균은 학생들 건강에 문제를 일으키진 않았지만, 이러한 출현은 그 당시 멕시코 자연환경 내에 있었던 높은 빈발률의 저항성 유전자와 이들이 복용한 약물의 선별 효과를 반영하고 있었던 셈이다.

1987년에 마무리된 한 연구에 의하면, 보스턴대학교 1학년 학생 중 거의 10%가 이 복합 약물에 저항성을 지닌 대장균을 장내 전체 대장균 중 10% 내외 수준으로 갖고 있었다. 학생들은 이런 환자와 접촉하지도 않았으며, 적어도 조사하기 한 달 이내에 이 항미생물성 약물 중 어느 것도 복용하지 않았다.

트리메토프림/설파메톡사졸 복합 처방은 1970년대에 도입했다. 이 복합 약물이 임상적으로 이용되어 한 세대가 채 지나가기도 전에, 이들의 저항성 균주들은 이미 우리 상주(常住) 박테리아 균총 내에서 쉽게 검출될 수준에까지 도달했음을 이 연구는 보여주고 있다. 그러한 저항성 대장균은 대개 건강상 문제를 일으키진 않지만, 이 유전자들의 보유자로 남아 있고, 가끔은 말썽을 부릴 수도 있다. 로스앤젤레스의 두 백혈병 환자가 그 당시까지 전혀 예측할 수 없었던 바로 그 트리메토프림/설파메톡사졸 저항성 대장균에 의해 유발된 혈액 감염증으로 죽었다.

저항성 메커니즘과 자연환경

테트라사이클린, 마크롤라이드(Macrolide) 항생물질(예 : 에리트로마이신 등), 트리메토프림, 설폰아마이드류, 퀴놀론류 등의 저항성 박테리아는 이 약물들을 파괴하지 못하기 때문에, 고온이나 태양의 자외선 등에 의해 물리적으로 파손되어 없어질 때까지 자연환경에 그대로 남아 있게 된다. 따라서 이 항생물질들은 계속 활성을 지닌 채 남아 있기 때문에, 접촉하는 감수성 박테리아들을 죽이면서 한편으로는 저항성 형태를 계속 선별해낸다. 더구나 선별된 저항성 균주들은 이런 환경에서 생존상 이점을 지녀 점점 그 수가 불어나게 된다. 다시 말해서, 이러한 방식의 저항성 메커니즘들은 저항성을 지닌 박테리아만을 위해 봉사하는 셈이다. 이와 달리, 페니실리네이즈처럼 저항성 박테리아가 항생물질을 불활성화하는 메커니즘을 갖고 있다면, 이들은 자연환경으로부터 항생물질을 제거할 수 있기 때문에, 계속되는 저항성 균주들의 선별을 막으면서 그들 주변에 존재하는 감수성 박테리아들을 보호해 줄 것이다. 의학적 관점에서 보면 이것도 문제가 될 수 있다. 예를 들어 페니실린 감수성인 병원균 옆에 페니실리네이즈를 생산하는 균주가 자리 잡고 있다면, 이러한 페니실리네이즈 생산 균주가 페니실린을 파괴시켜 감수성 병원균을 보호하므로, 인후와 같은 감염 부위에서 병원균을 박멸하기 어려워질지 모른다.

그러나 자연환경의 관점에서 보면 파괴용 효소 단백질 쪽이 훨씬 유용하다. 왜냐하면 이들은 자연환경으로부터 활성을 지닌 약물들을 제거함으로써, 저항성 균주의 선별력을 감소시키기 때문이다. 여기에 항생물질의 또 다른 양면성이 있다. 즉, 항생물질 자체와 마찬가지로 저항성 메커니즘도 자연환경에 대한 순기능과 함께 환자에 대한 역기능을 발휘하기 때문이다.

복합 약물 저항성

일반적으로 약물 하나에 대한 저항성은 세포 내로 항생물질이 들어가는 것을 제한하거나 약물의 표적 부위를 변형시키는 염색체변이에 의해 일어난다. 이런 유의 '단일' 변이주들은 이 항생물질 외에도 선택할 수 있는 다른 많은 대체용 항생물질들이 있기 때문에, 거의 의학적 문제를 일으키지 않는다. 오늘날 플라스미드 및 트란스포존상에서 분리되는 전달 가능한 저항성 결정인자들의 존재와 함께, '복합' 약물 저항성이란 현상에 의해 우리는 당혹감에 빠져 있다. 이제 복합 약물 저항성은 저항성 박테리아 사이에서 예외 없는 법칙이 되고 말았다. 물론 이러한 상황은 선택된 약물의 사용 순서에 따른 각 저항성 형질의 순차적 획득에 어느 정도 연관성을 갖고 있다. 즉, 첫 번째 항생물질이 단일 저항성 유전자를 선별함으로써 저항성이 시작되고, 첫 번째 항생물질에 저항성이 된 박테리아가 자연환경 내로 내보내지면, 이미 획득한 저항성 형질을 잃지 않은 채 또 다른 항생물질에 대한 저항성을 얻게 된다. 이것은 구를 때마다 눈과 찌꺼기들을 모으면서 언덕 밑으로 굴러가는 눈뭉치처럼, 이런 과정을 거칠 때마다 자꾸 커지기만 하고 이미 얻어들인 것은 잃지 않는다(그림 4-9). 플라스미드도 역시 자연환경을

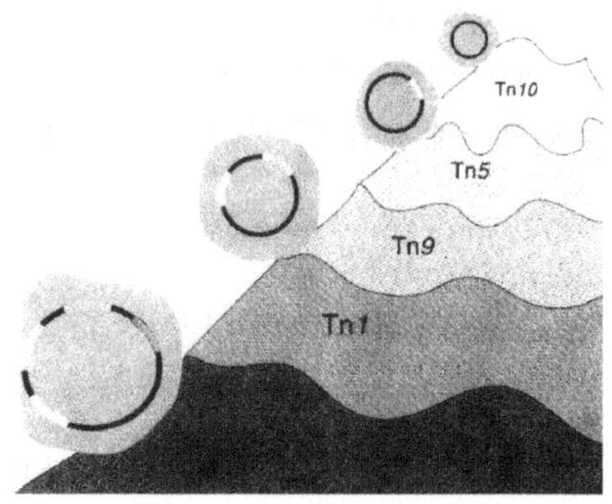

〈그림 4-9〉 플라스미드들은 환경 속을 헤쳐 나가면서 트란스포존상의 저항성 유전자를 획득하고 있다. 옛 유전자를 보존하면서 새 유전자를 받아들여, 언덕을 굴러내려 오는 눈송이처럼 그 크기가 자꾸 커지게 된다(Bonnie Marshall, Tufts University School of Medicine)

'굴러다니면서' 그렇게 커지고 있다.

댈러스의 텍사스대학교(University of Texas)에서 강의한 멕시코의 자코브 쿠퍼즈토치(Jacob Kupersztoch)는 놀라운 상관관계를 밝혀냈다. 그는 멕시코에서 발견되는 복합저항성 이질균의 형태들을 조사 보고하면서, 이 균의 저항성 형태들이 그 나라에 도입했던 여러 항생물질들의 도입 연대표를 나타내고 있음을 발견했던 것이다. 가장 흔한 저항성은 1940년대에 처음 도입된 약물 설폰아마이드였고, 그 후 도입된 페니실린, 클로람페니콜, 테트라사이클린이 그 뒤를 이었다. 1970년대 중반 탄자니아(Tanzania)에서 콜레라가 유행했을 때에도 유사한 현상이 보고되었다. 의사들이 새로운 약물에 매달리고 있는 동안, 감염 콜레라균(Vibrio Cholerae)은 새로 사용된 각 항생물질들에 차례로 저항성을 얻어가고 있었다. 과학자들은 이 과정에서 유전자의 삽입, 이중화 및 전파용으로 플라스미드 운반체를 활용한 트란스포존이 관여했다고 보고 있다.

항생물질 사용과 이에 따른 저항성 균주의 선별이 있어왔다고 가정한다면, 앞으로도 저항성은 계속 증가하여 예언상의 히드라(Hydra, 머리가 9개인 뱀) 머리같이 될 것이고, 시간이 흐름에 따라 단 하나의 약물에 대해서보다는 복합 약물에 대해 저항성을 지닌 미생물의 창출을 계속 보게 될 것이다. 오늘날 질병을 성공적으로 치유시킬 수 있는 우리의 능력을 현실적으로 위협하는 것은 다른 질병이나 다른 생태적 위치에서 증폭되는 저항성 박테리아들이다.

오늘날 복합 약물 저항성에서 가장 곤란한 문제 중 하나가 된 복합 약물 저항성 결핵이 뉴욕시의 공공보건기관 앞에 나타났다. 이 저항성 박테리아에 감염된 사람들은 여러 차례 시도한 치료에도 불구하고 결국 사망하고 말았다. 현재 이 미생물에서의 저항성 출현은 환자들의 정상적인 전 치료 과정의 불이행, 적절하지 않은 치료, 그리고 항생물질의 오용 등의 결과일 것으로 간주하고 있다. 이 저항성 균주는 감방 동거인들이 죽어가면서 처음 눈에 띄었는데, 가난하고 집 없는 사람들과 정맥주사용 마약을 사용하는 사람에게서도 나타났다. 뉴욕시의 발병에 이어, 뉴욕주의 또 다른 두 병원에서도 이 문제를 보고했고, 적어도 8명의 보건 의료 종사자들이 이 질병에 감염되었다. 이러한 광범위 확산에 따라 예상되는 근심거리가 하나 있다. 그것은 미국 전체 결핵 환자 중 대부분이 후천면역결핍증(AIDS)에 감염되고 있고, 이 중 많은 사람들이 이제 결핵균의 저항성 균주를 지니고 있다는 사실이다.

후천면역결핍증이 시야에 나타나기 전이었던 1970년대 말, 미국에서 결핵의 발병률이 다시 증가하기 시작했음에도 불구하고, 많은 결핵 보건 계획 예산들이 과감히 삭감되거나 중단되었다. 비록 그 후에도 저항성이 주기적으로 보고됐지만, 오늘에 이르기까지 지금처럼 위험한 상태에 도달한 적은 없었다. 이제 다시 과감한 장치들이 필요한 때이다. 따라서 이 저항성 균주에 대한 적절한 치료법을 찾아내고, 이와 함께 확산을 예방하는 데 많은 주의를 기울이고 있다. 임상의들로 하여금 이 문제를 깨닫게 함으로써 경각심을 불러일으키기 위해 최근에 여러 회의들이 개최되고 있으며, 뉴욕시에서도 100만 달러 이상을 이에 대한 연구에 투입하고 있다. 오늘날에 와서야 비로소 쏟아지는 있는 이런 관심은 단지 어떤 일이 있어왔던가에 대한 아득한 울부짖음일 따름이다. 정부 관료가 최근 한 회의에서 언급했듯이, “결핵은 갑자기 이 나라 통제 밖에 있다.” 이러한 미생물에서의 복합 약물 저항성은 현시대에 실제로 나타난 가장 중요한 의학적 위난(危難) 하나를 만들고 말았다.

폐렴구균은 오늘날 진행 중인 또 다른 복합 약물 저항성 문제이다. 동유럽, 중앙아메리카, 스페인, 남아프리카, 그 밖의 여러 지역에서, 폐엽(肺葉) 하나 이상을 감염시켜 대엽성폐렴을 유발하는 이 미생물은 1차 치료약인 페니실린, 에리트로마이신, 테트라사이클린, 트리메토프림 및 설파메톡사졸 모두에 저항성을 나타내 왔다. 그 결과 치료 실패율의 증가와 함께 이에 따른 대체 약물을 탐색하도록 했다. 그러나 미생물이 그렇게 많은 복합저항성을 지닌 경우, 선택할 수 있는 길은 좁을 수밖에 없다.

이질균에서의 복합저항성은 오랫동안 아프리카 및 개발도 상국에서의 이질 치료에 장애물이 되어왔다. 그러나 드디어 미국에서도 이 문제가 대두되었다. 질병통제센터(The Centers for Disease Control)는 애리조나주 호피(Hopi)와 나바호(Navajo) 보호구역에 사는 미국 원주민들에게서 복합저항성 이질이 발병했음을 보고했는데, 이전에 복합 약물 저항성 이질균에 효과가 있었던 약물, 즉 트리메토프림에 대한 저항성 균주가 등장하여 주 관심 대상으로 떠올랐다. 똑같은 시기에 이와 동떨어진 불가리아(Bulgaria)에서도 트리메토프림을 포함한 4~6가지 약물에 저항성을 지닌 이질균이 발견되었음을 보고했으며, 베트남에서 분리한 3,000여 저항성 이질균 중 90%가 3가지 이상의 항생물질에 감수성을 보이지 않음이 밝혀졌다. 이러한 발견들은 복합저항성 현상의 세계화 추세를 보여주고 있다. 이들 나라에서는 이전에 효능이 있던 약물들을 사용하지 못하고, 그 대신 더 비싼 새로운 약물의 공급 및 사용이 가능하다면 이를 사용하여야 한다.

화농성 포도상구균의 복합 약물 저항성은 1980년대 오스트레일리아 멜버른(Melbourne)의 공공의료시설에서 등장해 입원 환자들을 처참하게 만들었으며, 단 한 종류의 항생물질만이 이를 구제할 수 있었다. 이러한 주요 사건과 파급 결과는 뒤에 기술하기로 한다.

하나의 항생물질을 사용해도 복합 약물 저항성이 유발된다

오늘날 우리의 지식을 뛰어넘는 이유들 때문에, 단 하나의 항생물질이라도 수 주 또는 수개월 연속 사용하면 사용한 약물에 대한 저항성에다가 다른 종류의 항생물질에 대한 저항성도 함께 지닌 박테리아를 선별해 낼 수도 있다. 이런 복합저항성은 하나의 유전자나 하나의 메커니즘에만 연관되어 있지는 않은 것 같고, 그 대신 여러 다른 트란스포존들을 모으는 플라스미드와 연관되어 있는 것 같다. 플라스미드가 이미 하나 이상의 저항성 결정인자를 지니고 있다면, 이런 복합 약물 저항성의 선별은 이해하기 쉬운 편이다. 그러나 우리가 여기에서 언급하고자 하는 현상은 '단일' 항생물질상에 놓여 있는 하나의 박테리아가 시간이 흐름에 따라 더 많은 저항성을 점진적으로 출현시킨다는 것이다. 이와 같이 단 하나의 항생물질에 의한 선별을 통해서도 복합저항성 트란스포존을 유지한다는 것은 매우 흥미로운 일이다.

왜 박테리아들은 그들이 직면하고 있는 약물보다 더 많은 저항성을 원하고 필요로 하는가? 현재까지 이런 현상들은 반복 관찰되고 있다. 그 예로 요로 감염증으로 인해 테트라사이클린으로 치료받은 여성 환자들은 수 주일 계속되는 치료 기간 동안 대변을 통해 점점 더 많은 종류의 저항성을 가진 대장균을 배설한다는 사실이 밝혀졌다. 여드름 치료를 위해 테트라사이클린을 복용한 환자들에게서도 수주 일이 지나면서 더 많은 장내 박테리아들이 4~6가지 이상의 항생물질에 대해 점차적으로 저항성을 확보해 가는 등 동일 현상들이 관찰되고 있다.

장내 박테리아 외에 피부 박테리아들도 이렇게 장기간 사용되는 한 종의 항생물질에 대응해 오고 있다. 북캐롤라이나 주립대학교(North Carolina State University)의 웨슬리 클루스(Wesley Kloos)는 여드름 치료를 위해 매주 테트라사이클린이나 에리트로마이신을 복용해 온 환자들의 피부에서 여러 종류의 포도상구균들을 분리하여 이들의 감수성을 조사한 결과, 시간이 흐름에 따라 항생물질 감수성 형태가 점차 복합저항성 형태로 이행되어 가고 있음을 증명했다. 사람이나 동물을 대상으로 실시한 다른 연구에서도 이러한 현상의 재현성이 실증되고 있으며, 대부분의 경우 복합저항성이 나타나는 데에는 항생물질 노출 후 2주 이상 걸리는 것으로 밝혀졌다. 이들의 복합저항성 유치에는 트란스포존과 플라스미드가 역할을 맡고 있음이 잘 알려져 있지만, 왜 이런 일이 일어나는지는 아직 불분명하다.

최근 필자의 연구진들은 플라스미드나 트란스포존이 없는 경우에도 이러한 복합 약물 저항성이 일어날 수 있다는 사실을 발견했다. 시험관 내 독립적 환경에서 소량의 테트라사이클린을 첨가하고 플라스미드가 없는 대장균을 배양하여, 이러한 항생물질 처리에도 불구하고 생존할 수 있는 박테리아를 얻을 수 있었다. 그리고 예상 밖이긴 하지만, 연구를 더 진행하면서 생존한 박테리아가 7가지 다른 항생물질들에도 역시 저항성을 보임을 확인했다. 여러 사람과 동물들의 대변에서 분리한 대장균에서도 동일한 결과가 반복됐지만, 이들 박테리아는 저항성 트란스포존이나 플라스미드를 전혀 가지고 있지 않았다.

더구나 항생물질 접촉이 증가함에 따라 초기의 변이주들은 점점 높은 수준의 저항성을 나타내기 시작했다. 복합저항성을 유발한 초기의 변이는 대장균 염색체상의 한 부위에서 일어났지만, 여러 다른 저항성을 나타내는 데 필요한 염색체유전자들 모두가 이렇게 변이된 단 한 곳의 염색체 부위에 의해 통제되고 있었다. 더욱 놀랍게도, 이런 저항성은 천연 항생물질만 국한되지 않고, 새로 합성된 항미생물성 약물인 노르플록사신이나 시프로플록사신과 같은 퀴놀론 약물들에 대한 저항성도 포함되어 있었다. 이와 같이 복합저항성을 나타내는 염색체유전자 부위는 다른 박테리아 형태에서도 발견되고 있기 때문에, 그동안 복합 약물 저항성을 위해 이런 형태의 변이를 일으킬 수 있는 박테리아 종류를 늘려왔음을 알 수 있다.

이러한 환경 내 또는 시험관 내 연구는, 아직 설명이 잘되진 않지만, 박테리아가 단 하나의 약물에 접했을 때 복합저항성을 나타낼 수 있는 어떤 내적 요인을 갖고 있다는 사실을 보여 주고 있다. 즉, 박테리아가 한 약물에 저항성을 획득하면서 거의 전략적으로 다른 약물과의 직면에 대비하는 것 같다. 만약 자연환경 내, 즉 트란스포존이나 플라스미드상에 다른 저항성 유전자가 존재한다면, 이렇게 생존한 박테리아는 이 유전자들을 유치하여 즉각 높은 수준의 저항성을 획득하게 된다. 그렇지 않으면, 이들은 저수준에서 몇몇 부류의 세포 집단만을 보호하여 생존을 담보하는 염색체 변이에 지나지 않게 될 것이다.

복합저항성은 일반적 생물 현상이다

복합 약물 저항성이란 박테리아에서만 유일하게 있는 것이 아니라, 그 밖의 미생물들, 곤충류, 감염 기생충, 인간의 암세포에서도 일어나고 있다(그림 4-10). 농부들은 현재 살충제에 복합저항성을 지닌 무시무시한 곤충들을 상대하고 있다. 말라리아의 경우, 초기에는 말라리아 원충의 운반체인 모기를 디디티(D.D.T.)로 공격함으로써 통제했지만, 오늘날엔 디디티뿐만 아니라 다른 살충제에도 저항성을 지닌 모기들이 출현함에 따라, 말라리아가 재등장하고 있다고 설명되고 있다.

현재 세계의 많은 지역에서 말라리아 원충 자체도 클로로퀸(Chloroquin)뿐만 아니라 말라리아 환자 치료에 쓰였던 다른 약물들에도 저항성이 되어가고 있다. 오늘날 이러한 복합 약물 저항성은 이 질병의 치료 및 감염 예방에 중대한 장애물이 되고 있다.

인간의 암세포를 하나의 성장 저해 약물(항암제)로 치료하면, 그 약물뿐만 아니라 그와 구조가 유사한 다른 화학요법제들에 대해서도 저항성을 가지는 몇몇 생존 세포들이 출현하게 된다. 여기에서도 대장균이나 말라리아 원충의 변이에서처럼, 세포내 염색체상에 이미 저항성 형질이 숨은 상태로 존재하다가, 변이에 의해 공개되어 발현된 결과라고들 한다. 일반적으로 종양은 항암물질에 대해 각각 다른 수준의 저항성을 지닌 암세포들로 구성되어 있어서, 환자가 항암제로 치료받으면, 혈액 공급을 받기 위해 이 약물에 대한 저항성 변이주들과 경쟁 상태에 있는 약물 감수성 종양 세포들을 선별하여 죽이고, 대신 약간

WINSTON-SALEM JOURNAL

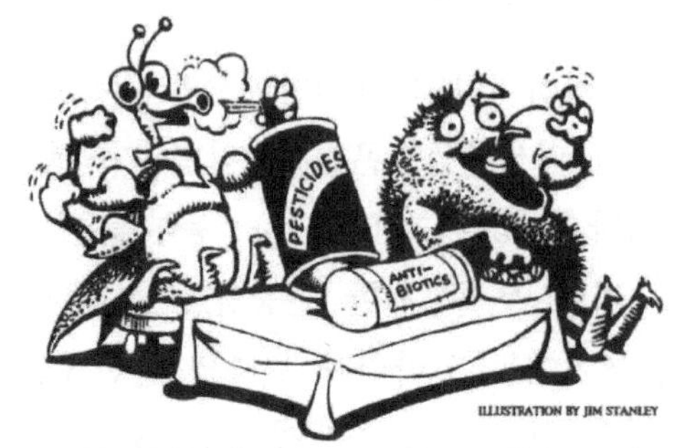

Bugs Building Up Immunity to Chemicals

〈그림 4-10〉 성장 저해물질들의 과용으로 나타난 복합 약물 저항성은 박테리아나 병원성 생물체들에서 흔히 발견되고 있다. 이 그림은 1987년 미국 과학진보협회(AAAS) 연례 회의의 한 심포지엄에서 많은 사람을 감동시켰고, 이에 따라 과학자들은 다양한 생물체에서 나타난 저항성 문제를 밝혀줄 자료들을 서로 교환했다 (Illustration by Jin Stanley, Winston-Salem Journal, Winston alem, North Carolina)
(WINSTON SALEM JOURNAL→『윈스턴 샐럼』 잡지. PESTICIDES →살충제, ANTIBIOTICS→항생물질, Bugs Building Up Immunity to Chemicals→벌레들은 화학물질에 대한 면역력을 기르고 있다)

감수성이 떨어진 종양 세포들, 즉 약간의 저항성을 가진 세포들이 주류를 이루어, 더 이상 암세포는 치료에 반응하지 않게 된다. 오늘날 암세포에서의 복합 약물 저항성은 마음대로 되지 않는 박테리아에서의 문제와 마찬가지로, 우리의 암 치료를 방해하는 현상이 되고 있다.

의사결정 과정에서 고려되어야 할 박테리아 저항성 문제

항생물질에 대한 박테리아 저항성은 지난 40년 사이에 새로 창조된 것은 아니지만, 이전에 희귀했던 저항성 유전자들이 기존의 천연 플라스미드에 장착되기 시작하면서 새로운 임상 문제로 부상했다. 이에 따라 저항성 유전자들은 전달 가능한 플라스미드상에 결합하여 저항성의 확산을 촉진해 왔으며, 박테리아들은 자신이 지닌 유전물질에 있어서 뚜렷한 유동성을 보여주었다. 즉, 항생물질의 공포 아래서, 그들 중 일부는 염색체 변이에 의해, 더 흔하게는 새로운 유전자의 획득에 의해 그들의 끈질긴 생존 방법을 구축해 냈던 것이다. 그 결과, 이들을 효율적으로 죽일 수 있는 항생물질의 직접적인 영향하에서도 이를 극복하여 생존했다. 이제는 이러한 저항성들의 새로운 조합을 통해 하나의 미생물에서도 저항성의 수나 형태가 증가해 가는 추세를 관찰했다. 더구나 이런 현상들은 모두 두 세대라는 짧은 시간 내에 일어났다. 즉 오늘에 이르러 박테리아에서의 전례 없는 대량 진화를 목격하고 있는 셈이다. 어떤 의미에서 우리는 항생물질의 개발 및 사용을 통해 이런 현상들을 꽈배기처럼 악순환시켜 왔는지 모른다. 우리는 이제 새롭게 이해해야 할 시점에 놓여 있다. 즉, 우리의 의사결정 과정이나 항생물질 요법에 대한 장래의 계획 수립에 있어서 박테리아 저항성에 대한 고려가 중요한 부분이 되어야 한다.

5장
항생물질이란 신화

항생물질은 감염병의 치료 예방에 주 치료 약물로 계속 사용되어 오고 있다. 1940년대 항생물질의 도입은 분명 인간의 감염병 치료에 혁명을 가져왔고, 이러한 항생물질 성공 사례들은 감염성 박테리아 요인이 추정될 때면 언제나 주저하지 않고 이를 사용하도록 촉구하여 왔다. 그러나 '신비의 약물'이란 신화가 여태 지속되고 있을지라도, 항생물질들이 효력을 발휘하지 않는 그런 질병에도 아무 생각 없이 항생물질을 요구함으로써 점점 이들의 효능을 감소해 왔으며, 저항성 형태의 박테리아 출현으로 이들의 명예에 오점이 생기면서 더 이상 반응을 나타내지 않는 감염병의 위험에 처하도록 했다.

항생물질의 오용과 남용

이런 현상들을 잘 조명해 보기 위해, 몇몇 사람들의 예와 항생물질이 오용된 경우들을 관찰해 보기로 한다.

법과대학을 갓 졸업한 매력적이고 쾌활한 성격의 법률가인 25세의 E양은 뉴욕의 저명한 100대 법률회사 중 하나에 취업했다. 그녀는 중진급 파트너 중 한 사람을 위한 첫 번째 서류정리를 막 끝냈다. 직업에 대한 자긍심과 직위에 대한 만족감을 갖고 있었던 그녀도 장시간 업무와 수면 부족으로 인해 점점 그 대가를 치르고 있었다. "분명 감기로 몸이 가라앉고 있어." 칼칼한 목과 쑤시는 근육, 약간 두통을 느낀 그녀는 그날 힘없이 걸어 나오면서 비서에게 말했다. "내일 나올게." 집에서 뜨거운 수프와 차를 마셨으나, 통증은 잠깐 사라졌을 뿐이었다. 그녀는 시립 건강상담소(Community Health Plan)에 들렀고, 다음 날도 이곳을 이용하기로 마음먹었다.

"그런데 심하게 나쁜 데는 없군요." R 의사가 말했다. "이것은 바이러스 때문이죠. 열은 없고, 목 안이 발개졌지만 염증이 생긴 상태는 아니고, 휴식을 좀 취하세요. 아스피린을 드세요. 인후 시료를 채취하여 배양했는데, '인후염(Strep Throat)'을 일으키는 연쇄상구균은 음성으로 나왔어요. 보통 감기면 처방이 필요 없는데, 그 밖에 다른 것에 걸렸나 골똘히 생각해 봤어요. 그러나 그 정도의 통증은 일반적으로 독감 바이러스에 걸렸다는 것을 말해줄 뿐이죠."

"의사 선생님, 그래도 항생물질을 주세요."라고 E양은 고집을 부렸다. "예전에 감기에 걸렸을 때 늘 항생물질을 먹었는데, 언제나 도움이 되었어요."

"그런 경우도 있을 수 있겠죠.", 의사가 대답했다. "그러나 이런 증상이라면 바이러스에 의한 보통 감기예요. 항생물질을 복용하지 않는 편이 나을 겁니다. 당신은 감기에 걸렸고, 항생물질은 내 처방이 아닙니다."

E양은 이에 만족하지 않고, 결국 다른 의사를 찾아서 항생물질을 얻었다. 그리고 건강상담소를 바꾸어 버렸다. "저는 아플 여유가 없어요"라고 그녀는 말했다. "의사들은 어떻게 항생물질이 도움이 되지 않는다는 걸 알죠?"

이미 E 양도 많은 젊은이들처럼 '감기를 낫게 하는 항생물질'의 신화에 초대되어 있었다. 사실 감기 바이러스는 항생물질에 의해 다스려지지 않는다. 프랑스 사람들은 이러한 무용성을 묘사하는 훌륭한 명언을 갖고 있다. "치료하지 않은 감기는 7일 가고, 치료한 감기는 일주일 간다."

항생물질 사용에 반대하는 의사의 권유에도 불구하고 여러 의사들을 찾아다니면, 증상이 나타나지 않은 사람이라도 결국은 항생물질을 처방하는 의사를 만날 수 있다. 그러한 탐문에서의 성공은 환자가 의사를 얼마나 잘 아느냐의 여부와 약의 거부가 환자를 잃을지 모른다는 의사들의 위험 부담감에 의해 영향을 받는다. 항생물질에 대한 이런 흔한 행위들은 소비자인 환자와 처방자인 의사 양쪽 모두의 무지한 결과이다. 신비의 약으로 믿는 소비자는 널리 사용되는 항생물질의 복용에 따른 위해 가능성에 대해 전혀 모르고 있다. 바이러스성 감기인 것 같다는 생각을 환자가 수용하도록 강요할 수는 있겠지만, 환자를 잃을지 모른다고 우려하는 의사는 박테리아가 관여하고 있을지 모른다고 자신을 합리화할지도 모른다. 물론 아직도 모든 질병에 대한 항생물질의 위력을 믿고 있는 극소수의 의사들도 있다.

* * * * *

또 다른 상황에서는, 환자가 항생물질을 얻고자 할 때보다 덜 주관적인 인자가 영향을 미친다. 누가 약값을 지불하는가? 개인병원에서는 이것이 곧 환자를 의미하기 때문에, 환자가 의약품을 구입하고자 하고 의사가 처방을 내주고자 한다면, 항생물질은 구할 수 있다. 그러나 선불제인 의료 프로그램에서는 그 결과가 달라진다. 이 프로그램은 청구서에 뿌리를 두고 있기 때문에, 의사들은 환자의 요구에 비교적 덜 양보하는 경향이 있으며, 환자들도 이런 일을 덜 언급하려고 한다. 손님으로서 환자를 잃게 될 의사의 위험부담도 없을뿐더러, 그들이 발행하는 처방전은 가끔 감시를 받기 때문이다. 다시 말해, 완전 개인 의료업인 경우보다 이 경우에 항생물질을 포함한 처방 약물들이 일반적으로 훨씬 더 엄밀한 검사 과정을 거치게 된다. 즉, 선불제인 이 프로그램의 목적은 환자에게 가장 좋은 치료를 제공하는 것이지만, 그동안 의료 비용을 낮추려는 합치된 노력의 하나로, 개인 외래 환자 영역에서는 공개되지 않는 처방전들이 여기에서는 가끔 그 근거에 관한 관료적 평가를 받게 된다.

멕시코, 지중해, 남아메리카, 동남아시아 등 세계의 많은 지역에서, 항생물질들은 의사에게 직접 구하거나 약국에서 대중약으로 구입할 수 있다. 이러한 환경에서는 약물에 대해 '애원'하고 '고집'할 필요가 없어지게 된다. 대중약으로의 활용 가능성은 항생물질의 오용을 가져올 수 있는 의약품 '방임주의'를 만들어 전파시킨다. 항생물질의 오용에 대해 토론하기 위해 칠레(Chile)의 산티아고(Santiago)를 들렀을 때, 우연히 길 건너 약국이 있는 호텔에 머물렀다. 항생물질을 구하는 것이 얼마나 쉬운지 알아보기 위해 호기심을 갖고 길을 건너갔더니, 약국 창문 안에는 소비자가 이용할 수 있는 수많은 다양한 항생물질 병들이 진열되어 있었고, 놀랍게도 할인 판매 중이었다. 머무는 동안에 그 지역에서 생산된 클로람페니콜을 표시가의 30% 할인 가격에 구입할 수 있었으며, 미국 제품을 원한다면 10% 할인을 받을 수 있었다(그림 5-1). 그것도 충격적이었지만, 위해 가능한 항생물질들이 그렇게도 자유로이 조제되고 있다는 사실은 나를 훨씬 더 혼란스럽게 했다.

또한 이런 국가에서는 많은 약물의 경우 국가 내 대다수 국민들의 치료용으로 사용되도록 정부 병원들에 공급되는 약물의 양이 한정되어 있다. 따라서 공급이 부족하기 때문에, 진짜 필요한 사람들을 위해 항생물질을 비축해 두려고 소량씩만 처방하게 된다. 즉, 불충분한 공급은 치료 기간의 단축과 용량 감소를 가져오게 된다. 여기에 또 다른 측면의 문제가 있다. 용량 이하의 항생물질을 짧은 기간 사용한 치료에서는 질병을 완벽히 치료해 내지 못할 것이다. 어떤 경우, 환자에게 첫날 하루치 항생물질만 공급하고, 나머지는 지역 약국에서 구입하도록 할 수도 있다. 그러면, 하루치 항생물질이 하루 벌이와 맞먹는 환자에게는 심각한 부담이 될 수밖에 없다. 이러한 부적절한 치료는 질병이 지속되도록 하고, 나아가서 그 사회의 다른 구성원들에게로 감염 박테리아를 확산할 가능성을 높여주게 된다.

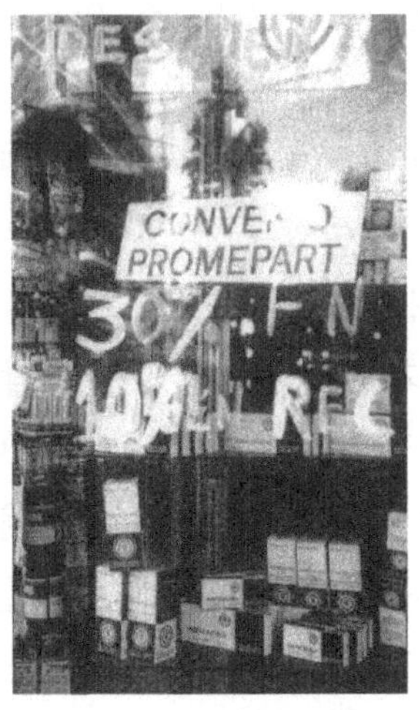

〈그림 5-1〉 약국에서 항생물질을 대중약으로 판매하는 것은 중남 아메리카와 그 외 세계 여러 개발도상국들에서 흔히 볼 수 있다. 칠레의 산티아고(Santiago)에서 국산 클로람페니콜은 30%, 수입 클로람페니콜 제품은 10% 할인 판매하고 있었고, 다른 항생물질들도 창 안에 진열되어 소비자들이 손쉽게 활용할 수 있는 상태였다

* * * * *

그런 나라에서 가난한 사람은 부족한 양의 항생물질만을 얻을 수밖에 없는 데 비해, 부유한 사람들은 그들이 원하는 어떠한 약도 쉽게 구할 수 있다. 가문의 재산과 개인적 투자 성공으로 수백만 달러를 모은 부에노스아이레스(Buenos Aires)의 존경받는 사업가 C씨(49세)가 그런 경우이다. 그는 다섯 아이의 아버지였으며, 부에노스아이레스의 모델 출신인 사랑스러운 부인(40세)의 남편이었다. 그는 사업 투자를 수행하는 데 하루의 3분의 2 이상을 소요하지만, 가족과 보낼 시간은 아직 남아 있었다. C씨는 따가운 목과 가벼운 감기 증상 정도로는 일을 자

제하지 않을 만큼 정열적으로 일했다. 그는 가족 주치의의 권유와 의약품들을 깊이 신뢰를 했지만, 보통 지역 약국에서 살 수 있는 구입 용이한 약물들로 치료하여 왔다. 그러나 C씨는 지독한 감기와 열로 수 주 동안 밤낮으로 앓은 적도 있었다. 그러면 그는 너무나 피로하여 일과를 시작하기도 어려웠다. 그러나 그때에도 약국에서 구입한 효력도 없는 여러 항생물질들을 복용했다.

S 의사는 C씨가 쭉 내원한 지난 10일 동안 전혀 알아채지 못했던, 비정상적으로 창백해진 그의 얼굴을 눈여겨보았다. "혈액검사를 해봐야겠네요"라고 C씨가 말했다. "팔다리에 조그마한 붉은 반점들이 돋아나고 있어요."라고 그는 덧붙였다. S 의사는 그 부위를 관찰한 결과, 피부 반점들이 소량의 출혈이라는 것을 알았다. 의사는 중병일 거라고 생각하여, 그를 쳐다보며 "어떤 약을 갖고 다니시죠? 혹시 클로람페니콜 제제를 드신 적이 있습니까?"라고 물었다. S 의사는 이 항생물질이 지닌 주요 부작용으로 골수에서 혈구 생산을 중지시켜 백혈병을 유발할 수 있는 능력에 대해 의심을 가졌던 것이다. '아뇨, 모르겠는데요. 몇 종의 약을 집에 갖고 있는데, 기억나지 않네요"라고 C씨는 대답했다.

C씨의 혈액검사 결과 순환기 내 적혈구 감소로 인한 빈혈로 판명되었다. 그의 혈액 내 백혈구 수는 증가했지만, 출혈을 막을 수 있는 혈소판과 그 밖의 혈액물질들이 거의 없었다. 이것이 피부에 붉은 반흔을 가져온 바로 그 원인이었다. 그리고 백혈구 자체도 비정상 상태로 나타났기 때문에, S 의사는 급성 백혈병이라고 진단했다.

C씨는 그 진단을 확인하기 위해 보스턴의 한 의료원으로 날아왔다. 그는 고열이 있었고, 백혈구 수는 정상치의 20배를 오르내렸는데, 그것도 대부분이 비정상적인 것들이었다. 혈액검사팀은 그를 10일간의 화학요법제 치료 과정을 받게 하면서, 몸이 매우 쇠약해질 거라고 경고했다. 모든 백혈암 세포로부터 그의 몸을 구제하기 위해 항암제를 투여하는 동안, 매일 더 나쁜 증상들이 나타났다. 그는 메스꺼움을 느껴 항구기제(抗嘔氣劑)로 치료받았고, 거기에다 감염병 치료를 위해 항생물질이 필요했다.

한쪽 손은 백혈병 치료약으로, 또 한 손은 감염에 대한 고역가 항생물질로 갔다. 그러나 어떤 이유인지 열은 전혀 가라앉지 않았다. 장내 박테리아인 대장균이 혈류에 돌아다닌다고 인턴이 말했다. 인턴이 차마 그에게 말하지 못했던 것은 이 특수한 대장균이 '8'개의 다른 항생물질에 저항성을 지닌 것으로 밝혀졌다는 사실이다.

그러나 인턴과 레지던트 모두 이렇게 심각한 저항성 문제를 예전엔 보지 못했다. 보통 대장균은 암피실린, 테트라사이클린, 세팔로스포린, 젠타마이신과 같은 아미노배당체 항생물질에 의해 사멸되어야 했다. 그러나 C씨의 대장균은 페니실린을 포함한 이런 약물들뿐만 아니라 다른 고역가 항생물질에도 저항성을 갖고 있어서, 세팔로스포린계 항생물질 중 최신 약물들조차 효력이 없는 것으로 나타났다. 그 후, 의사들은 이러한 저항성이 C씨가 지난 10년간 자유로이 복용하여 왔던 약물들 중 많은 것들에 해당하리라는 결론을 내렸다. 더구나 이 미생물은 동일 플라스미드상에 이런 약물들뿐만 아니라, 광범위한 일련의 다른 효능성 약물에 대한 저항성도 함께 가지고 있었다.

10일간의 화학요법을 거쳐서, 골수는 검출 가능한 모든 백혈암 세포로부터 탈출했다. 17일째 골수 시험은 동일하게 치료받은 다른 환자들처럼 C씨도 화학요법을 이겨내고 경증이었던 초기 상태로 돌아왔음을 보여주었다. 그러나 열과 감염은 지속되었다. 과량의 항생물질 투여도 감염병을 통제하지 못했고, 더구나 투여할 항생물질이 혈액응고를 방해할 가능성이 있어서 더욱 어려움에 처했다. 그의 혈소판 수는 아직도 매우 낮았기 때문이다. 20일째 간호원과 얘기하는 동안 어떤 예후도 없이 눈을 위로 치켜뜨고 흔들기 시작하더니, 갑자기 의식을 잃었다. 수 시간 후 깨어났을 때, 그는 말을 할 수 없었다. 그의 머리에 출혈이 일어난 것이다. 이틀 동안 그는 내리막길이었다. 그리고 화학요법 후 22일째 C씨의 골수는 어떤 검출 가능한 백혈암 세포도 없이, 출혈과 저항할 수 없는 감염병으로 죽고 말았다. 부검 결과, 저항성 대장균이 간과 그 외 여러 기관들의 많은 부위에 감염 병소를 만들었다는 것을 알 수 있었다.

C씨의 백혈병은 치료에 반응을 보였지만, 그의 감염병은 통제 불능이었다. 그는 백혈병이 아니라 감염병에 굴복하고 말았다. 아마도 반복적인 항생물질 복용에 따라, 그가 병원으로 데려왔던, 그의 장내에서 발견된 미생물이 원인이었을 것이다. 한 사람에게서 선별된 저항성 균주는 다른 사람을 감염시키면서 이동하기 때문에, 이런 저항성이 미칠 가능성이 있는 또 다른 결과들도 곤혹스럽지만 부인해서는 안 된다. '수입된' 이런 흔치 않은 박테리아 저항성 균주의 등장 및 증식은 다른 병원 환자로 이들이 확산될 수 있기 때문이다. 더구나 이런 복합저항

성을 지령하는 유전자는 새로운 환경에 서식하고 있는 다른 박테리아들과도 교환될 수 있고, 이렇게 처음으로 저항성 유전자를 수용한 박테리아들은 다른 사람들과 조우하여 때로는 질병을 유발하기도 한다. 이 환자에게서 설명된 것과 같이, 간헐적으로 반복되는 항생물질 복용은 복용된 약물에 대해 저항성을 가진 미생물뿐만 아니라, 더 많은 다양한 항생물질에 저항성을 가진 박테리아를 자연환경 내에 창출해 내고, 이렇게 축적된 저항성은 다른 박테리아로 함께 전달될 수 있다. 즉, 새로운 박테리아 수용세포는 다른 박테리아의 저항성 '상자' 전체를 건네받는 것이다. 이로 인한 순수한 결과는 효력 있고 독성이 없으며 값쌀 뿐만 아니라 가끔 생명을 지켜주었던 이전의 많은 항생물질들을 재빨리 무용지물로 만드는 것이다.

* * * * *

의사들이나 개인 사용자들은 때로 항생물질을 남용하고 있지만, 아무도 죄의식을 갖고 있지 않다. 많은 경우 남용의 파급결과를 무시한 과실을 책임져야 할 사람은 각 개인들을 위해 의사결정을 내려준 다른 사람들일 수도 있다. 일례로 많은 선의의 사람이 예방, 즉 방어용 치료로 합리화하면서 수만 명의 사람들에게 항생물질을 공급하고 있다. 버스 안의 한 어린이가 감기 걸렸다고 해서 무지하게도 한 버스 내 모든 어린이들에게 페니실린을 투약한 보스턴 교외의 한 어머니나, 순례 중인 수천 명에게 테트라사이클린을 투약하도록 지시한 인도네시아 정부 당국이나, 감수성 박테리아를 죽이고 저항성 형태를 불러오는 데에는 동일한 결과를 가져온다.

필자가 인도네시아 자카르타(Jakarta)에 들렀을 때, "10만 명의 순례자들이 이달 메카(Mecca)로 갈 예정입니다"라고 실험실 조수가 말했다. 인도네시아 전 지역에서 걸어서, 기차로, 또는 비행기로 여행할 10만 명을 말한 것이다. 사우디아라비아로의 대규모 이동인 이 순례는 많은 사람에게 평생의 꿈이었으며, 그들은 이제 그 꿈을 실현할 수 있었다. 부유한 사람도 가난한 사람도 함께 떠났다. 단지 이동하는 형태만이 달랐을 뿐이다.

그러나 이 순례를 조직하고 운영하는 인도네시아 종교부(Ministry of Religion) 당국은 이들 사이의 질병 전파 가능성에 깊은 우려를 보였다. 순례 집단에 피해가 가장 클 것으로 염려되는 질병은 콜레라균(Vibrio Cholerae)에 의해 유발되는 콜레라라는 위험한 설사병으로 주로 오염된 물이나 음식, 또는 물리적 접촉에 의해 전염된다. 이 때문에 기차나 비행기에서 제공되는 모든 음식물은 이 질병 유발 박테리아뿐만 아니라, 또 다른 설사 유발 박테리아인 살모넬라(Salmonella)균에 대해서도 검사를 받아야 했다. 1981년에 필자가 들른 연구실은 이러한 분석 조사를 책임지고 있었다.

그동안 이 순례 도중 감염병으로 인해 수많은 인명이 손실되어 왔다. 그래서 모든 사람들은 출발 전 콜레라 검사를 받도록 하는 새로운 제도가 생겼고, 바로 그때 항생물질 테트라사이클린이 투약되었다.

"10만 명의 순례자들이 모두 테트라사이클린을 먹는다는 뜻이군요?"라고 필자는 믿기지 않는다는 어투로 물었다.

"그럼요, 일주일 동안. 사실 이들이 약 복용을 마칠 때까지 정부는 이들을 격리시키고 있죠"라고 대답했다.

그는 종교부가 항생물질을 공급하고 있다고 말했다. '통에서 접시로 담아내는 원두커피처럼'. "약품의 품질 관리는 어떻게 하시죠?" 필자는 이 질문의 답을 이미 알고 있었지만, 그래도 물어보았다. 항생물질을 대량 투여하려면, 이 약품이 충분한 효력을 지녔는지 확인하는 것이 필요하기 때문이다. 그는 식품의약국(Food and Drug Administration)이 그런 업무를 담당하고 있지만, 순례 업무에는 관여하지 않는다고 말했다.

어떤 곳에서 발병할지 모르는 감염 박테리아를 박멸하기 위해, 질병 '예방'용으로 이렇게 광범위하게, 대량으로 항생물질을 사용하는 것은 감염 경로상 다음의 주요 성상들을 놓치고 있는 셈이다. 첫째, 한 미생물이 질병을 유발하는 것이 아니라 수천~수백만 박테리아가 있어야 하며, 둘째, 항생물질은 이에 저항성을 가진 감염 박테리아만을 선별하는 환경을 제공한다는 점이다. 우리 몸 안에 들어오거나 피부에 떨어진 저항성 박테리아들은 항생물질의 보호하에서 쉽게 자리 잡아 위험한 수치로 증식하게 된다. 따라서 이렇게 널리 유포된 테트라사이클린 사용은 그동안 개발도상국의 여러 지역에서 테트라사이클린 저항성인 전염성 콜레라균의 수를 증가시키는 데 분명 기여해 왔다. 그 결과 아프리카에서처럼 어떤 지역에서는 콜레라 치료의 선택약으로 테트라사이클린을 계속 이용해 왔기 때문에, 이 질병 유발 박테리아의 50% 이상이 현재 테트라사이클린 저항성 균주들이다. 오늘날 다른 대체 약물들이 치료용으로 시도되고 있지만, 많은 균주들은 이에 대해서도 저항성을 얻어가고 있다.

1970년대 이전 콜레라 박테리아는 이런 모든 약물들에 다 같이 감수성을 보였다. 그러나 그들은 그동안 장내에 정상적으로 서식하는 대장균 등 다른 유의 박테리아로부터 저항성을 얻어왔다. 즉, 어떤 전달 현상에 의해 이전의 숙주로부터 콜레라 박테리아라는 새로운 숙주로 저항성이 옮겨갔던 것이다.

* * * * *

미국에서 의사에게서 항생물질을 조달하여 이후 자가치료를 위해 비축해 둘 수 있는 용이성은, 우리가 알고 있는 개발도상국에서 일어나는 현상의 한 변형에 불과하다. 현재 미국에서 항생물질을 남용하는 사람의 수는 수만 명으로 추산되고 있다.

정열적이며 외향적인 심리학자 T 박사는 그녀의 하루 업무가 끝날 때, 특히 그녀의 여러 고객 중 한 명과 길고도 지루한 수 시간의 상담을 마친 후에는 피로감을 느꼈다. 그래서 그녀는 보스턴의 사무실 옆 술집에 들르곤 했다. 31세의 미혼인 그녀는 이 '업무 후' 휴식을 취하는 동안 만남을 즐겼다. 그날 오후에도 생맥주를 든 S씨가 사람들을 헤치고 앞으로 다가와 그녀 옆에 섰다. "안녕하세요. 같이 앉아도 될까요?"라고 물었다. T 박사는 반가워했다. 그는 그녀 나이 또래거나 조금 어려 보였다. 그들은 함께 술을 마신 후 저녁 식사로, 그리고 그녀의 집에서 잠자리로 이어졌다. 둘 중 어느 누구도 자신들이 침대 안에 있음을 알아채는 것이 놀라운 일은 아니었다. T 박사는 마음이 내키진 않았으나 그녀의 예방용 항생물질인 암피실린정제를 먹지 않았다면, 예상외 감염에 대한 공포로 인해 방해가 될 뻔했다. 그녀는 부지런하게도 다른 사람들과 보내는 밤들을 위해, 이전의 처방전들로부터 항생물질을 수중에 확보해 두었다. 그녀는 관계 전에 두 정, 그리고 일이 끝난 후 두 정을 먹었다. "같이 잠자고 있는 사람은 결코 믿을 수가 없다!"

이 얘기는 후천면역결핍증(AIDS) 문제가 대두되기 전에 나왔지만, 항생물질 오용과 관련된 행동의 한 단면을 보여준다. 이것이 바로 개인에 의해 자가치료용으로 손쉽게 조달된 항생물질들과 어우러진 자가치료 증후군이다. 이런 의약품들을 공급받기 전에 처방전을 요구하는 법률이 있음에도 불구하고, 미국에서도 이런 일이 일어난다. 우리가 아는 한, 이를 반박하는 충고에도 불구하고 T 박사는 오늘도 계속 항생물질을 사용하고 있을 것이다.

항생물질의 적절한 사용은 바람직하지만, 환자 체내로 들어온 박테리아를 박멸하기 위해서는 의사의 처방이 수반되어야 한다. 그리고 처방과 함께 약물 사용에 대한 분명한 사용 지침이 있어야 하며, 이는 잘 교육받은 자가치료자들의 자각 범위 내에 있어야 한다. 그러나 언뜻 보기에는 이런 사용 지침이 적절한 항생물질 사용을 촉구할 만큼 충분한 자극을 주지 못하는 것 같다. 남용이 유행하는 것을 보면 말이다. 이런 형태의 남용은 놀랄 만큼 자주 저항성 박테리아가 질병 원인물질로 등장하도록 하는 데 기여하고 있다.

항생물질은 의학에서 용인된 두 가지 주요한 용도, 즉 예방과 치료의 용도를 가지고 있다(그림 5-2). 치료 영역에서는 기지의 감염 미생물이 질병을 유발했을 때 항생물질이 투여된다. 이때 약물 선택은 미생물 종류와 이 미생물이 지닌 것으로 추정되는 감수성에 맞도록 조정될 수 있다. 아마도 가장 흔한 또 하나의 용도는, 미생물이 아직 동정되지 않았을지라도 의사가 박테리아 감염을 상당히 의심하는 경우이다. 이 경우 항생물질은 임상적 판단에 따라 선택되는데, 이것은 분명 오용의 여지가 많은 영역에 있게 된다. 항생물질은 질병의 예방, 즉 감염병

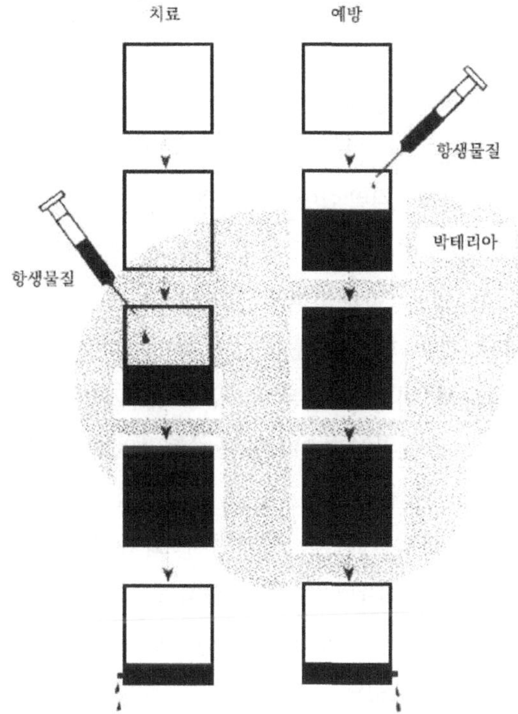

〈그림 5-2〉 항생물질들은 감염병 통제에 두 가지 중요한 역할, 즉 치료와 예방을 한다. 이의 주된 차이점은 항생물질 투약 시간인데, 치료에서는 이미 감염된 후에 항생물질을 투약하는 것이고, 예방에서는 수술 과정에서처럼 박테리아 침입을 막기 위해 항생물질이 먼저 투여되는 경우이다(Bonnie Marshall, Tufts University School of Medicine)

에 걸릴 위험성이 높다고 인지될 때 감염 방지를 위해서도 권유되고 있다. 불행히도 현실적으로 보면, 사용자나 처방자 모두 이 두 경우에만 국한하여 항생물질을 개입시키고 있지는 않는 실정이다.

항생물질의 선택

항생물질 발견 초기 페니실린, 테트라사이클린, 스트렙토마이신과 같은 약물들은 특정 질병 유발 미생물에 대해 인지된 독특한 효능에 의해 개발되었다. 이후 더욱 많은 항생물질들이 사용 가능해져서 여러 다른 질병 치료에 활용됐다. 따라서 이들이 죽일 수 있는 박테리아의 영역들이 확립되었고, 많은 경우 그 영역을 계속 확장해 왔다.

오늘날 약물에 영향을 받는 길거나 짧은 박테리아 형태들의 목록에 따라, '광범위(廣範圍)' 또는 '협범위(狹範圍)' 항생물질이라고 일컫는다. 원래 한정된 용도만을 가졌던 페니실린도 제약회사들이 이의 핵심 구조를 지키면서 화학적으로 변형하여 보다 광범위한 효능을 지닌 여러 유도체들을 생산해 냄으로써 효능 범위를 확대할 수 있었다. 이러한 페니실린 변형은 이 약물이 이전에 손댈 수 없었던 여러 그램 음성 박테리아들의 바깥 세포벽을 통과할 수 있는 약물의 능력을 증진시켜 놓았는데, 이 박테리아 중에는 암 치료를 받는 환자에게 혈액 질병(패혈증)을 일으키는 공포의 녹농균(Pseudomonas Aeruginosa)도 포함되어 있다. 이 새 유도체들은 새로운 박테리아류들을 박멸할 수 있는 확장된 항균 범위로 인해 개업의들로부터 그 가치를 인정받고 있다.

나아가, 화학자들은 어떤 저항성 메커니즘의 영향을 받지 않는 새로운 종류의 페니실린을 생산하기 위해 페니실린 분자의 핵심 구조도 변형시켰다. 그러한 생산품 중 하나인 메티실린(Methicillin)은 저항성 미생물의 페니실린 파괴 효소에 의해서

〈표 5-1〉 사람 치료에 이용되는 대표적 항생물질 및 항미생물성 약물들*

* Adapted from Col and O'connor, 1987.

페니실린류
- 천연 페니실린
  - 페녹시메틸페니실린 (페니실린 V)
  - 벤질페니실린 (페니실린 G)
  - 베네타민 페니실린
  - 프로카인 페니실린
- 광범위 페니실린
  - 암피실린
  - 아목시실린
  - 바캄피실린
  - 카베니실린
  - 티카실린
  - 아즐로실린
  - 메즐로실린
  - 피페라실린
- 항포도상구균 페니실린
  - 나프실린
  - 메티실린
  - 옥사실린
  - 디클록사실린

아미노배당체류
- 스트렙토마이신
- 카나마이신
- 파로모마이신
- 네오마이신
- 젠타마이신
- 토브라마이신
- 네틸마이신
- 아미카신

세팔로스포린류
- 1세대 세팔로스포린
  - 세팔로틴
  - 세팔렉신
  - 세프라딘
  - 세파클로르
  - 세파드록실
  - 세파피린
- 2세대 세팔로스포린
  - 세파졸린
  - 세푸록심
  - 세폭시틴
  - 세파만돌
  - 세프메타졸
- 3세대 세팔로스포린
  - 세포페라존
  - 세포탁심
  - 세프술로딘
  - 세포테탄
  - 세프타지딤
  - 세프트리악손
  - 세픽심
  - 세프티족심

퀴놀론류
- 날리딕산
- 옥솔린산
- 시프로플록사신
- 노르플록사신
- 페플록사신
- 오플록사신

베타 락타메이즈 저해제
- (페니실린과 복합투여)
- 클라불란산
- 설박탐

티에나마이신류
- (이미페넴)

모노박탐류
- (아즈트레오남)

클로람페니콜

테트라사이클린
- 테트라사이클린
- 데메클로사이클린
- 독시사이클린
- 메타사이클린
- 미노사이클린
- 옥시테트라사이클린
- 클로르테트라사이클린

항결핵제
- 파라아미노살리실 산
- 카프레오마이신
- 사이클로세린
- 에탐부톨
- 에티온아마이드
- 이소나이아지드
- 피라진아마이드
- 리팜핀

요로 감염증 치료제
- 니트로푸란토인
- 메테나민

마크롤라이드류	설폰아마이드류	기타 항생물질들
에리트로마이신	설파사이틴	반코마이신
아지트로마이신	설파디아진	바시트라신
클라리트로마이신	설파메티졸	콜리스틴
	설파메톡사졸	폴리믹신 B
린코사마이드류	설파피리딘	스펙티노마이신
린코마이신	설파살라진	노보비오신
클린다마이신	설피속사졸	메트로니다졸
	트리설파피리미딘	포스포마이신
	트리메토프림	

도 분해되지 않기 때문에, 페니실린 파괴 효소를 생산하는 저항성 포도상구균 박테리아를 죽일 수 있었다.

오늘날엔 100종 이상의 항생물질을 선택할 수 있다(표 5-1). 그중 최초로 발견된 항생물질인 페니실린과 테트라사이클린이 오늘날에도 가장 많이 사용되고 있는 것은 흥미로운 일이다. 이러한 현실은 부분적으로 그들의 역가 확장과 저항성에 대응한 화학적 변형의 성공을 반영하고 있지만, 이의 지속적 사용은 새로운 약물들이 너무 비싸서 널리 사용될 수 없는 빈곤국의 딜레마에도 어느 정도 뿌리를 갖고 있다. 즉, 저항성 박테리아에 대한 실패율이 알려졌음에도 불구하고, 이런 나라에서는 사용 가능한 모든 약물들이 1차 투약되고 있기 때문이다.

언제, 그리고 어떤 종류의 박테리아에 어느 항생물질을 처방할 것인가는 의사에게 있어 일종의 도전이다. '열'이란 일반적으로 박테리아든 바이러스든 외래물질이 체내로 침입했음을 나타낸다. 열을 가라앉히는 항염성 약물에 의해 개인의 체내 방어계가 진정되지 않는다면, 혈액이나 폐, 그 외 체내 주요 부위의 박테리아 감염에 의해 열이 유발되지 않는다는 것은 흔치 않은 일이다. 따라서 열이 없으면, 대부분의 경우 항생물질을 전신 약물로 처방해서는 안 된다. 물론 예외는 있다. 외양상의 피부 감염증인 피부 화농이나 농가진과 같은 국소 감염은 보통 박테리아에 의해 일어나고, 따라서 열이 없더라도 항생물질로 치료되어야 한다. 그리고 바이러스성 유행병은 일주일 내 호전되므로, 특히 어린이에게서 10일 이상 지속되는 부비강염(Sinusitis, 副鼻腔炎)은 박테리아가 원인일 가능성이 높기 때문에, 열이 없을 수도 있지만 항생물질이 권유될 수 있다.

박테리아 감염이 의심되면 통상 이에 대한 진단 과정이 실시된다. 의사는 많은 양의 항생물질로 몸을 청결히 하기 전에 특정 미생물을 동정하고자 한다. 왜냐하면, 질병을 일으킨 박테리아의 종류를 알아내는 것은 어떤 증상이나 증후를 예상하고 어떤 종류의 약물을 사용하여야 하는지를 의사가 결정하도록 도와주기 때문이다. 한 예로 어떤 박테리아는 심장, 폐, 신장과 같은 특정 기관을 감염하여 자신의 성벽을 쌓기도 하는데, 이런 특정 기관의 박테리아 감염에는 신장 내 소변이나 담낭 내 담즙과 같은 특정 체액 내에 농축될 수 있는 항생물질을 투여하면 훨씬 더 효과적일 수 있기 때문이다.

이러한 정보를 얻기 위해서, 체내의 여러 부위로부터 채취한 미생물액을 시료로 하여 시험을 수행하게 된다. 열이 있고 목이 따갑고 침을 삼키기 어려운 환자의 경우, 의사들은 목 안에서 면봉으로 시료를 채취한 후 이를 배양하여, '인후염(Strep Throat)'이나 '성홍열(Scarlet Fever)'을 유발하는 박테리아인 연쇄상구균이 있는지에 대한 단서를 찾아낸다(그림 5-3). 폐의 감

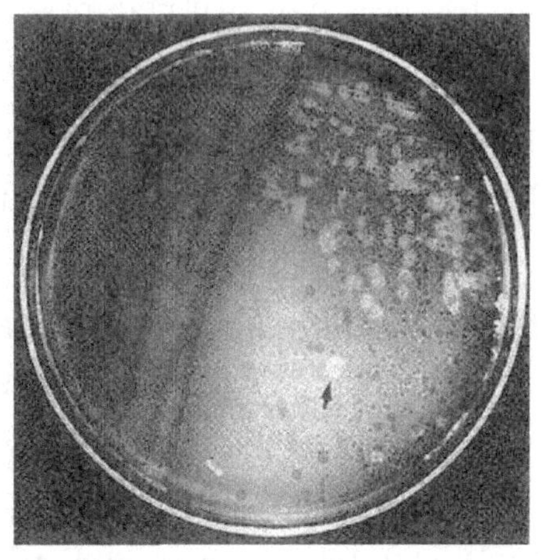

〈그림 5-3〉 한천 평판 배양은 감염병 시험에서도 중요한 도구이다. 이 경우, 목 안의 미생물을 혈액 한천배지상에 발라 배양하면, 각 미생물 집락들이 떨어져 나타남으로써 이들을 쉽게 동정할 수 있다. 특히 '인후염'을 유발하는 베타 용혈성 연쇄상구균(Streptococcus)은 한천배지상의 동물 적혈구들을 용해할 수 있는 단백질을 생산하기 때문에, 연쇄상구균의 집락 주위에 투명한 후광을 나타내게 된다(화살표)

염을 나타내는 심한 기침을 하는 환자라면 기침 배설물, 즉 가래로부터 한 개 이상의 시료를 채취하여, 기지의 질병 유발 박테리아가 있는지 조사한다. 처음에는 간단히 의사 집무실에서 시험해 볼 수도 있다. 즉, 가래 시료를 유리판 위에 바르고, 그램 염색이라는 방법으로 박테리아를 염색할 때, 두 세포씩 연결된 형태의 작고 둥근 쌍구균으로써 자색으로 염색되는 박테리아가 존재하면, 폐의 한 부분 이상에 '대엽성(大葉性)' 폐렴을 유발하는 폐렴구균이 존재함을 강하게 시사하게 된다. 이러한 증거와 함께 X선 촬영으로 폐렴을 확인한 후, 의사들은 폐렴의

심각성 정도에 따라 가정에서나 병원에서 치료를 시작할 것이다. 그리고 명확한 미생물 종류의 확인과 이의 항생물질 감수성 시험은 가래를 배양함으로써 얻어지게 된다.

배뇨 중의 작열감(灼熱感)이나, 신장이 위치한 옆구리 부위에 통증이 있다면, 의사들은 보통 방금 배뇨한 소변 시료를 원심분리하여 얻은 소변 침전물을 현미경으로 직접 관찰함으로써 신장 또는 방광의 감염 여부를 알아낸다. 그리고 이 질환에서도 관련 미생물의 종류와 이의 항생물질 감수성을 진단하고 결정하는 데 있어서 소변 내 미생물의 배양은 매우 중요하다.

맥없이 흘러내리는 창자 운동(다량의 설사)과 일주일 이상 지속되는 복통, 피가 섞인 설사는 대변 검사가 필요함을 알려준다. 이 시험은 시겔라(Shigella)균이나 캠필로박터(Campylobacter)균과 같은 이질(痢疾)성 미생물이나, 콜레라균(Vibrio Cholerae) 또는 살모넬라(Salmonella)균과 같이 약한 설사를 유발하는 미생물 등에 대한 정보를 알려준다. 아마 박테리아가 원인이 아니라, 지아르디아(Giardia) 편모충과 같은 기생충인 경우도 있을 것이다.

항문 주변을 포함한 피부에 대한 신중한 검사는 치료 실시를 결정하기 위해 배양될 필요가 있는 피부의 심부 감염증이 있는지 여부에 대해 종종 알려준다.

체내의 어떤 특정 기관이나 부위에 문제가 드러나지 않지만, 환자가 열이 있고 아파 보인다면, 혈액으로부터 3개의 별도 미생물 배양을 실시하게 된다. 혈액 감염증(패혈증 : 敗血症)은 즉각적 주의를 요하므로, 그런 환자는 보통 이러한 시험과 이에 따른 평가 및 치료를 위해 병원으로 이송되어야 한다. 더구나 박테리아가 존재하더라도 주어진 미생물 배양액 내에서 반드시 발견되지는 않는다는 연구 결과에 따라, 여러 개의 혈액 시료를 검사해야 할 필요가 있다.

모든 임상 시료들은 박테리아학 실험실로 가서, 거기에 존재하는 모든 미생물들을 성장시킬 수 있는 배양 장치 내에 넣어진다. 혈액의 경우 시료 내에 존재하는 소수의 박테리아를 검출 가능한 수준에까지 이르도록 하기 위해, 박테리아 학자들은 영양소와 염으로 구성된 혼합물, 즉 성장 배지가 든 병 속에 시료의 일부를 접종시키게 된다. 그런데 원래 모든 체액 시료들은 무균상태이므로, 혈액 시료를 접종한 병 속에 어떤 박테리아가 성장한다면, 이는 혈액에 의한 감염임을 보여준다. 소변, 대변, 피부 시료의 미생물 배양에서는 우리 몸에 정상적으로 서식하는 모든 박테리아가 포함되어 있기 때문에, 둥근 플라스틱 접시상의 특수 젤라틴(Gelatin) 배지(1세기 전 코흐에 의해 개발된 한천 평판 배지와 유사함)상에 시료들을 접종하여 배양함으로써, 이들을 질병 유발 박테리아들과 구분하여야 한다. 즉, 이러한 평판 배양법에서는 박테리아들을 떨어진 집락(集落) 형태로 성장시켜 주므로, 시료 내에 존재하는 박테리아의 수나 형태를 동정해 낼 수 있다. 이러한 방법으로 무균상태가 아닌 부위에서 채취한 체내 시료들에서도, 박테리아 학자들이나 의료 기술자들은 정상적으로 존재하는 박테리아들에 혼입된 유해 박테리아들을 분별력 있게 관찰하여 찾아내게 된다. 경우에 따라 이러한 병원성 박테리아의 구별을 돕기 위해 특수 시험 방법이 필요할 수도 있다. 예를 들면 어떤 장내 또는 복부 내 감염에서는 공기 중에서 죽는 편성 혐기성균(偏性嫌氣性菌)이 감염을 일으킬 수 있으므로, 이때에는 산소 대신 질소 존재하에서 배양하여 성장시키기도 한다.

박테리아 실험실이 이들 시료로부터 질병 유발 박테리아를 찾아낸다면, 이 미생물은 통상 항생물질에 대한 감수성 시험을 받게 된다. 오늘날처럼 항생물질 저항성 문제가 있기 전에는, 의사들은 단순히 질병 유발 박테리아 형태의 확인만으로도 사용해야 할 항생물질을 충분히 알아낼 수 있었다. 그러나 이제는 어떤 항생물질이 성공적일 수 있는지도 결정해야만 한다.

미국 병원에서는 감수성 시험이 자동화 기계에 의해 이루어진다. 박테리아 학자들은 각각 다른 항생물질을 함유하고 있는 시험관 내 액체 성장 배지에 앞에서 성장시킨 박테리아를 소량 접종한다. 만약 항생물질을 함유한 시험관 내에서 성장이 일어난다면, 박테리아는 그 항생물질에 저항성이 있는 것이다. 어떤 실험실에서는 또 다른 방법으로 종이 원판을 이용하여 시험하기도 한다(그림 5-4).

즉, 박테리아 학자들은 의심되는 박테리아 용액을 한천 평판 배지 표면에 바르고, 항생물질을 함유한 작은 종이 원판을 그 위에 올려놓은 후, 사람 체온과 같은 37℃에서 하루 배양하여, 평판 배지상에서 항생물질 원판 주위에 박테리아가 자라지 못한 영역의 크기를 측정한다. 박테리아 잔디가 자라지 못한 영역이 넓을수록 이 균주는 그 원판 내 항생물질에 감수성이 크다는 사실을 말해주며 원판 가장자리 가까이에까지 성장했다면 그 균주는 저항성이 강하다는 사실을 의미한다. 박테리아학 실험실은 이러한 결과를 기록하여 환자를 돌보는 임상의에게 보내주고(그림 5-5), 의사들은 이러한 감수성 시험을 토대로 항생

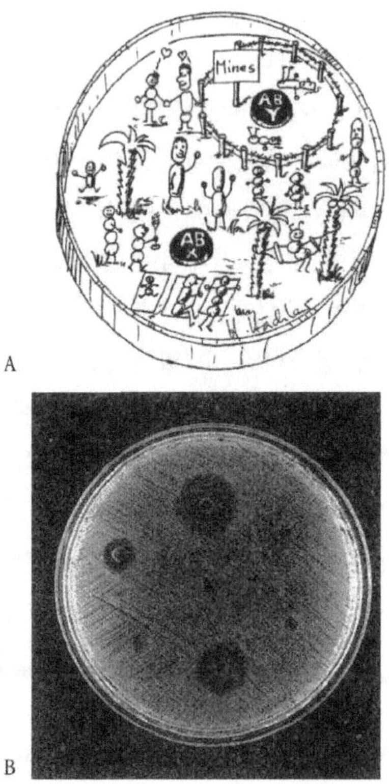

〈그림 5-4〉 항생물질 감수성 조사는 여러 방법으로 행해지고 있는데, 가장 널리 사용되는 것이 여지(濾紙) 디스크(원판)법이다. 이 방법에서는 조사될 박테리아를 미리 발라둔 한천배지상에 항생물질을 함유시킨 여지 디스크를 놓고 하룻밤 배양하면, 항생물질이 한천 안으로 확산되어 감수성 박테리아를 죽이게 된다. 여지 디스크 주위의 깨끗한 영역은 항생물질에 박테리아가 감수성이 있음을 나타내며, 디스크 가장자리까지 박테리아가 성장하면 항생물질에 대해 저항성이 있음을 나타내게 된다. A에서는 박테리아가 AB-X에는 저항성을, AB-Y에는 감수성을 갖고 있음을 보여주고 있다. B는 설사병을 앓는 인도네시아의 유아로부터 채취한 대장균으로, 젠타마이신과 설파메톡사졸에는 감수성을, 카나마이신에는 약간 감수성을 보였지만, 암피실린, 테트라사이클린, 클로람페니콜, 스트렙토마이신에는 저항성을 나타냈다(Cartoon by Herbert Hächler, University of Zurich, Zurich, Switzerland)

07/05/90 D 1915	3235
CULTURE WOUND	
SOURCE	RIGHT FOOT
DATE FINAL REPORT	7/08
PRELIM. ORGANISM 1	MANY STAPHYLOCOCCUS SPECIES
FINAL ORGANISM 1	MANY STAPHYLOCOCCUS AUREUS
PRELIM. ORGANISM 2	
FINAL ORGANISM 2	MODERATE DIPHTHEROIDS
ORGANISM NUMBER	1
AMPICILLIN/SULBACTAM	>=32 R
CEPHALOTHIN	>=32 R
CIPROFLOXACIN	>=4 R
CLINDAMYCIN	>=8 R
ERYTHROMYCIN	>=8 R
OXACILLIN	>=8 R
PENICILLIN	>=16 R
TRIMETH/SULFA	<=10 S
VANCOMYCIN	1 S
MIC VALUE IN MCG/ML	

〈그림 5-5〉 골절 감염증 환자에 대한 항생물질 감수성 보고서. 환자로부터 분리된 황색 포도상구균(Staphylococcus Aureus)은 새로운 퀴놀론계 약물 시프로플록사신(Ciprofloxacin)을 포함하여 여러 약물에 복합저항성을 보였지만, 트리메토프림/설파메톡사졸(Trimethoprim/Sulfamethoxazole) 복합 제제와 반코마이신(Vancomycin)에 감수성을 가지고 있어서, 이 약물들을 선택 약물로 사용할 수 있었다

물질을 선택한다.

의사는 반드시 이러한 감수성 시험 결과를 기초로 해야 하지만, 알레르기(Allergy) 유발 가능성 등 부작용에 대한 지식을 동원하여 항생물질을 선택하여야 한다. 또한 약물이 투여되는 방

법(정맥 또는 근육주사인지, 경구투여인지)에 대한 고려도 있어야 하며, 그리 흔하진 않지만 최근에 개발된 새 약물들의 가격이 너무 비싸기 때문에, 이제 치료 약물의 가격도 점차 고려해 나가야 할 것이다. 즉, 두 약물이 동등한 효력을 가졌다면, 의사는 덜 비싼 쪽을 선택해야 한다. 한 예로, 페니실린 치료는 보통 하루에 1달러 이하지만, 새로운 항생물질들 중 어떤 것은 100달러 이상 하는 것도 있다.

가장 좋은 선택 방법은 한 종의 항생물질을 사용하는 것이다. 어떠한 약물이든 하나의 부작용을 갖고 있기 때문에, 여러 약물들을 사용하면 많은 부작용들이 일어날 수 있고, 따라서 이러한 방법은 부작용 문제를 줄일 수 있기 때문이다. 보통 예상 가능하고 대부분의 환자에게서 일어나는 몇몇 부작용들은 일반적으로 가벼운 것들이지만, 그리 흔치 않으나 매우 심각한 알레르기 반응을 유발하는 또 다른 형태의 부작용도 있다. 특히 약물 알레르기는 고초열(枯草熱) 알레르기(꽃가루 알레르기 등) 다음으로 상당히 흔한 편이다. 하나의 예로 페니실린에 대한 알레르기 반응은 인구 중 5% 정도에서 일어나는데, 피부 반점이 가장 흔히 나타나지만, 가끔은 이 반점을 경고신호로 하여 알레르기 반응이 더욱 심각해질 수도 있다. 이런 경우 항생물질 투여는 즉각 중단되어야 한다.

페니실린에 알레르기 반응을 보이는 사람은 페니실린과 비슷한 구조를 가진 다른 약물에도 알레르기 반응을 보이기 때문에, 훨씬 더 어려운 상황이 된다. 따라서 의사들이 대체 약물을 선택할 때에도 신중을 기해야 한다. 그리고 환자가 하나 이상의 약물을 복용한 후 반점과 같은 부작용이 발생하면, 어느 항생물질이 그 원인인지 밝혀내기가 불가능하므로, 이땐 결국 모든 약물 투여를 중단하고 새로운 약물 투여를 시작해야 할 필요가 있다. 특히 여러 항생물질들이 이러한 반응의 원인으로 의심되면, 이땐 효력 있는 대체 약물의 탐색이 훨씬 더 어려워질 것이다.

일반적으로 항생물질 사용에 수반되는 위험성과 이의 혜택을 비교하여 항생물질 사용 여부를 결정하는 것은 최선의 의료 수단이다. 열이 나고 탈수 가능성이 있으며 몸의 탄력성이 거의 없어진 유아 환자는 박테리아 감염일 확률이 높으므로 즉각적인 그리고 질병이 지속되는 동안의 항생물질 사용을 정당화할 수 있다. 이 경우 초기에 이런 약물을 사용하면 분명 생명을 구할 수 있기 때문이다. 그러나 임상의들은 항생물질을 투약하기 전 올바른 약물 투여에 대한 확신을 얻기 위해 목안, 소변, 또는 대변과 같은 감염 부위의 미생물을 배양하기 시작할 것이다. 그리고 가끔은 초기에 투약된 항생물질이 질병을 치유하지 못하여 다른 약물을 투여해야 할 경우도 있는데, 이 경우 최초의 항생물질을 투약하기 전에 미생물이 채취되지 않았다면, 초기 투약 과정에서 미생물들이 억제되어 질병을 유발하는 박테리아를 배양 및 동정할 수가 없고, 따라서 적절한 대체 약물 선택을 위한 감수성 시험을 시행할 수 없게 된다.

심하게 앓는 유아들에게서는 항생물질 사용에 따른 혜택이 위험성을 훨씬 능가하기 때문에, 이의 부작용 가능성이나 박테리아 균총의 생물학적 변화를 기꺼이 수용해야만 한다. 똑같은 논법으로 고열이나 그 밖의 확실한 감염 증후를 나타내는 중병(重病)의 노인 환자들은 박테리아 감염성일 가능성이 높기 때문에 항생물질을 사용할 수 있다. 일반적으로 감염 예상 부위를 배양한 후 항생물질 투약을 시작해야 하지만, 이런 상황들에서는 질병의 심각한 위험성 때문에 배양 결과를 기다리고 있을 수 없기 때문이다. 그러나 바이러스 질병으로 의심되는 증후를 앓고 있는 젊고 건강한 환자에 대해서도 똑같은 결정을 내린다는 것은 적절하지 않다. 왜냐하면 이 경우 항생물질 투약을 시작하기 전, 미생물을 배양하여 그 결과를 얻는 데 필요한 24시간을 기다릴 수 있는 여유가 충분히 있기 때문이다. 이러한 논리는 적절한 치료를 거부한다는 의미가 아니라, 환자 개인에게 나타날 불필요한 부작용을 막고, 뜻하지 않게 저항성 균주를 사회 내에 선별해 내는 것을 막아보자는 것일 뿐, 이미 적자가 누적된 보건 의료계의 경비를 감소하자는 뜻은 아니다.

질병 예방에 있어서의 항생물질

질병 치료에서의 항생물질 사용은 차치하더라도, 항생물질은 생명을 위협하는 박테리아성 질병을 예방하는 데에도 확고한 위치를 차지하고 있다. 사실 미국에서 조제되는 모든 항생물질들의 약 30~50%는 이런 목적으로 사용된다. 1940년대 코코넛 그로브 화재 희생자들을 위해 사용된 페니실린은 치료와 예방이 혼합된 목적이었다. 즉, 어떤 이는 이미 발병한 감염병 치료를 위해, 또 다른 이는 피부 이식 중의 감염 예방을 위해 항생물질을 투여했던 것이다.

가장 흔히 예방용으로 항생물질을 사용하는 경우는 심장판막의 질병을 가진 적이 있거나 심장에서 취음(吹音)이 들리는 환자의 감염병 예방이다. 특히 후자의 경우, 심장판막에 손상이 일어나 정상 기능에 어떤 변화가 생긴 것으로, 이는 박테리아가 혈류를 타고 순환할 때 언제나 높은 감염 위험성에 놓일 수 있는 상태임을 나타낸다. 한 예로, 이를 뽑는 과정에 박테리아가 입안으로부터 순간적으로 혈류를 통해 들어가면 이런 상황에 처할 수 있는데, 이 경우 항생물질은 박테리아가 혈류로 들어가는 것을 막지 못하지만, 박테리아가 체내에 '상점을 차리는 것'은 막을 수 있다. 이러한 항생물질의 예방 효과는 오래 지속될 필요가 없으므로, 치과 시술 전과 그 직후 짧은 시간 동안 사용하면 된다.

인플루엔자균(Haemophilus Influenzae)이나 수막염구균(Neisseria Meningitidis)의 감염형에 의해 유발되는 유행성 수막염과 같이, 가족 구성원뿐만 아니라 학교 친구들과도 접촉해야 하는 어린이의 중병에서는 가끔 항생물질을 예방 목적으로 사용할 필요가 있다. 왜냐하면 이러한 처치법은 생명을 위협하는 감염병의 확산을 막는 역할을 하기 때문이다.

창상을 입은 후 파열되었거나 시술로 비장(脾臟)을 제거한 적이 있는 사람의 경우, 폐렴구균에 의해 유발되는 대엽성폐렴 등 여러 재발성 감염병을 예방하기 위해 항생물질들을 가끔 사용하고 있다. 비장은 폐렴 등을 유발하는 박테리아들로부터 보호해 줄 수 있는 항체를 생산하는 장소이므로, 비장이 없으면 항생물질이 이를 대신해야 한다. 오늘날엔 비장을 제거하기 전 여러 형의 폐렴구균 등 여러 박테리아들에 대해 예방접종을 실시함으로써, 이러한 처치법을 대체하고 있다. 이와 유사하게,

연쇄상구균에 의한 류머티즘성 열병을 앓았던 어린이들도 페니실린에 의해 수년간 생명을 유지할 수 있는데, 이것은 재발성 연쇄상구균의 감염 예방, 특히 치명적인 심장 손상으로부터 보호해 주기 때문인 것으로 알려져 있다.

의료 시술자나 외과 의사들은 수술 후 감염을 예방하는 데 항생물질이 매우 유용하다는 사실을 알고 있다. 그러나 이는 장 수술이나 이에 수반된 외부 오염 물체에 의한 창상 등 박테리아가 오염될 위험성이 높은 부위나 조직이 포함되는 수술에만 한정되어야 한다. 그리고 이런 용도에서도 수술 전, 수술 중, 그리고 가끔은 수술 직후의 짧은 시간에만 예방용 물질로서 거의 정의에 가깝도록 항생물질 효력을 국한시켜야 한다. 수술 과정에서의 감염 확률은 수술 후 무의미하기 때문에, 의사는 예방 기간을 지나 약물을 더 추가 처방할 필요가 없으며, 따라서 분명한 감염 증후가 없다면 이 기간을 지나 약물들을 계속 투약하지 말아야 한다는 것은 중요한 일이다. 왜냐하면 이의 지속적 사용은 병원 내에 떠도는 감염원 중 항생물질 존재하에 가끔 출현하는 저항성 미생물들을 선별할 수 있을 뿐만 아니라, 이러한 의학적 결과를 제쳐두더라도 불필요한 항생물질 사용은 날로 증가하는 입원비 상승에 주된 기여를 하기 때문이다.

항생물질의 예방적 용도는 기지의 질병에 대해서보다 의심되는 위험성을 기초로 하기 때문에, 실제로 그리 엄격하지 못 하다. 따라서 많은 오류의 여지가 있고, 남용의 여지도 많다. 1970년대 말 펜실베이니아(Pennsylvania)주 50개 이상의 병원에서 수술 환자들을 대상으로 실시한 연구에서, 수술을 위해 예

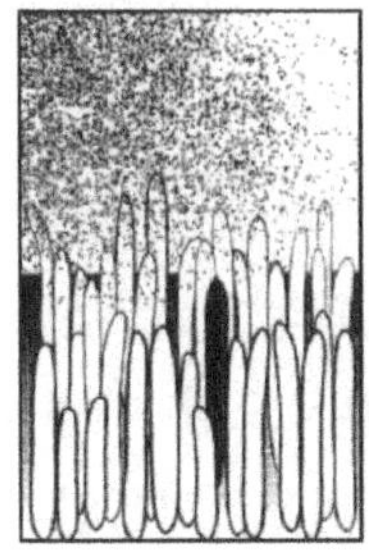
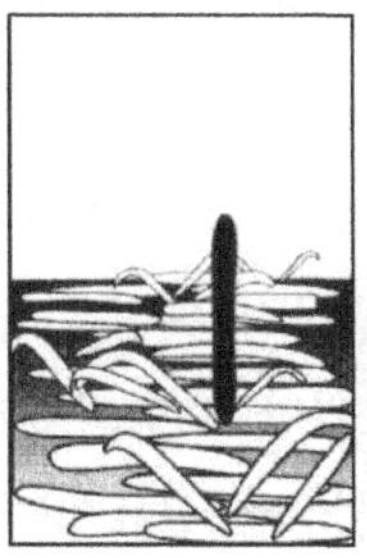
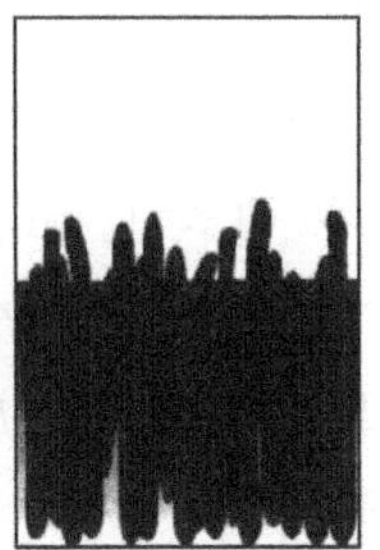

〈그림 5-6〉 항생물질들은 목적하는 병원균만을 죽이는 것이 아니라, 다른 감수성 박테리아의 성장도 억제한다. 따라서 생태계 내 박테리아가 깨끗이 청소된다면, 저항성 박테리아는 경쟁 상대가 없는 이 지역에 들어와 증식할 것이다. 이런 현상은 제초제의 과다 사용으로 풀이 완전히 없어진 잔디밭에서 쑥쑥 자라나는 잡초들과 같은 것이다(Bonnie Marshall, Tufts University School of Medicine)

방용으로 사용된 항생물질이 수술 전과 수술 중의 짧은 시간에 국한되지 않고, 병원 입원 기간 동안 지속되고 있었음을 밝혀냈다. 이것은 수주에 걸친 항생물질 남용에 따라 환자 개인과 병원 내에서 항생물질 저항성 균주를 장기간 선별할 가능성을 초래하게 한다. 또한 항생물질이 필요 없는 경우 항생물질의 지속적 사용은 유해 박테리아종의 침범으로부터 우리를 정상적으로 보호해 주는 무해한 감수성 박테리아들도 죽여 없애는 경향이 있다. 이런 시나리오는 잡초 제거제를 잔디에 뿌리면 잔디도 역시 죽어 없어지는 것과 마찬가지로, 처리 후 바로 살아남거나 새로 날아들어 온 몇몇 잡초들은 천연의 생존 경쟁자의 방해를 받지 않기 때문에, 계속 씨를 뿌려 퍼져 나가 넓은 영역을 확보하게 된다는 사실과도 흡사하다(그림 5-6).

다행히도, 남용의 원인 조사와 함께 생물학적으로나 경제적으로 모두 유익하지 못하다는 인식은 수술 예방용으로서의 항생물질 사용에 상당한 변화를 가져왔다. 심장 수술과 같이 감염 기회가 매우 드물더라도 치명적인 결과를 초래할 수 있는 경우를 제외하고는, 항생물질 예방은 일반적으로 '무균' 수술을 권유하지 않게 된다. 그러나 오염되었거나 오염 가능성이 있는 시술에서는 항생물질 예방의 필요성이 있고, 그동안의 자료도 이들의 성공적인 예방을 충분히 실증해 왔다. 그런데 최근의 한 연구에서 항생물질 예방 시간이 결정적으로 중요하다는 사실을 밝혀냈다. 즉 절개하기 전 2시간 이내가 가장 좋은 결과를 나타내며, 절개 전후 2시간이 이상 넘어 항생물질이 투약되면 그 효과는 매우 낮은 것으로 나타났던 것이다. 따라서 수술이 4시간 이상 지속될 것으로 예상되면, 일반적으로 첫 번째 투약 2시간 이내에 두 번째 투약을 권유하게 된다. 그리고 어떤 이는 수술 과정을 완료한 후 더 이상 예방이 필요 없다고 믿지만, 어떤 이는 수술 완료 후 24시간 이내의 범위에서 이를 수용하는 경우도 있다.

지역사회의 저항성 문제 : 항생물질의 손쉬운 활용 가능성 및 광범위한 사용에 따른 결과

요로 감염증은 특히 여성에게 흔하다. 추정컨대 여성 인구의 40%는 일생 중 적어도 한 번은 이런 증상을 보일 것이다. 이의 감염원은 보통 장으로부터 유래하여 이웃한 요로를 거쳐 방광 안으로 들어가는 통로를 찾은 박테리아들이다. 앞에서 논의했다시피, 항생물질이 투여되면 사람의 피부, 점막, 비강, 소화기관 내의 감수성 박테리아들도 항생물질(많은 경우 한 종류 이상의 항생물질들)의 사멸 작용에 의해 죽어, 유해한 균주들이 집락을 형성할 수 있는 공간을 남겨놓는데, 이를 오랫동안 사용할수록 천연 미생물 균총에 미치는 영향은 그만큼 더 커지게 된다. 모든 장내 박테리아가 요로 감염증을 유발하는 것이 아니라, 한 형태의 박테리아가 '감염되기 쉬운' 환자의 연약한 해부학적 구조와 만날 수 있는 확률에 따라 발병되지만, 여하튼 장내 균총의 항생물질 감수성 변화는 이러한 요로 감염증 치료에도 영향을 미치게 된다. 그 예로 질병 유발 가능성이 있는 박테리아가 그곳에 있어도 질병에 걸리지 않는 여성들이 있는가 하면, 다소 흔치 않지만 또 다른 경우에는 감염이 쉽게 일어나고 만다. '신혼 방광염'은 잦은 성생활로 대변 내 박테리아가 방광으로 전파되어 일어난 질병이다.

방광 내 감염병들은 항생물질에 의해 쉽게, 성공적으로 치료되지만, 어떤 사람의 감염 미생물이 저항성을 지녔다면 상당한 어려움을 겪을 수도 있다. 활용 가능한 모든 항생물질들에 쉽게 접근해 왔던 케냐(Kenya)의 한 젊은 부인이 항생물질들에 전혀 반응을 나타내지 않는 끈질긴 요로 감염증 때문에 보스턴으로 상담을 하러 왔다. 이 경우에도 문제의 원인 감염원은 복합저항성을 지닌 흔한 장내 박테리아였고, 따라서 그녀가 한 번도 노출된 적이 없는 비싸고 다소 독성이 강한 약물을 정맥주사했을 때에야 비로소 치료가 되었다. 치료 기간만이 얼마나 오래 항생물질을 사용해 왔는지를 보여주고 있었을 따름이다.

어떤 환자에게서는 끈질긴 요로 감염증을 치료할 수 있는 하나의 가능한 방법으로 동일 균주에 재감염되지 않도록 원인 박테리아를 장내에서 제거시킬 수도 있다. 사실 장내 어떤 박테리아들은 계속 밖으로 흘러나오는데, 이런 균주들 중 하나가 요로 감염증의 원인이라면 이것을 제거하도록 애쓸 가치는 있다. 그러나 곧 전략적인 문제에 봉착하는데, 그것은 장내를 완전 멸균시킬 수 없다는 사실이다. 하지만 식이 변화는 음식물에 정상적으로 연루되어 있는 박테리아들의 도움을 받아, 장내 서식하는 박테리아 종류에 영향을 미침으로써 이런 효과를 나타낼 수 있다. 어떤 사람들은 마지막으로 요구르트(Yogurt)를 먹을 것을 권유하기도 한다. 이는 유해성이 없으면서 장내에 자리 잡을 수 있고, 장내 균총을 바꿀 수 있는 유산균이란 흔한 장내 미생물을 함유하고 있어서 효과가 있다. 사실 유산균은 항생물질 치료 후 장내 정상 균총의 재확립을 돕는 것으로 소개되어 오늘날까지 널리 사용되어 왔다. 그러나 우리는 이제 이러한 변화에 어느 한 형태의 유산균만이 필요한 것은 아니라는 사실을 알고 있으며, 따라서 장내 미생물학자들과 의사들은 오늘도 보다 효과적인 특정 유산균 균주들에 대해 연구하고 있다. 그리고 몇몇 동물시험에서 나타난 바에 의하면, 설사나 방광 감염과 같은 질병들을 유발하는 장내 대장균을 제거하는 데에도 유산균이 도움을 줄 수 있을 것 같다. 앞으로 이 균주들에 대해 더 많은 얘기가 진전될 것을 기대해 본다.

보스턴의 한 병원에 근무하는 종업원이 거의 정기적으로 항생물질 치료를 받아 끈질긴 요로 감염증을 앓고 있었다. 결국 치료는 되었지만, 치료 때마다 다른 항생물질을 필요로 했다.

더구나 약물이 중단되면 그때마다 감염이 재발했는데, 똑같은 미생물 또는 새로운 저항성을 확보한 동일종의 미생물에 의해 감염된 것이었다. 그녀에게 반복적으로 방광 감염을 유발해 온 이 미생물을 없애기 위해 장내 균총을 바꾸려는 시도로, 그녀가 매일 먹는 장소, 즉 카페테리아를 바꿀 것을 권유했다. 카페테리아를 바꾼 것에 의해서인지, 또는 식단이 바뀐 현상의 직접 효과인지는 몰라도, 카페테리아에서 먹는 것을 중단했을 때 그녀의 요로 감염증도 중단됐다. 즉, 이런 문제가 그녀가 먹은 음식물에 연계된 박테리아에 의해서인지, 또는 이러한 기존의 식이(食餌)가 만든 균총에 의해서인지는 분명하지 않지만, 이러한 식이 변화는 그녀의 질병 유발 박테리아가 불리한 상태에 놓이도록, 적어도 이들이 되돌아와 그녀를 다시 괴롭히지 못하도록 한 것 같다. 다시 말해 그녀는 그녀의 장내에 자리 잡아 주기적으로 요로 감염증을 유발해 왔던 감염성 저항균을 결국 몰아낸 셈이다.

지역사회에서 항생물질 선별 조건하에 출현한 저항성 박테리아 중 가장 일반화된 예가 바로 성병인 임질을 일으키는 임질구균(Neisseria Gonorrhoeae)이다. 이전엔 페니실린으로 손쉽게 치료했지만, 이젠 이 박테리아가 이러한 1차 선택용 항생물질에 저항성을 갖고 말았다. 앞에서 언급했다시피, 1970년대 중반에 만연된 이 감염 박테리아에서의 저항성 출현은 우리의 눈을 뜨이게 했고, 의심스러운 사람들을 주의하도록 했다. 일반적으로 항생물질 저항성은 소수의 병원성 균주들이나 정상 장내 서식 균주들에만 국한되지는 않는다. 특히 미생물에서 최초로 등장한 페니실린 저항성은 너무나 새로운 것이어서, 베트남전쟁의 후유증 중 하나인 동남아시아의 매춘부촌에서 이를 추적해 내도록 했는데, 거기에서는 성병을 예방하여 군인 고객들을 보호한다는 정당성을 갖고 매춘부들에게 페니실린을 투약하도록 했던 그들의 일반화된 상식에 기인하고 있었다. 입증되지는 않았지만, 베트남에서 처음 등장한 저항성 임질구균은 곧이어 싱가포르로, 유럽으로, 전 세계로 퍼져 나간 것 같다. 그 결과 오늘날 세계 모든 나라에서 이전에 페니실린 감수성이었던 이 박테리아의 새로운 저항성 형태를 다루어야만 했다.

임질구균에서의 페니실린 저항성 증가는 보통 페니실린에 알레르기 반응을 보이는 환자에게 두 번째로 선택되는 약물 테트라사이클린으로 투약 변경해야 할 필요성을 가져왔다. 그러나 오늘날 테트라사이클린 저항성 임질구균의 수가 증가됨에 따라, 테트라사이클린도 그 효용성이 점점 줄어들고 있다. 이 테트라사이클린 저항성 균주의 등장은 1982년 미국 뉴햄프셔(New Hampshire)에서 처음 보고했고, 곧이어 다른 동부 지역에서도 발견했다. 뒤이어 네덜란드와 기타 유럽 지역에서도 이 저항성 균주가 출현함에 따라, 역학자들은 이들이 이제 전 세계로 전파되고 있음을 알았다. 따라서 최근의 저항성 임질구균 중 상당수가 복합저항성, 즉 테트라사이클린과 페니실린 모두에 저항성을 갖고 있다. 이러한 상황은 뉴욕주의 공중보건 공무원들과 질병통제센터(Center for Disease Control)가 임질을 치료할 때 선택약으로 또 다른 항생물질, 즉 최신형의 세팔로스포린(주 : 세폭시틴) 사용을 권유하도록 했다. 그러나 테트라사이클린과는 달리, 이 약물은 동시 감염될 가능성이 있는 다른 성병 감염원들을 함께 치료할 수 없기 때문에 다소 불행한 일이며, 이 약물 가격도 테트라사이클린이나 페니실린보다 3배 이상이나 비싼 편이다.

현재 일반화된 또 다른 사회적 저항성 문제는 어린이에게서 중이염과 폐렴, 그리고 뇌를 싸고 있는 조직에 수막염이란 염증을 유발하는 인플루엔자균(Haemophilus Influenzae)에서 발생해 왔다. 암피실린 저항성 균주의 첫 출현은 완전히 상상 밖이었다. 1970년대 초 이 저항성 균주는 메릴랜드(Maryland)주 베데스다(Bethesda)의 두 유아가 암피실린에 치료 반응을 나타내지 않음으로써 처음 발견했는데, 불행히도 이 어린이들은 모두 저항성 문제가 진단되기도 전에 죽고 말았다. 이 사건은 즉각 국제적 관심을 불러일으켰지만, 이미 세계 도처에서 이 균주들이 나타나기 시작한 후였다. 따라서 그 당시 런던 사람들은 거기에 머무는 미국인으로부터 박테리아가 전염될까 봐 조심하고 있었다. 『네이처(Nature)』 잡지에 보내진 한 편지를 보면, 저항성 인플루엔자균의 전파 가능성에 대해 다음과 같이 경고하고 있다.

> "주인인 우리 영국인들과 미국 군인 사회 간에는 상당한 어울림이 있기 때문에, (영국에서 암피실린 저항성 인플루엔자균의 수가 증가한다는) 이상의 자료는 미국인 사회가 많은 지역에서 암피실린 저항성 인플루엔자균이 침입하여 일으키는 질병들의 원인으로 작용하고 있을지도 모른다는 사실을 분명히 얘기해 주고 있다."

20년도 채 못 된 오늘날 암피실린 저항성과 복합저항성을 지닌 인플루엔자균은 전 세계적 문제가 되고 말았다.

문제를 일으키고 있는 감수성 변화 중 가장 최근의 예는 어린이와 어른에게서 인후염, 성홍열, 류머티즘성 고열, 그 밖의 많은 질병들을 유발하는 A군의 베타 용혈성 연쇄상구균(Group A β-hemolytic Streptococcus)이다. 사실 이것은 '세서미 거리(Sesame Street)'란 명성으로 인기를 누렸던 '머페츠(Muppets)'의 창시자 짐 헨슨(Jim Henson)의 생명을 앗아간 Streptococcus Pyogenes라는 미생물이다. 다행히도, A군 연쇄상구균은 모두 1차 선택약인 페니실린에 아직 감수성을 지니고 있어서, 감염되자마자 치료를 시작한다면 성공적으로 치유할 수 있다. 그러나 치료용 2차 선택약인 에리트로마이신에 대해 이 미생물의 저항성이 증가하고 있어서, 우리에게 경종을 울려주고 있다.

에리트로마이신 저항성의 A군 연쇄상구균은 10여년 전에 일본에서 처음 보고했고, 캐나다와 오스트레일리아에서도 보고가 있어왔지만, 지속적인 임상적 관심을 기울여야 할 수준까지는 이르지 못했다. 일본에서는 에리트로마이신의 사용량이 감소되면서 이의 발병률도 낮아졌다. 그러나 핀란드에서 수행된 연구에 의하면 1990년도에 에리트로마이신 저항성 A군 연쇄상구균들이 급작스럽게 증가했다고 한다. 핀란드의 남서부 해안에 있는 투르쿠(Turku)에서 환자 목 안을 면봉으로 닦아낸 시료로부터 많은 에리트로마이신 저항성 균주들이 처음 인지되었던 2년 전에 착수했던 이 연구에서, 저자들은 이 현상이 핀란드 내의 일시적 사건인지 또는 증가되는 추세인지를 조사하기 위해 예측 연구를 실시했다. 놀랍게도 후자가 사실임이 판명되었다. 즉, 이 저항성 문제는 사라지지 않고, 실질적인 증가 추세에 놓여 있었던 것이다. 그들은 또 다른 중요한 관찰을 해냈는데, 그것은 지난 10년간 핀란드에서의 에리트로마이신 판매량이 3배 이상 증가했다는 사실이다. 그리고 감수성 균주를 가진 환자 중 96%가 질병이 치유되는 것과는 완연히 다르게, 에리트로마이신 치료에 반응을 나타내지 않는 환자 중 반 정도가 에리트로마이신 저항성 박테리아가 질병의 원인이었다는 사실도 알아냈다.

이들은 이 연구 결과로부터 몇 가지 중요한 사항들을 지적했다. 첫째, 세계의 흔한 질병 유발 미생물들은 고도의 감수성 상태에서 치료에 이용되는 주요 약물 중 적어도 하나에 대해 저항성을 나타내는 방향으로 움직여 왔다는 사실이다. 특히 에리트로마이신은 페니실린에 알레르기 반응을 보이는 연쇄상구균 환자의 2차 선택약일 뿐만 아니라, 상기도(上氣道) 질병을 복합 감염하는 다른 질병원들의 치료에도 유용한 약물이다. 둘째로, 이 지역에서의 저항성 발생률이 1988년에서 1990년까지 3년에 걸쳐 급속히 증가하고 있었고, 그 이래 이 현상은 지속되고 있음을 보여주었다. 그래서 저자들은 일본에서와 같이 에리트로마이신의 제한적 사용이 저항성 수준을 낮추는 데 도움을 줄지 모른다고 제안했다. 그러나 이미 언급했다시피, 에리트로마이신 저항성인 A군 연쇄상구균이 이와 같이 높은 발생률로 나타나면, 이들은 감수성 균주들과 함께 보금자리를 찾아 머물게 될 것이고, 따라서 에리트로마이신 선별 조건하에서 저항성 문제가 재등장할지도 모른다. 그리고 세계의 다른 지역으로 이 저항성 미생물이 전파되어 갈 가능성도 있다. 마지막으로 이러한 저항성의 출현 결과로 인해, 특히 환자가 페니실린 유사 약물들에 알레르기 반응을 보이는 경우, 더 많은 정기적 항생물질 감수성 시험이 필요했음을 지적했다.

1940년대 페니실린 저항성에 대한 최초의 인지는 새로운 항생물질들의 도입과 함께 오늘날 흔히 볼 수 있는 그런 현상들을 예고하고 있었던 것이다. 감염성 미생물들의 신속한 진단과 이의 감수성 시험을 예전보다 더 많이 강조하고 있듯이, 이제 우리는 과거와 다른 의술을 시행해야 한다. 왜냐하면 감염성 질병을 통제하는 항생물질들의 막강한 능력을 필요로 하고 또한 항생물질의 그러한 힘이 제공되는 한, 부적절한 방법으로나 부적절한 양으로 광범위하게 사용되는 항생물질은 저항성 박테리아의 출현과 증가에 기여할 수밖에 없기 때문이다. 따라서 이러한 약물들은 저항성 변이주들을 선별할 수 있는 막강한 위력을 갖고 있으므로, 무엇보다도 처방자나 소비자 모두가 사려깊게 항생물질을 사용하여야 한다.

6장
항생물질 저항성 유전자 창고로서의 축산 동물

미국에서 식용으로 사육되는 60억 동물 중 대부분이 그들의 짧은 생애 동안 어떠한 항생물질이든 투여받고 있다. 그리고 어떤 해에는 미국 내 축산 동물 수만도 미국 인구의 5배 이상을 넘어선 적도 있다. 우리와 자연환경을 공유하면서 우리 소화관 내로 들어오는 이들 축산 동물 내 박테리아 균총에 항생물질이 미치는 영향을 평가하기 위해서는 이러한 구도 파악은 매우 중요하다.

사람에서와 마찬가지로, 가축에서도 항생물질은 질병 치료를 위해 투약된다. 그러나 양적인 면에서 보면, 가축들의 성장을 증진시키기 위해 훨씬 더 많은 양의 항생물질들이 준치료적 수준에서 투여되고 있는데, 미국 내에서의 사용만 보더라도 이렇게 준치료적으로 사용되는 양이 축산 동물의 질병 치료에 사용되는 양보다 4~5배나 더 많은 실정이다. 그리고 항생물질은 개나 고양이와 같은 가정 내 반려동물의 질병 치료에도 사용되므로, 항생물질을 먹고 있는 축산 동물의 수에 1억~1억 5천만의 또 다른 동물을 여기에 보태야 한다.

초기에 항생물질이 인간의 감염병을 성공적으로 치유해 낸지 수년 후, 식육 생산업자뿐만 아니라 수의사들도 이 약물들을 가축들이 직면하고 있는 감염성 질병 문제의 해답으로 보았다. 그리고 항생물질은 이들을 실망시키지 않았다. 결과는 기적적이었고, 항생물질은 곧 바이러스 질환을 포함한 모든 종류의 질병을 치료할 수 있다는 신임을 얻었다. 오늘날 항생물질이 바이러스성 감염병을 치유하지 못한다는 사실을 잘 알고 있듯이, 초기 관찰자들은 바이러스가 아닌 박테리아에 의해 유발되는 감염병을 치료했을지 몰라도, 아직 이러한 주장은 계속되고 있다.

1950년대 초 축산 동물을 치료하기 위해 항생물질이 도입되었던 것과 거의 동시에, 치료량 이하의 양이 이들의 성장증진을 위해 가축 사료에 도입되기 시작했다. 소량의 항생물질이 주는 이런 유익한 결과의 발견은 식육 생산업자들이 그들 축산 동물의 성장 속도를 증진시킬 수 있는, 비타민과 같은 '영양 인자'를 찾고 있던 시기에 나왔다. 그 당시 이러한 항생물질의 새로운 용도 탐색 결과는 동물에만 한정되지 않고, 식량 공급이 한정된 세계 빈곤 지역에서 어린이 성장을 증진시킬 수 있는 인자로 확인하려는 노력도 있었다. 횡재에 가까운 이 발견은 축산 농장 지역에서 성장증진제로 준치료적인 양의 항생물질을 이용하도록 촉구했다.

1947년 벤저민 더거(Benjamin Duggar)가 최초의 테트라사이클린계 항생물질 클로르테트라사이클린(Chlortetracycline)을 발견했던 레덜리연구소(Lederle Laboratories)에서 연구하고 있던 로버트 스톡스태드(Robert Stockstad), 토머스 주크(Thomas Jukes)와 그들 동료들은 병아리의 단백질 활용성을 향상시킬 수 있는 성장증진용의 '동물성 단백 인자'(나중에 비타민 B_{12}로 알려짐)를 생산하는 새로운 미생물원을 찾고 있었다. 그들은 클로르테트라사이클린 항생물질을 생산하는 방선균(Streptomyces Aureofaciens)의 대량 배양액으로부터 이러한 인자를 처음으로 얻어냈는데, 미생물체 자체를 조사했을 때에도 비타민 B_{12}라고 생각했던 성장증진제를 함유하고 있다는 사실을 알았다. 더구나 이 미생물로부터 항생물질을 추출하고 남은 박테리아들의 세포 잔해들을 동물에게 투여했을 때에도 성장 효과는 그대로 지니고 있었다. 즉, 이 성장증진물질은 항생물질을 추출하는 과정에서도 소실되지 않았던 것이다. 이 방선균 찌꺼기를 병아리 사료에 소량 첨가하여도 병아리의 성장 속도와 파운드당 체중 증가에 크나큰 효과를 얻을 수 있었기 때문에, 이들 연구자들은 바로 이 박테리아 잔해가 병아리를 포함한 축산 동물의 '동물성 단백 인자'이면서 성장증진제라는 사실을 깨달았다. 나중에 이들은 이것이 항생물질 추출 후 박테리아 잔해에 1~5ppm(백만분율) 정도 남아 있는 미량의 클로르테트라사이클린에 지나지 않는다는 사실을 알았지만, 처음에는 이러한 효과가 새로운 영양소인 '성장 인자'에 기인한다고 믿었던 것이다. 이와 같이 소량의 항생물질이 보여준 축산 동물의 성장증진 가능성에 대한 발견은 완전히 새로운 산업을 탄생시켰다. 더구나 식육 생산업자나 식육 가공 산업을 규제하는 정부 기관에서도, 항생물질을 극소량 사용한다는 점에서 이러한 클로르테트라사이클린의 효과를 치료용이 아니라 '영양 공급원'으로 간주했고, 따라서 이러한 무지한 인식은 항생물질을 처방 없이 시판하는 결과를 낳았다. 즉, 사료 제조 과정에서 미리 항생물질들을 첨가한 복합 사료 형태로 생산하여 축산 사료상에서 판매되었다.

1950년대부터 지금까지, 다른 여러 항생물질도 소량씩 가축 사료에 보강했을 때 성장증진제로 이용될 가능성이 있는지 조사했다. 곧이어 클로르테트라사이클린과 함께 페니실린이 이에 동참함으로써 소, 돼지, 가금류 등의 사료 첨가제로 이용되는 양대(兩大) 약물이 되었다. 그 후 오늘날까지 여러 항생물질과 화학물질이 이런 성장증진용으로 개발되어 왔지만, 페니실린과 클로르테트라사이클린은 아직까지도 미국에서 이런 목적으로 가장 널리 사용되는 양대 항생물질로 남아 있다.

축산 동물의 치료량은 성장증진에 사용되는 양보다 10~100배에 달한다. 치료란 특정 감염 미생물에 대해 사용되며, 그 목적은 가능한 한 빨리 이를 사멸하여 통제하는 것이다. 더구나 축산 농장은 재정적으로 어렵기 때문에 돈을 낭비할 수 없고, 감염 동물을 구제하는 데 필요한 시간만큼만 약물을 사용하는 것을 주목적으로 할 수밖에 없다. 특히 유행성 질병은 많은 무리들에 급속히 전파되기 때문에, 이런 목적으로 항생물질을 사용하는 것은 사람을 치료하기 위해 의사가 항생물질을 사용하는 것과 별반 다르지 않다. 그러나 치료용과 준치료용 사이에는 상당한 차이점이 있는데, 그것은 양적인 면뿐만 아니라 전체 사용 기간에서도 다르다는 점이다.

성장증진의 경우, 보다 작은 양이 수 주 또는 수개월 동안 장기간 투여된다. 그 결과 연간 축산 동물에 투여되는 항생물질 전체량의 80% 이상이 순전히 성장증진에 이용되고 있으며, 미국에서만도 매년 약 1500만~1700만 파운드(약 8백만t)가 준치료용으로 이용되고 있다. 그리고 다른 나라에서도 항생물질들이 성장증진용으로 공급되고 있다.

앞에서 말한 자료에 따르면, 동물이 사람보다 매년 30배 이상 항생물질을 더 투여받고 있음을 알 수 있다. 이러한 투여량과 함께, 사람보다 동물이 매일 5~400배 더 많이 배설한다는 사실을 고려해 보자. 소의 하루 배설량은 사람의 하루 배설량보다 100배나 많다. 동물에게 항생물질이 투여된다면, 항생물질 처치 후 이들의 배설물 내에 생존하는 박테리아들은 이에 저항성을 갖게 된다. 그래서 동물들은 그들의 배설물을 통해 사람보다 훨씬 많은 양의 저항성 박테리아를 자연환경 내로 내보내는 데 기여하게 된다. 그리고 이런 자연환경 속의 박테리아들은 식육 축산물을 통해, 그리고 다른 동물이나 곤충과의 접촉 등 여러 경로를 통해, 새로운 지역으로 새로운 숙주로 옮겨가게 된다.

1950년대 동물의 성장증진 효과에 얼떨떨해진 사람들은 어떻게 하여 이 약물들이 실질적 성장증진을 가져오는지에 의문을 가졌다. 그러나 이런 문제를 다루려던 여러 연구 노력에도 불구하고, 오늘날까지도 그 작용 메커니즘은 잘 알려지지 않았다. 소량의 항생물질이라 하더라도, 동물에 필요한 영양소에 대해 경쟁 관계에 있는 박테리아류의 성장을 억제하거나, 또는 동물에게 유용한 영양소를 제공하는 장내 균주들의 성장을 방해하는 박테리아류를 제거해 줄지도 모른다. 그리고 아무도 항생물질이 동물의 에너지원으로 대사된다는 사실을 밝혀내지 못했지만, 아직도 숨겨진 영양학적 가치가 있다고 생각하는 이도 있다. 그러나 많은 경우 동물의 장내에서 약물들이 변화되지 않은 채 통과한다는 사실과 함께, 실험실에서 사육하는 '무균(無菌, Germ-Free)' 동물에 투약한 소량의 항생물질은 성장증진 효과를 발휘하지 못한다는 사실은 또다시 이의 영양학적 작용 방식을 설명해 줄 수 있다. 즉, 이러한 사실들은 동물 장내에서 몇몇 항생물질의 대사 담당자(사실은 그런 것 같지 않지만)로, 보다 그럴싸하게 말하면 장내 영양소의 경쟁자로 관여하는 박테리아들이 항생물질에 의해 저해되었거나 없어졌음을 강력히 시사해 주고 있다.

박테리아가 생존하기 위해서는 장내에 집락을 형성해야 하기 때문에, 박테리아가 장에 부착하여 집락을 형성시키는 단백질의 생산을 저해한다는 것도 하나의 그럴싸한 설명이 된다. 이에 따르면, 축산 동물이 사료의 모든 영양가를 섭취할 수 있는 능력을 방해하는 그러한 균주들은 동물 배설물과 함께 장 밖으로 통과되어 나와 제거된다는 것이다. 특히 오늘날보다 가축 위생 상태가 덜 엄격했던 시절에, 즉 감염병을 우려해야만 했던 시기에, 이런 적은 양의 항생물질이라도 감염성 박테리아를 저해하여 질병 발생을 억제했을 가능성도 있다.

원래 축산 농장에서 혜택으로 비쳐졌던 이러한 항생물질의 사용이 1970년대에 들어와 미국에서 뜨거운 논쟁을 불러일으켰다. 즉, 시작 초부터 이런 유용 항생물질들이 처방되지 않은 채 대중약으로 사용되는 것이 눈살 찌푸려졌던 것이다. 그것은 축산 동물의 질병을 치료하는 것과 동일한 항생물질들을 계속

적은 양으로 동물에 사용하는 것은 현명하지 못하다고 생각했기 때문이다. 그러나 식육 고기는 알레르기 반응을 나타내지 않는다든지, 사람이 음식을 통해 무의식적으로 항생물질을 먹게 된다는 등 초기의 보고들은 가열되어 갔지만, 놀랍게도 박테리아 저항성 균주는 보고될 정도로 출현하지 않고 있었다. 사실은 이러한 박테리아 내 저항성이 처음부터 만들어졌지만 검출되지 않은 채 남아 있었던 것 같다. 오늘날에 와서는 분명 저항성이 존재한다. 사실 어디에서 사육되는 축산 동물이든 이들의 장 및 피부 박테리아는 대부분 한 항생물질뿐만 아니라 여러 다른 형태의 항생물질에도 저항성을 지니고 있다.

1970년까지 영국 및 기타 유럽 지역에서도 항생물질은 성장증진용으로 사용했다. 그래서 영국 정부의 한 위원회는 이런실태를 조사할 미생물학자와 의사들을 임명하여, 이런 항생물질 사용이 사람의 건강에 유해하다는 결론의 보고서를 발행했다. 그들은 장기간 준치료적 용량의 사용은 동물의 장내 균총에서 저항성 균주를 강력히 선별해 낸다는 사실을 밝혀냈고, 이 저항성 박테리아들이 사람에게 위험 가능성이 있으리라고 판단했던 것이다. 더구나 살모넬라(Salmonella)균의 경우 사람 질병의 원인을 축산 동물로부터 추적한 예도 있었다. 그 이후 영국에서는 인간의 항미생물성 약물들을 축산 동물에 준치료적으로 사용되는 것을 금지했으며, 그 밖의 유럽 국가들과 캐나다에서도 역시 이 정책을 따랐다. 따라서 이들 나라에서는 사람에게 사용되지 않는 다른 항미생물성 약물들만 동물의 성장증진에 사용하도록 했다.

하지만 미국에서는 그러한 법적 제재가 발동하지 않았다. 미국에서는 사람의 질병을 유발하는 항생물질 저항성 박테리아와 동물의 성장증진을 위해 사용된 페니실린 및 테트라사이클린 간의 명확한 연관성을 보여주는 증거를 필요로 했기 때문이다. 사람과 동물의 치료에 같은 약물들이 이용되고 있고, 이 두 사용 형태 모두 저항성 박테리아를 선별할 가능성이 있기 때문에, 이는 쉬운 작업이 아니었다. 그러나 이러한 정보를 제공하는 데 근접할 수 있는 새로운 자료들이 나오기 시작했다. 즉, 몇몇 연구들은 사람의 저항성 감염병 원인을 축산 동물 및 식용 축산품 내에 존재하는 박테리아들로부터 추적해 내는 데 성공했다. 특히 이러한 준치료적 사용은 적어도 하나의 저항성 감염병 발생, 즉 1980년대 햄버거 고기로부터 미국 서부 4개 주에서 인간에게 전파되었던 살모넬라균과 깊이 연루되어 있다.

저항성 박테리아의 선별에 의해 야기된 문제는 차치하더라도, 축산 동물에서의 성장증진용 항생물질 사용은 점차 그 효과가 떨어지는 것 같다. 과거에 보여주었던 것과 똑같은 성장 속도의 증가를 이끌어 내기 위해서는 이제 더 많은 페니실린과 테트라사이클린을 필요로 한다. 한 예로 1950년대에는 5~10ppm의 테트라사이클린으로도 효력이 있었지만, 오늘날은 50~200ppm이 필요하다. 물론 축산 동물의 종류와 사용되는 항생물질의 형태에 따라 사용 용량이 달라지긴 하지만, 이런 추세는 항생물질들의 성장증진용 용량이 점차 예방이나 치료용 수준까지 도달해 가고 있음을 나타내는 것이다. 이렇게 높은 양의 항생물질을 사용하여도, 이제 이런 용도로 얻을 수 있는 성장증진 혜택은 20년 전에 보고된 것보다 낮다. 오늘날의 이런 성장 혜택 감소는 항생물질의 장기간 사용에 따라 나타난 저항성 박테리아의 대량 선별이라는 환경상, 그리고 보건상 위험성과 저울질되어야만 한다.

많은 대중 이익 단체들과 의학자들은 성장증진용 항생물질 중 사람 치료용 항생물질의 사용을 제재해 줄 것을 식품의약국에 청원했다. 주 관심 대상은 여러 종의 박테리아에 영향을 미치며, 자신뿐만 아니라 다른 항생물질들에 대한 저항성도 동시에 선별해 내는 테트라사이클린이었다. 이 약물은 적은 양으로도 박테리아의 저항성 균주를 선별해 내며, 이렇게 선별된 균주는 고도의 저항성을 나타내기 때문이다. 동물들 사이에, 나아가 동물로부터 사람으로 전파되는 저항성 박테리아 자체는 차치하고라도, 이의 저항성 결정인자가 트란스포존이나 전달 가능한 플라스미드상에 있어서 이를 통해 사람 몸속의 다른 박테리아로도 퍼져 나갈 수 있다. 사실 동물 박테리아에서 발견되는 이런 이동성 DNA물질(유전자)들은 사람이 지닌 동일종의 박테리아 균주 내에서도 거의 동등한 상태로 발견되고 있다.

다시 말해, 동물과 사람은 감수성 박테리아뿐만 아니라 이동가능한 저항성 결정인자를 지닌 저항성 박테리아에 이르기까지, 거대한 유전자 창고를 상호 공유하고 있는 셈이다(그림 6-1).

따라서 사람은 동물로부터 여러 경로를 거쳐 저항성 박테리아와 저항성 유전자를 가져올 수 있다. 예를 들면 축산 동물들과 접촉하는 농부들은 일상생활 중에 그렇게 될 수 있고, 소비자들은 오염된 음식, 특히 요리하지 않은 음식을 먹음으로써 그렇게 될 수 있다. 한 부엌 요리대에서 고기를 썰고 양념하고, 샐러드를 바르는 요리는 흔한 예 중 하나이다. 고기 중의 박테리아가 요리 과정에서 죽었을지라도, 샐러드에 오염된 박테리

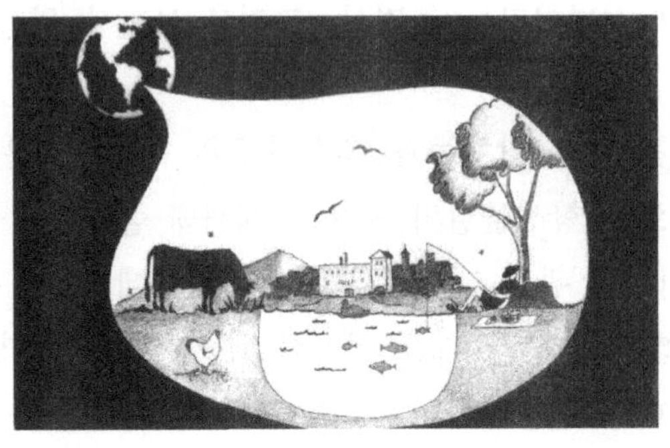

〈그림 6-1〉 이러한 조용한 자연 풍경 연출과는 달리 미생물 수준에서는 활발한 활동이 진행되고 있다. 즉, 박테리아를 포함한 미생물들은 증식하고 대사하면서 유전자를 교환하고 있는 것이다. 박테리아 숙주, 플라스미드, 그리고 이들의 유전자 전달은 사람, 동물, 어류, 조류, 곤충류, 식물 등을 포함하여, 생태계 내에서 서로 영향을 미치는 전 세계의 모든 자연계 참여자에서 동시에 일어나고 있다 (Bonnie Marshall, Tufts University School of Medicine)

아는 그대로 남아 있게 됨으로써 일정 시간 이상 지나면 이들이 성장하여 수가 급증할 수도 있다.

동물의 저항성 유전자와 저항성 박테리아는 동물 배설물을 비료로 사용했을 때에도 간접적으로 획득될 수 있다. 동물 대변 속의 저항성 박테리아는 흙 속으로 들어가거나 들판에 뿌려지면 거기서 증식하면서 농산품이 수확될 때까지 보유했다가, 농산품의 세척에도 불구하고 박테리아가 그대로 부착된 채 소비자의 부엌 안으로 들어간다. 네덜란드의 한 연구에서는 동물로부터 식품 연쇄 고리를 통해 사람으로, 그리고 마지막에 하수구로 흘러 들어가는 박테리아를 추적해 내는 데 성공했다.

축산 동물과 접촉하는 농부들은 정상 장내 균총에 높은 수준의 저항성 박테리아를 지니고 있다. 이 저항성 균주들은 축산 동물로부터 올 수도 있고, 사용하는 항생물질 자체의 선별 및 증식에 의해 생길 수도 있다. 일반적으로 박테리아는 사람의 입, 코, 목구멍을 통해 들어옴으로써 장내에 접근한다. 무해한 정상 장내 박테리아에 관한 얘기이긴 하지만, 축산 동물이 보유한 어떤 박테리아는 보통 사람 체내에서 쉽게 집락을 형성하지 못하는데, 그렇더라도 충분히 수가 많을 때에는 그럴 수 있다고 알려져 있다. 그러나 이들 박테리아 내 저항성의 존재는 농부들에게 즉각적인 관심을 끌지 못한다. 더구나 농부들이 항생물질 없이 작업하는 다른 사람들보다 더 많이 질병을 앓는다는 증거도 없다.

문제는 질병의 발생이 아니라 질병의 치료에 있다. 즉, 항생물질 저항성으로 인해 치료하기 힘든 질병에 감염된 농부와 그 가족의 예가 많기 때문이다. 한 예로, 1976년 코네티컷(Connecticut)주의 한 병원 신생아실에서 발병한 저항성 살모넬라증은 그 원인을 이웃 농장의 감염된 송아지에서 추적했다. 처음 감염된 영아의 어머니가 그 농장에서 일했기 때문에, 신생아실 감염의 발병원 혐의자가 되고 말았다.

몇몇 실험 연구들은 동물과 사람 사이에서 일어나는 박테리아 교환에 대해 몇 가지 중요한 사실들을 조명했다. 1970년대 중반 필자의 연구진은 테트라사이클린 항생물질의 준치료적 용량을 농장에 도입할 때 나타나는 효과를 조사하기 위해, 달걀에서 방금 부화하여 매사추세츠(Massachusetts)주 셔본(Sher-born) 농장으로 운송된 300마리의 병아리를 대상으로 연구를 시작했다. 처음에는 조명등과 여러 보호 장치에서 키운 후(〈그림 6-2〉 A), 한 달된 병아리를 6개의 실험용 닭장으로 나누어, 4개의

A

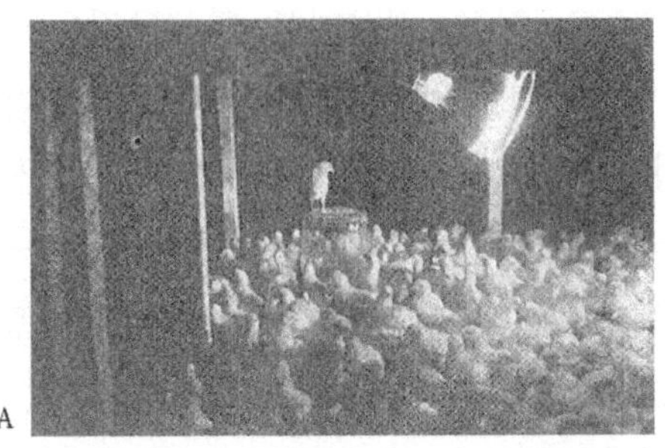

B

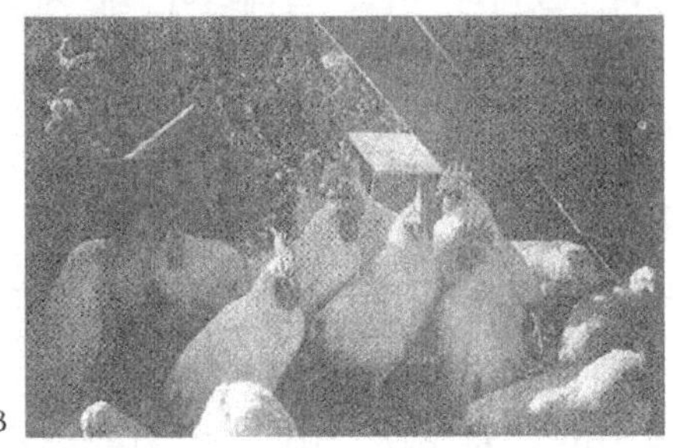

〈그림 6-2〉 (A) 갓 부화한 병아리들이 생애의 첫 몇 주 동안 가열등 아래에서 사육되고 있다 (B) 50마리의 어른 닭들을 암컷과 수컷이 동수가 되도록 하여 닭장에 넣고, 닭장 반은 옥시테트라사이클린을 첨가한 사료를 주고, 나머지 반은 정상 사료만을 주었다

닭장은 곳간 안에, 2개는 바깥에 놓아두었다. 이때 각 닭장 안에는 암컷과 수컷의 수를 똑같이 50마리의 병아리를 넣어두었다(〈그림 6-2〉 B).

9개월 동안 병아리의 반은 항생물질 옥시테트라사이클린의 준치료적 양(200g/t)을 함유한 사료를 주어 사육하면서, 옥시테트라사이클린을 먹인 병아리와 대조군의 병아리들, 그리고 약 200피트(60m) 떨어진 농가에 기거하는 농부와 그 가족들의 대변을 조사했다. 나아가 그 집 아이와 같은 학교에 다니는 이웃 가족들의 도움도 받았는데, 이 사람들은 매주 분석용 대변 시료들을 제공해 줌으로써, 조사 기간 동안 일어날지도 모르는, 병아리에 기인하지 않는 박테리아 균총의 변화에 대한 대조군의 역할을 담당해 주었다.

옥시테트라사이클린을 넣은 사료를 먹인 후 24~36시간 이내에, 병아리들의 장내 대장균은 대부분 테트라사이클린 감수성에서 저항성으로 바뀌었다. 뒤이어 3개월 동안 다른 변화들이 계속 일어났으며, 마침내 이 약물을 전혀 먹이지 않았던 병아리에서도 테트라사이클린뿐만 아니라 암피실린, 스트렙토마이신, 그리고 설폰아마이드에 대한 저항성 대장균이 나타나기 시작했다. 그러나 사실 이 농장 안에서 이런 약물들을 사용한 사람은 아무도 없었다.

5~6개월 후, 농부의 가족 구성원들에서도 장내 대장균의 저항성이 점차 증가해 가고 있었다. 매주 채취한 대변 시료들 중 3분의 1은 거의 완벽한 테트라사이클린 저항성을 보였으며, 6개월을 지나면서 대장균은 서서히 4~5가지 다른 항생물질에 저항성을 나타내기 시작했다. 즉, 농장 거주자들은 테트라사이클린을 복용하지도, 병아리를 잡아먹지도 않았지만, 이들의 균총에서도 병아리에서 나타난 것과 똑같은 복합저항성 현상이 나타났던 것이다. 그러나 대조군인 이웃 사람의 장내 균총에서는 아무런 변화도 없었다.

이 연구는 비교적 소량인 항생물질이라도 동물의 장내 균총을 변화시킬 수 있으며, 더욱 놀랍게도 같은 농장에 기거하는 사람들의 균총까지도 변화시킬 수 있다는 사실을 분명히 해주었다. 더구나 한 약물의 장기간 사용(2~3개월 동안)은 그 항생물질 이외에도 여러 다른 항생물질에 저항성을 가진 박테리아를 출현하도록 했다.

단 하나의 항생물질 복용에 의한 복합저항성 출현은 이 연구나 이 병아리들에게서만 일어난 것이 아니라, 단 하나의 항생물질을 장기간 복용한 사람이나 동물에서도 쭉 관찰되던 사실이었다. 앞에서 얘기했다시피, 요로 감염증을 치료하기 위해 수주 동안 테트라사이클린 치료를 받은 부인들은 테트라사이클린 외에도 여러 다른 항생물질들에 저항성을 가진 장내 박테리아를 지니고 있음이 밝혀졌으며, 여드름 치료를 위해 테트라사이클린이나 에리트로마이신을 복용한 환자들 역시 3~6종의 다른 항생물질들에 대해 저항성을 가진 여러 종의 박테리아들을 보유하고 있는 것으로 알려져 왔다. 이런 경우를 보면, 모두 단 하나의 항생물질을 장기간 사용함에 따라 복합저항성이 출현된 셈이다. 특히 저항성의 선별이란 개념에서 볼 때 치료용과 준치료용 간에 중요한 차이점이 있는데, 그것은 항생물질 사용 기간이 주변 환경에서의 저항성 선별 효과에 영향을 미친다는 사실이다. 즉 준치료용이더라도 만성적 이용은 복합 약물 저항성을 유발하게 된다.

1980년대 중반에서 말까지 독일에서 사육 돼지를 대상으로 조사한 한 연구진은 동물에서의 항생물질 사용 결과로 나타난 저항성의 전파에 있어서 새로운 관점을 보여주었다. 즉, 이 연구에서는 저항성 결정인자의 전파가 사육 동물뿐만 아니라 이웃한 모든 사람에게로 전파되어 간다는 사실을 보고했던 것이다.

이 연구자들은 예전에 한 번도 사용된 적이 없는 스트렙토트리신(Streptothricin)이란 항생물질을 성장증진을 도모할 목적으로 돼지 사료에 소량 첨가했다. 물론 이 약물을 첨가하기 전에 대변 내 균총들을 정량적으로 신중하게 측정해 보았지만, 이 약물에 대한 저항성은 사람이나 동물에 연계된 박테리아에서는 전혀 발견할 수 없었다. 그러나 사용한 지 6개월 지나서 돼지의 장내 박테리아가 가진 전달 가능한 플라스미드상에서 새로운 저항성 유전자를 발견했다. 더욱 중요한 것은 이 저항성 결정인자가 트란스포존상에 있었다는 사실이며, 이로 인해 어떻게 이 저항성 유전자가 다른 장내 박테리아 내의 여러 다양한 플라스미드상에서도 발견될 수 있는지를 설명할 수 있다.

2년 이내에, 농부들과 그 가족들의 대변에서뿐만 아니라 항생물질이 투여된 돼지와 같은 지리적 영역 안에 살고 있던 사람들로부터 채취한 대변 내 대장균 중 16~18%로부터 이 저항성 유전자를 분리할 수 있었으며, 이 지역에서 요로 감염증을 유발하는 박테리아 중 1%에서도 이 항생물질 저항성이 나타났다. 그러나 이 항생물질을 사용하지 않은 대조 지역에 사는 사람이나 동물에서는 스트렙토트리신 저항성이 전혀 관찰되지 않았다. 이런 신속한 저항성 선별 및 전파는 동물과 사람 생태계 간에 상호 관련성이 있음을 보여주고 있다. 즉, 동물에서 선별된 한 저항성 유전자가 사람의 대장균 균주로, 나아가서 사람 질병을 유발하는 박테리아 내로 들어간다는 사실을 분명히 밝혀주고 있는 셈이다. 다시 말하지만, 여기에서의 요점은 박테리아가 감염성이 커졌다거나 더 많은 질병을 유발한다는 것이 아니라, 동물에서 선별된 어떤 저항성 유전자라도 사람과 관련 있는 균주 내로 자신의 행로를 찾아갈 수 있다는 사실이다. 그다지 많이 쓰이지 않는 항생물질 스트렙토트리신의 저항성 유

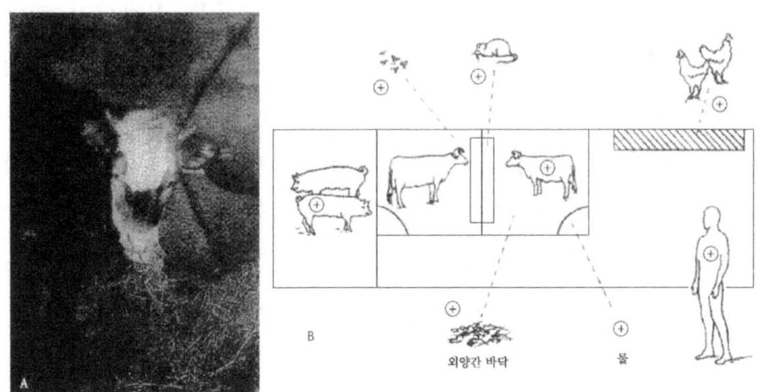

〈그림 6-3〉 대장균을 접종한 목장의 송아지로부터의 대장균 전파. 송아지(A)로부터 채취한 대장균을 실험실에서 생화학적으로 표지한 후 다시 접종한 결과, 시간이 흐름에 따라 외양간(B) 안의 동물성 및 비동물성 물체들로부터도 표지된 대장균들이 분리될 수 있었다(Bonnie Marshall, Tufts University School of Medicine)

전자에서 이런 현상이 일어난다면, 다른 항생물질, 즉 페니실린이나 테트라사이클린 등 사람 치료용 약물들에 대해서도 이런 현상이 일어났을 것이다. 따라서 이러한 저항성 유전자는 대장균 숙주를 거쳐 결국 질병 유발 박테리아에 이르고 만다.

최근 필자 연구실의 보니 마셜(Bonnie Marshall)과 동료들은 저항성 대장균이 한 동물에서 다른 동물로, 그리고 결국 사람에게로 자연적으로 전파되어 가는 과정을 조사한 적이 있다. 이 실험은 한 동물에 보유된 대장균이 자연 상태에서 그 동물 내에만 국한될 수 있는지를 알아보기 위해 고안되었다. 다시 말해 각 동물 종만이 가진 특유의 대장균 종이 따로 존재하는지 여부를 조사한 것이다. 우선 송아지로부터 하나의 대장균을 분리한 후, 자연환경 내에서 추적하기 위해 실험실에서 표지를

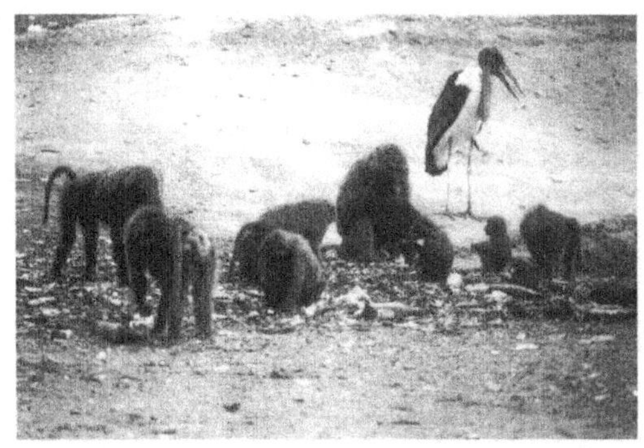

〈그림 6-4〉 케냐 암보셀리 국립공원에서 캠프 지역 근처의 구덩이에 버려진 사람 쓰레기를 주워 먹는 비비들, 이 비비들은 대변 균총에서 다른 야생 비비들보다 훨씬 높은 저항성 빈도를 보였다

단 다음 그 송아지에게 되돌려 주었다. 이 대장균은 원송아지 내에서 쉽게 집락을 형성했고, 뒤이어 한 울타리 안에 있는 생쥐로, 상당히 거리가 떨어져 있는 돼지로, 병아리로, 파리로, 야생 오리로 옮아갔다(그림 6-3). 결론은 분명했다. 이 대장균은 여러 다른 종의 동물 장내에 집락을 형성할 수 있었던 것이다. 이 결과에 따르면, 항생물질을 동물에 사용하여 선별된 저항성 박테리아들이 여러 다른 동물 종 내에 출현한다는 사실을 피할 수 있는 구명대는 어디에도 없다는 것이다. 왜냐하면 이들 대장균들도 자연환경 내에 존재하고 있으므로, 사람을 포함한 여러 다른 동물이 숙주가 될 수밖에 없기 때문이다.

이런 유전자 전달은 역방향, 즉 사람으로부터 동물로도 일어날 수 있다. 1982년 케냐 암보셀리 국립공원의 '비비(Baboon)'를 대상으로 한 연구에서, 야생의 자연 식이를 먹고 자란 대조 동물들보다 캠프 가까이에서 쓰레기를 주워 먹은 동물들이 훨씬 더 많은 수의 저항성 박테리아를 갖고 있음을 발견했다(그림 6-4). 대변의 균총 조사에서도, 쓰레기를 먹은 비비들은 놀라울 정도로 사람과 유사한 균총을 갖고 있었는데, 특히 다양한 크기의 플라스미드들을 가진 다양한 대장균종들이 있었다. 이와 대조적으로, 야생의 비비들은 보다 조화로워 보이는 대장균 균총을 가졌으며, 단지 소수의 플라스미드만이 발견됐을 뿐이다.

음식물을 통해 동물로부터 사람으로 전파되는 질병 유발 저항성 박테리아

지난 10년 동안 미국에서도 음식물의 박테리아 오염으로 인해 병을 앓아 병원에 입원하고, 나아가 죽음에까지 이른 경우도 있었다. 대부분의 감염 미생물은 심한 설사를 유발하는 미생물 살모넬라균이었는데, 특히 이 박테리아가 혈류로 들어가 증식하면 고열과 함께 때로는 치사 상태에까지 이르는 패혈증을 유발한다.

살모넬라균은 동물의 흔한 감염병원균이지만, 때로는 낮은 수준으로, 때로는 은닉된 상태로 동물에 보유되어 있다. 그런데 지난 10년간 살모넬라균에 의한 사람의 감염병 발병 횟수는 증가하고 있으며, 더구나 1970년 이전에는 이 살모넬라균주들이 항생물질에 감수성이었는데 반해, 최근에 이 감염증에서 표출된 문제는 아직 4~5종까지 이르지 않았지만 적어도 2종 이상의 항생물질에 저항성을 지닌 살모넬라균들에 의해 유발된다. 1981년 뉴저지(New Jersey)주와 펜실베이니아(Pennsylvania)주에서 일어난 살모넬라증의 발병원으로 한 쇠고기 구이 연쇄점에서 요리된 구이로부터 복합저항성인 미생물이 추적되었는데, 약 100명 정도의 환자가 심한 설사로 고통을 받았다.

조지아(Georgia)주 애틀랜타(Atlanta)의 질병통제센터(Center for Drug Control) 연구원의 조사에 의하면, 이와 같이 복합저항성 살모넬라균에 의해 유발되는 질병들은 계속 증가해 가고 있다고 한다. 더욱 심각한 것은 사람이 복용하는 항생물질들이 바로 이러한 질병 증가의 주요 기여 인자라는 사실이다. 만약 감염된 살모넬라균이 항생물질 저항성이고, 오염된 식품을 먹은 사람들이 감수성을 상실한 바로 그 항생물질들을 투여받고 있다면, 발병 확률이 더 높아질 수밖에 없다. 이 경우 체내에 항생물질이 존재하면 이 저항성 균주는 생존적 이점을 지녀, 소수의 살모넬라 박테리아라도 체내의 지배적 미생물로 증식하고, 따라서 질병을 유발할 수 있기 때문이다. 동일한 오염 식품을 먹은 사람들이 항생물질을 복용하지 않았다면, 감염된 박테리아의 수가 적기 때문에 질병에 전혀 걸리지 않을 수도 있다. 또한 오염된 살모넬라균이 그 항생물질에 감수성을 갖고 있다면, 아예 이러한 저항성 선별은 일어나지도 않을 것이다.

1983년 질병통제센터의 또 다른 연구에서는 미국 중서부 4개 주에서 발병한 또 다른 살모넬라(Salmonella Newport) 질병의 원인을 한 목장의 축우(畜牛)로부터 만들어진 햄버거 고기에서 추적해 냈다. 역학(疫學) 자료에 따르면, 18명의 감염 환자 중 12명은 이 미생물이 저항성을 지닌 항생물질을 복용해 오고 있었기 때문에, 처음 직원들은 각자가 사용한 항생물질원은 달라도 이미 이런 항생물질 제제에 물들어 있었기 때문에 발병했으리라는 생각을 가졌다. 더구나 이들 환자들은 모두 질병에 걸리기 바로 전주에 햄버거를 먹었다는 공통점을 갖고 있었다. 그리고 모양뿐만 아니라 그들 특유의 복합저항성 플라스미드까지 똑같은 살모넬라균이 분리되었던 남다코다(South Dakoda)주 농장 지대의 한 목장 축우로부터 이 햄버거 고기가 유래되었음도 밝혀냈다. 이런 조각들을 모아 연결함으로써, 질병통제센터의 역학자들은 추정 감염 경로가 축우로부터 가공 공장의 고기로, 그리고 식료품점의 포장 상품으로 전달되었다는 결론을 내렸다. 다시 말하지만, 이 고기 중 살모넬라균의 수는 매우 적었고, 따라서 햄버거를 먹은 많은 사람들은 감염되지 않았다. 그렇지만 살모넬라균이 저항성을 지닌 항생물질을 복용하고 있었던 사람들은 이 저항성 균주가 선별적으로 증식할 수 있는 완벽한 환경을 제공함으로써, 뚜렷한 임상 상태를 가져오고 말았던 것이다.

1985년 캘리포니아(California)주에서 설사 증세를 호소했던 수백 명의 환자 설사 시료에서도 이 살모넬라균(Salmonella New-port)이 분리되었다. 여기에서의 감염원도 역시 햄버거 고기였고, 두 명이 사망했다. 조사자들은 플라스미드 동정법에 의해 그때까지도 이 미생물이 분리될 수 있었던 한 젖소로부터 이를 추적해 내는 데 성공했으며, 가공 공장에서도, 그리고 팔다 남은 고기에서도 이 미생물을 발견할 수 있었다. 이 농부는 항생물질을 치료용으로 사용한 것 말고도, 준치료적 농도의 페니실린과 테트라사이클린을 가축에게 먹이고 있었으며, 따라서 이 살모넬라균은 그 목장에서 준치료용으로나 치료용으로 사용된 모든 약물들에 저항성을 가지고 있었다. 이 조사는 발병원 미생물이 동물로부터 모든 식품 연쇄 고리를 거쳐 사람으로 전염되어 가는 과정을 생화학적 및 미생물학적 기법을 이용하여 확실히 추적해 낸 시초였다.

우유도 살모넬라균의 감염원이 되는 것으로 알려졌다. 1987년 애리조나(Arizona)주에서 발병한 살모넬라증은 생우유에 의해 일어났으며, 그때에도 감염원 동물이 역추적되었다. 무엇보다도 우유와 관련되어 발생한 가장 큰 살모넬라 감염증 중 하나가 1985년 봄 일리노이(Illinois)주 북부에서 일어나서, 다른 3개 주의 사람들을 포함하여 전부 20만 명에 달하는 사람들이 포장 우유를 먹고 질병에 감염되어 앓았던 적이 있다. 감염 환자들은 어떤 이유에서든 일반 사람들보다 더 높은 비율로 항생물질을 복용하고 있었기 때문에, 이 연구 결과에서도 이 균주의 항박테리아성 물질에 대한 저항성이 공격률을 증대시켰다는 사실을 또다시 보여준 셈이다. 즉, 이의 미생물 범인도 역시 복합저항성이었기 때문에, 이러한 항생물질 복용이 이들을 더 큰 위험으로 끌어들인 것이다. 이 질병은 우유 처리 시설에서의 누출로 인해 생우유와 저온 살균 우유가 혼합됨으로써, 한 낙농업자가 생산한 2가지 다른 상표의 저온 살균 우유 중 2%가 오염되어 발생했던 것 같다.

이러한 연구들은 축산 동물들이 사람 내 저항성 박테리아 감염원이 될 수 있다는 데 어떠한 의문점도 남겨놓지 않았다. 축산 동물들에게 정기적으로, 만성적으로 항생물질들을 먹이고 있기 때문에, 그들이 보유한 미생물들은 종종 복합저항성을 갖고 있으며, 이것은 부수적으로 사람의 건강에 위험성을 가져오는 상황을 만든다. 역설적으로, 이 박테리아는 질병으로 인해 이미 이런 항생물질을 복용한 사람들에게서 상당한 문제를 일으킬 수도 있다. 축우 산업에서는 돼지 사육에 비해 성장증진용 항생물질을 훨씬 덜 쓰는 편임에도 불구하고, 쇠고기 산업은 가장 흔한 저항성 감염원이 되어왔는데, 이는 주로 많은 사람의 입맛이 귀한 쇠고기를 요구하고 있으며, 요리를 해도 생고기 내에 있는 모든 박테리아가 죽지 않기 때문이다. 더구나 드물긴 하지만 바깥 살점 부위를 내부 장기들과 혼합하는 등 햄버거용으로 살코기 이외의 고기들을 갈아서 섞는 경우도 있다. 그러나 돼지류나 가금류(닭 등)는 일반적으로 잘 요리되기 때문에, 대부분 오염 박테리아들이 죽는다.

아직도 약물들의 준치료적 사용이 효력을 나타내는지 의심스럽다. 사용해 온 햇수를 생각한다면, 그동안 항생물질들이 수많은 저항성 균주들을 선별해 왔을 것으로 예상할 수 있으리라. 이들 동물들이 앓게 되면 이제 어떤 약물을 효과적인 약물로 사용해야 하는지도 의심스럽다.

준치료적 양의 항생물질을 복용해 왔던 동물들을 치료하고자 할 때, 저항성 문제가 가장 큰 문제로 등장할 조짐이 있다. 이전에 구계열의 항생물질들에 의해 제어되었던 동물의 질병을 치료하는 데 이젠 새로운 약물들이 이용되는 실정에 이르렀다. 젖소를 사육하면서 페니실린과 테트라사이클린을 준치료적 용량으로 투여해 왔던 캘리포니아의 한 농장에서, 병든 소들을 치료하기 위해 불법으로 금지된 항생물질 클로람페니콜을 사용해야 했던 이유도 아마 저항성이었을 것이다. 저항성 앞에서는 다른 적절한 항생물질들이 모두 쓸모없기 때문이다. 그러나 이 경우에도, 살모넬라균은 미국 내 임상 박테리아 균주들에서도 흔히 관찰되지 않는 약물 저항성을 보유하고 있었고, 따라서 클로람페니콜마저 효력이 없었다.

그럼 어떤 조치가 취해질 수 있으며 취해져야만 하는가? 많은 농부들은 건강하고 튼튼하게 축산 동물을 사육하기 위해서는 항생물질들이 필요하다고 믿고 있다. 그러나 동물이 사육되는 방식이나 목장 상태, 그리고 함께 사육되는 동물 수에 따라 이것은 사실일 수도, 그렇지 않을 수도 있다. 특히 어떤 큰 목장 지대에 인접하여 가두리식 사육을 실시하는 것은 분명 감염병의 교차 감염을 위한 무대를 마련해 줄 수 있다. 즉, 송아지 사육 시 일정량 테트라사이클린을 보급한 우유를 먹인다면 그렇게 될 수도 있을 것이다.

동물 사료 내 준치료적 용도의 항생물질을 법적으로 제지하려는 제안 행위가 국회에서 15년 넘게 지체되어 오고 있지만, 완전 휴면 상태는 아니다. 이런 형태의 사용을 제한하고자 하는 사람과 공공 이해 단체의 압력이 점점 가중되고 있기 때문이다. 이들은 현존하는 증거로 저항성 문제를 부각시켜 오고 있다. 그리고 사람에게 유용한 항생물질들이 반드시 동물의 성장증진용으로 필요한 것도, 유용한 것도 아니라는 이해를 점차 확산해 나가고 있다. 한 예로 한때 성장증진용으로 페니실린과 테트라사이클린만을 사용했던 가금류 산업(양계업)에서도 이제 20% 미만의 생산자만이 그렇게 하고 있다고 이들은 주장하고 있다.

쇠고기에서 추적된 저항성 살모넬라증의 발병에 대한 일반 대중들의 관심에 따라, 미국 축산업 협동조합(Cattlemen's Association)은 축우에 성장증진용 항생물질의 사용을 중단할 것을 조합원들에게 권고하면서, 사람에게 사용되지 않는 비항생물질성 약물만을 동물 사료에 첨가하라고 요청했다. 오늘날엔 주로 이런 방법을 따르고 있으며, 이에 따라 유일한 동물용 화학물질인 모넨신(Monensin)이 오늘날 그런 성공적 대체 약물이다. 그러나 아직까지 돼지류 산업(양돈업)에서는 어떠한 변화도 주장하지 않고 있다.

페니실린과 테트라사이클린에 대한 신구(新舊) 대체 약물들도 성장증진용으로 사용될 수 있다. 특히 바시트라신(Bacitracin)류는 사람의 장내 감염에는 사용되지 않지만 국소 피부 상처에 사용하는 비흡수성 항생물질로, 1950년대 초부터 몇몇 자료들에 의해 테트라사이클린과 거의 동등한 동물의 성장증진 효과를 나타내는 것으로 알려져 왔다. 그래서 바시트라신류는 오늘날 축산업에서 성공적으로 사용했다. 병아리 산업(부화장)에서도 바시트라신류와 함께 또 다른 비흡수성인 항박테리아성 물질군 뱀버마이신(Bambermycin)류가 성장증진물질로 주로 사용되고 있다. 여하튼 이러한 변화들은 이 분야에서 이룬 주요 진전들이다.

수의학 전문가들은 축산업자들의 항생물질 활용성과 일반 사람들의 활용성 간에 상당한 모순점이 있음을 지켜봐 왔다. 즉, 윌리엄 프리처드(William Pritchard)와 프랭크 로웨(Frank Lowe) 등은, 21세기의 수의학이란 관점에서 볼 때 여러 효능 있는 항미생물성 물질에 가축 사육자들이 보통 사람들보다 훨씬 쉽게 접근하고 있음을 지적한 바 있다. 이 사실은 가축 사육자들을 반려동물 소유자와 비교할 때에도 마찬가지이다. 이들은 "동물에 허용된 약물의 약 93%가 수의사의 감독 없이 가축 사육자에 의해 쓰일 수 있다."고 추정하면서, '이러한 사용 방식에 따른 축산품 내 잔류성 및 병원성으로 인해 야기될 오염 가능성으로 인한 환경문제'에 대해 보이고 있는 대중적 관심을 이해해야 하며, 따라서 수의사들은 '효능 있는 항미생물성 약물의 만연된 사용에 수반될 위험성'을 감소시키는 방식을 찾아내는 데 적극적 역할을 담당해야 한다고 제안했다. 분명 수의사들은 이런 행동 대열에서 중요한 단체가 되어야만 한다.

감금 상태에서 떼 지어 가축을 사육하는 것에 대한 동물보호주의자 단체들의 아우성과 함께 저항성 균주의 출현에 대한 미생물학자 및 임상의들이 보인 관심은, 가축을 옛날 방식으로 사육하는 데 대한 관심을 새로이 불러일으켰다. 이에 따라 '자연 식용 목장(Natural Food Farms)이 뉴욕주와 중서부 여러 지역에서 번창하기 시작했는데, 현재 이 목장들은 화학물질이나 항생물질 첨가제를 사용하지 않고도 우수한 축산품을 생산한다고 주장하고 있다. 시카고에 있는 사립 재정의 비영리 단체인 '식용 동물 사업 트러스트(Food Animal Concerns Trust, FACT)'는 항생물질을 보급하지 않고 동물을 사육하는 축산업자들을 지원하고 있다. 이 단체는 어느 때인가 '램블링 로즈(Rambling Rose)' 상표의 송아지 고기를 지원한 적이 있다. 이 고기는 뉴욕주, 펜실베이니아주, 텍사스주에 위치한 목장에서 철분이나 영양소는 함유하되 항생물질은 보급하지 않은 우유를 먹이면서 야외에서 사육한 비빈혈성 송아지로부터 생산했다. 빈혈성 송아지 고기와 달리 이 고기는 희지 않고 검은 편이었으나, 좋은 고기 맛과 질로 인해 이 축산품 시장은 작지만 지속적으로 나타났다. 뉴욕의 챈터릴리(Chanterele) 식당을 포함한 뉴욕, 시카고, 샌프란시스코의 몇몇 고급 식당은 그들 메뉴판에 있는 램블링 로즈 표시를 자랑했었다. 운송 문제 때문에 이 사업은 중단했지만, 이 시도는 이런 일이 행해질 수 있으며 그러한 축산품이 시장을 가질 수 있다는 사실을 보여주는 데 성공했다.

수년 전, 식용 동물 사업 트러스트는 뉴욕, 뉴저지주 북부, 시카고 지역에서 판매된 '네스트 에그(Nest Egg)'라는 달걀 생산에 착수했다. 이 달걀은 닭장 내에 감금하여 떼 지어 사육하는 대신, 볏짚 쓰레기 속에서 자유로이 배회하도록 하면서 닭들을 사육한 일리노이주와 뉴저지주의 목장에서 생산된 것이다. 그 결과 식용 동물 사업 트러스트는 이러한 가축 사육의 대체 방법이 이윤이 크고 성공적이라는 것을 보여주었다.

국가자원보존위원회(National Resources Defense Committee)와 같은 단체들은 식품의약국(Food and Drug Administration)의 수의학센터(Center for Veterinary Medicine)로 하여금 사람 치료용 항생물질을 가축 사료에 사용하는 것을 금지시키려는 입법 행위를 시도했지만, 아직 입법화는 성공하지 못했다. 그러나 소비자로서 그러한 요청을 유념하고 있던 일반 대중에게 이 문제를 다시 부각시켜 놓았다.

따라서 가축 사육자, 수의사, 소비자의 합심된 노력은 대형 가축 생산에 사람 치료용 약물을 성장증진제로 사용하는 데 변화를 가져올지 모른다. 또한 소비자가 보다 자연적으로 사육된 축산품에 손을 내민다면, 생산자들은 필연적으로 그것을 공급하게 될 것이다. 그리고 법적 제도가 주어진다면, 보다 잘 교육받은 소비자들은 사람용 항생물질을 먹이지 않은 가축을 요구할 것이다. 그럴 때에만 항생물질 사용이란 영역에서 확실한 변화를 보게 될 것이다.

7장
그 밖의 생태학적 고찰
: 농업, 양식업, 반려동물, 그리고 소수 동물종에서의 항생물질 사용

미국에서 대량생산되는 항생물질들은 사람의 치료에, 나아가 축산 동물의 성장증진과 감염병 통제에 소비되고 있다. 그러나 여기에 사용되는 것과 같은 유의 약물들이 개나 고양이 같은 반려동물뿐만 아니라 수목, 농작물, 물고기, 그리고 꿀벌에 이르기까지 이들의 감염병을 치료하고 예방하는 데에도 자리매김을 해왔다.

닭, 소, 돼지들은 말, 개, 고양이와 함께 미국 식품의약국에 의해 '주 동물종'으로 분류되는 동물 집단을 구성하고 있는데, 이들은 주로 식용으로 소비되기 위해 사육되어 온 동물 중 가장 큰 집단을 형성하고 있다. 그런데 더 적은 수로 사육되는 '소수 동물종'의 구성원들인 염소나 양과 같은 식용 동물에게도 똑같이 항생물질이 투여되고 있으며, 밍크와 같이 털가죽을 얻기 위해 사육되는 동물들이나, 식용의 물고기에도 그렇게 투여되고 있다. 미국에서 사람과 식용 가축들에게 연간 3억 파운드 이상의 항생물질들이 투여되는 것에 비하면, 매년 이런 소수 동물종들에게 투여되거나 농업 분야에서 사용되는 전체 항생물질량은 상당히 적은 편으로 약 50만 파운드 정도로 추산되고 있다. 그러나 이러한 사용이 환경에 미치는 영향, 즉 저항성 박테리아의 선별력은 상당할지도 모른다.

농업 분야에서의 항생물질 사용

박테리아와 같은 미생물들은 농작물과 수목에서도 질병을 유발한다. 따라서 항생물질이 이런 병해들을 통제하고 방제할 수 있다는 사실을 알아낸다는 것은 놀라운 일이 아니다. 이러한 방제 노력은 현재 발생 중인 감염병의 처치와 특히 연약한 성장기의 감염 예방에 주로 이용되고 있다. 그런데 이런 농작물이나 수목에게 항생물질을 처리하기 위해서는 대규모 살포 방법이 필요하기 때문에, 나무줄기에 직접 항생물질을 주입하는 경우도 있지만, 오늘날 수목업자들은 대부분 감염 작물이나 수목 위에 이들을 살포함으로써 병해를 방제하고 있는 실정이다. 더욱이 이러한 방제용 약물 살포 방식은 하나의 감염 식물만 아니라 그 지역 땅 전체를 처리함으로써, 결과적으로 항생물질이 생태계에 미칠 수 있는 영향을 확대하게 된다. 즉, 다른 항생물질 치료에서와 마찬가지로, 이러한 식물들에서도 항생물질 사용은 치유하려는 병원균뿐만 아니라 자연환경 내 서식하는 다른 감수성 박테리아들도 죽이므로, 비록 상당히 적은 양의 항생물질이더라도 심술궂게 이에 맞선 저항성 박테리아를 선별해 내는 데 상당한 효과를 발휘하는 것이다. 살포된 규모에 따라서는 이런 용도의 사용이 인류와 공생하는 박테리아 내에 저항성을 만들어 내는 데에도 주요 기여 인자가 될 수 있다.

지금도 미국에서는 옥시테트라사이클린과 스트렙토마이신, 이 두 항생물질들이 수목과 작물의 병해 방제용으로 등록되어 있다. 이러한 등록은 이 약물들이 발견되어 인간에게서 성공적으로 쓰였던 40년 전으로 되돌아간다. 현재 미국에서 과수의 박테리아 감염병 방제에만도 연간 약 4~5만 파운드가 사용되고 있는데, 항생물질 1파운드(약 450g)는 하루에 450명을 충분히 치료할 수 있는 양이다.

원래 1943년에 발견된 스트렙토마이신은 1952년부터 농작물 병해 방제에 널리 쓰이기 시작했다. 1950년대와 1960년대에 활발히 사용되었지만, 스트렙토마이신은 아직도 농작물의 일반 방제법으로서 자리를 지키고 있다. 자라는 감자 뿌리의 부패를 가져오는 '무름병(軟腐病, Soft Rot)'과 '뿌리썩음병(根腐病, Black Leg)' 같은 박테리아 병해들을 줄이는 데에 일반적으로 스트렙토마이신이 사용되고 있으며, 잎이 갈라지기 시작하여 결국은 죽음으로 마감하는 담배 묘상의 박테리아 질병인 '잎불마름병(野火病, Wild Fire)'과 '푸른곰팡이병(Blue Mold)'의 처치에도 스트렙토마이신을 이용하고 있다. 마찬가지로 샐러리 묘상의 이식 중 발병하는 '박테리아성 잎마름병(葉枯病, Blight)'을 예방하는 데에도, 그리고 고추와 토마토를 '박테리아성 점무늬병(斑點病)'으로부터 보호하는 데에도 스트렙토마이신이 표준 방

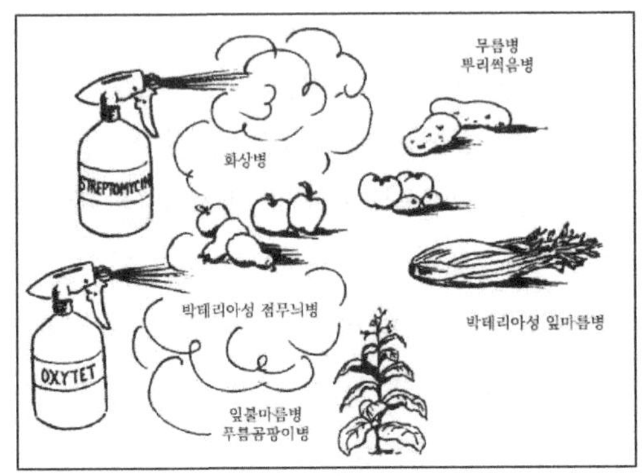

〈그림 7-1〉 스트렙토마이신이나 옥시테트라사이클린과 같은 항생물질들은 과수나 야채의 박테리아 감염병 통제에도 사용되고 있다(Bonnie Marshall, Tufts University School of Medicine)

제법이 되어왔다(그림 7-1).

옥시테트라사이클린은 가장 널리 사용하는 테트라사이클린계 항생물질이다. 이 약물은 체내에 쉽게 흡수되지 않는데, 그로 인해 효능 발휘를 위해 반드시 흡수돼야 할 필요가 없는 동식물의 표면 방제에 쓰이고 있다. 그 예로, 옥시테트라사이클린은 식용 가축들의 장내 박테리아를 없애는 데 이용되고 있으며, 또한 수목에서 박테리아 감염을 방제하기 위해 뿌리나 줄기에 주입할 때에도 그 효력을 발휘하고 있다.

동물과 식물에서 질병을 유발하는 박테리아종은 사람 감염을 유발하는 것들과 다소 다르다. 즉, 이들 박테리아는 사람의 질병 유발 박테리아와 비슷한 형태를 갖고 있어서 어떤 공통 특성을 지니는 미생물 집단, 즉 종(種)으로 구성된 통상의 '과(科)' 안에 소속되어 있지만, 이들은 각각 사람, 동물, 식물 등 서로 다른 숙주들을 감염시킬 수 있는 능력을 갖고 있는 등 상당한 거리감도 있는 것 같다. 한 예로 식물 병해를 일으키는 많은 박테리아는 마이코플라스마(Mycoplasma) 또는 마이코플라스마 유형으로 분류되는데, 이 식물 마이코플라스마들은 사람의 호흡기 감염을 유발하는 이형폐렴(異形肺炎)균(Mycoplasma Pneumoniae)과 상당히 다르지만, 완벽한 세포벽도 갖고 있지 않을 뿐만 아니라 이를 합성할 능력도 없는 등 많은 유사성도 공유하고 있다. 따라서 이 미생물들은 이러한 특성 때문에 페니실린과 같이 세포벽 합성에 영향을 미치는 항생물질에 대해서는 공히 천연적 저항성을 갖고 있지만, 테트라사이클린, 클로람페니콜, 에리트로마이신 등과 같이 단백질합성에 영향을 미치는 항생물질에 대해서는 다 같이 감수성을 지니고 있다. 그런데 아직 잘 알려져 있진 않지만, 식물 마이코플라스마와 동물 마이코플라스마 간에 저항성 유전자와 같은 유전물질이 상호 교환될 수 있는 가능성이 있다. 왜냐하면 이들끼리 상당한 거리가 있을지라도, 동식물에 영향을 주는 이들 박테리아 간에 공유된 유사성은 저항성 유전자 교환이 이미 알려진 그램 양성균과 그램 음성균 간에 공유된 유사성보다 더 클지도 모르기 때문이다.

에르비니아(Erwinia)균은 과수의 병해 방제에 이용되는 항생물질들의 주 대상인 박테리아다. 이 미생물종(種)은 대장균(Escherichia Coli), 살모넬라(Salmonella)균, 시겔라(Shigella)균 등과 함께 장내세균과(Enterobacteriaceae)에 속하는데, 이 식물병원균을 포함하여 이 과에 소속된 박테리아들은 상호 유전자를 교환할 수 있는 능력이 있다. 현재 사과나무와 배나무는 가장 중요한 에르비니아균의 희생물이다. 특히 Erwinia Amylovora라는 미생물은 꽃이나 잎의 상처 부위를 통해 나무로 들어간 뒤 과수의 다른 부위로 옮겨가서 잎이 마르고 과일이 썩도록 하는 '화상병(火傷病, Fire Blight)'이라는 질병을 유발하는데, 스트렙토마이신은 이러한 에르비니아균을 격퇴시키는 데 선택약으로 쓰이고 있다. 그러나 어떤 지역에서는 이미 에르비니아균에서 스트렙토마이신 저항성이 등장해 스트렙토마이신이 더 이상 효력을 발휘하지 못했지만, 다행히 아직 옥시테트라사이클린은 이에 대해 효력을 발휘하므로 그런 지역에선 어쩔 수 없이 이 약물로 대체할 수밖에 없다. 이 옥시테트라사이클린은 또 다른 그램 음성 박테리아 젠토모나스(Xanthomonas)균에 의해 일어나는 복숭아의 '구멍병(芽孔病, Blemish)', 즉 '박테리아성 점무늬병(Bacterial Spot)'을 방제하는 데에도 역시 효력이 있다. 일반적으로 이러한 방제는 줄지은 나무 사이를 트럭에 설치된 이동식 인공 분사기로 살포함으로써 이루어진다.

과수에의 항생물질 처치는 미국 전체에서 행해지지만, 주로 두 해변가에서 가장 많이 행해지고 있다. 서부 해변가의 워싱턴(Washington), 오리건(Oregon), 캘리포니아(California)주에서는 주로 배나무가 방제되며, 동부에서의 항생물질 방제는 대부분 복숭아나무와 사과나무가 그 대상이다. 이러한 항생물질 방제는 보통 병해가 발생할 조짐이 보이거나 의심되면 바로 시작된다.

1980년대 말 뉴저지(New Jersey), 메릴랜드(Maryland), 북캐롤라이나(North Carolina), 남캐롤라이나(South Carolina), 조지아(Georgia), 미주리(Missouri), 미시간(Michigan), 일리노이(Illinois), 인디애나(Indana) 등 9개 주에서 과수 병해 방제에 옥시테트라사이클린을 사용했다. 이에 따라 당시 미국 내 배나무 및 복숭아나무의 전체 재배 면적 중, 배 재배 면적의 약 25~30%에 해당하는 20,000에이커(1에이커=4,000㎡) 정도와 복숭아나무 재배 면적의 15%인 약 15,000에이커에 이러한 방제가 실시되었다. 오늘날도 비슷한 상황이다. 미국의 방대한 면적을 생각한다면 그리 넓은 면적은 아니지만, 이들 방제 지역과 거기에 사는 사람들의 박테리아 균총에는 심각한 변화를 초래할 수도 있다.

지상에서 인공 분사기로, 때로는 비행기를 이용해서(이 방법은 점차 사라지고 있음) 실시되는 공중 살포는 방제가 필요한 장소 이외의 지역에도 항생물질이 처리되는 결과를 가져온다. 이와 달리 감자 등의 분제(粉劑) 살포나 수동식 분무는 이들 농부나 정원사로 하여금 상당히 한정된 영역에서만 농작물과 과수를 방제하도록 한다. 그러나 이 두 가지 방법도 역시 환경 자체에 바로 미치는 영향보다 더 큰 결과를 가져올 수 있다. 특히, 분제 살포에서는 소량의 항생물질이 흡입되거나 피부에 침착할 수 있기 때문에, 사용자 자신의 장내 및 피부 균총들도 '방제'될 수 있다.

항생물질들은 과수 이외의 여러 다른 식물류에도 이용되고 있다. 즉, 항생물질들은 관상용 야자, 코코넛 야자, 대추야자 등에 마이코플라스마 유형이 감염된 '치명적 위황병(萎黃病, Lethal Yellowing)'을 제어하거나 그 진행을 지연시키는 데에도 유용한 효과를 나타낸다. 1970년대 마이애미(Miami)에서는 코코넛 야자수 40,000본이 감염된 적이 있는데, 데이드 카운티(Dade Cornty)에서는 75%가 말라죽었다. 옥시테트라사이클린은 이 병해에 대한 주입용 선택약으로 주로 플로리다(Florida)와 텍사스(Texas)주에서 많이 이용되고 있다.

관상용 식물 중 국화류들은 박테리아 감염을 방지하기 위해 잘라낸 후 항생물질 용액에 직접 담가 방제한다. 디펜바키아(Dieffenbacchia, 천남성과의 열대 아메리카산으로 여러해살이풀), 필로덴드론(Philodendron, 천남성과의 열대 아메리카산으로 덩굴성 또는 반덩굴성 초본), 피라칸사(Pyracantha, 장미과의 늘푸른 넓은 잎떨기 식물) 등에서는 종종 잎이 시드는 '화상병(火傷病, Fire Blight)'이라는 박테리아 병해를 방제하기 위해 항생물질을 사용하고 있다. 이 화훼 작물들도 한번 감염되면 쉽게 치유되지 않기 때문에, 다른 식물의 방제 처리에서와 마찬가지로 예방이 목적일 수밖에 없다. 따라서 화훼 재배자들이 성장기 중 질병에 감염되기 쉬운 시기를 가장 정확히 알아내는 일이 무엇보다도 중요하다.

스트렙토마이신이 과수에 사용되고 있었던 1950년대에 미국 식품의약국은 과일 내 항생물질 잔류량을 조사했지만, 허용한도(0.5ppm, 0.5백만분율) 범위 내에서는 잔류물을 발견하지 못했다. 아직까지도 소비자가 부주의로 잔류 항생물질을 섭취할 가능성이 없다는 사실을 보장하기 위해, 방제가 이루어지는 곳이면 어디에서든 이 검사를 정기적으로 행하고 있다. 물론 이러한 구명 장치도 중요하지만, 아직 항생물질이 농업 지역의 미생물 생태계에 미치는 장기적인 영향, 즉 저항성 박테리아 균주의 선별은 그리 쉽게 감시되지 않고 있다.

스트렙토마이신은 농작물에 가장 흔히 이용되는 두 가지 항생물질 중 하나이지만, 오늘날 보다 독성이 낮은 새로운 항생물질들이 발견됨에 따라 사람 의료에서는 거의 사용되지 않고 있다. 그런데 이 항생물질을 사람 치료용으로 더 이상 사용하지 않음에도 불구하고, 어떤 이유인지 스트렙토마이신 저항성은 사람과 연계된 박테리아 균주에서 가장 흔히 발견되는 저항성 중 하나가 되고 있는데, 어떤 이는 이것이 이전의 스트렙토마이신 사용에 따라 선별된 저항성 균의 지속적 증식에 따른 결과라고 믿고 있다. 더욱 흥미롭게도, 현재 스트렙토마이신 저항성은 단독으로는 거의 일어나지 않고, 보통 다른 저항성 결정인자들과 함께 발견되고 있다. 그러므로 스트렙토마이신 저항성 자체가 요즘의 사람 의료에 의해 발생한 결과일 가능성은 낮을지 몰라도, 농업 분야에서 스트렙토마이신이 사용되면 스트렙토마이신 저항성을 가진 박테리아의 선별뿐만 아니라 다른 유용 항생물질들에 저항성을 가진 박테리아도 동시에 선별하고, 따라서 이런 방식에 의해 자연계 내 복합저항성 유전자의 창고를 넓힐 수 있다. 최근에 에르비니아(Erwinia Amylovora)균에서도 전달 가능한 플라스미드상에 복합 약물 저항성이 분리되고 있는데, 농업이란 관점에서 볼 때 스트렙토마이신과 테트라사이클린 저항성이 일어난다면, 승인된 대체 항생물질이 거의 없는 현실에서 식물 방제에 심각한 장애물이 될 수밖에 없다.

농작물과 수목에 대한 항생물질 방제의 전성기는 항생물질 발견이 최고조에 달한 1950년대였다. 그러나 이 시기가 지나면서 사람 치료에서 알아본 바와 같이, 질병 유발 미생물이 그들을 죽이는 데 사용된 바로 그 약물에 대해 저항성을 나타내기 시작했다. 더구나 임상의, 미생물학자, 수의사도 농산품에 남겨진 잔류 항생물질로 인한 건강상 문제를 제기하기 시작했고, 이런 관심에 부응하여 비항생물질성 화학 방제법과 같은 다른 병해 제어 수단들이 항생물질 사용을 대체하기 시작했다.

그러나 어떤 병원성 균은 무슨 방법을 써도 통하지 않아서, 아직도 스트렙토마이신과 옥시테트라사이클린은 과수 및 농작물 재배에서 몇몇 감수성 박테리아 질병을 방제하는 데 중요한 농약으로 남아 있다. 그러므로 자연환경 내 다른 박테리아들에서 이미 이들 항생물질에 대한 저항성이 높은 빈도로 발견되고 있더라도, 농업 분야에서의 항생물질 사용에는 이러한 병원성 균들의 감수성을 보존하는 것이 주목적이 되어야 한다. 즉, 다른 항생물질 사용 영역에서와 마찬가지로 남용과 특히 장기간 사용은 피해야만 한다.

여기에서 얘기하고자 하는 가장 큰 문제는 식용 농산품 내 또는 표면상의 항생물질 잔류가 아니라, 그보다는 이들 소량의 농약이 저항성 박테리아에 대해 나타낼 수 있는 방대한 선별력이다. 그러나 아직까지 이런 저항성 박테리아의 출현 빈도를 측정 조사한 보고는 없다. 흔치는 않겠지만, 사멸되던 감수성 박테리아가 잠에서 깨어나 저항성 형태로 출현하여 증식하면, 이렇게 방제된 영역에서 이들이 우세해져서 어느 날 갑자기 농업 분야에서 문제를 일으킬 것이며, 나아가 더 방대한 결과를 초래할 수도 있다. 더구나 이들의 저항성 형질이 사람이나 동물의 장내 또는 피부에 집락을 형성하는 이웃 박테리아로 건너갈 수 있는 방법을 찾아낸다면 이들 박테리아 균주들에게 저항성을 넘겨주고, 이런 방식으로 농업에서 선별된 저항성 형질이 사람에게 전파될 수 있다.

농산품 내에 보다 임상 관련성이 높은 항생물질 저항성 미생물의 오염은 또 다른 경로로 일어날 수도 있다. 그것은 항생물질을 투여한 동물의 분뇨를 비료로 사용할 때, 대변 내 저항성 박테리아 균주들이 농토와 여기에서 얻어지는 농산물을 오염시킴으로써 일어난다. 영국, 유럽, 미국의 어떤 지역에서는 컨베이어 벨트(Conveyer Belt)를 이용해 돼지나 다른 가축 동물들의 대변 진창 구더기를 농장 지대로 내보낸 뒤, 거기서 통기(通氣)한 후 재배 중인 농작물에 살포기로 분산시키고 있다. 이 경우 농작물이긴 하지만, 이러한 방식에 의해 이들 동물로부터 저항성 박테리아가 다른 생태계로 전파되게 된다. 한 연구에 의하면, 살포된 분뇨 가운데서 먹이를 찾아 먹은 새들이 이들 저항성 미생물들을 함께 주워 먹었음이 밝혀졌다. 또한 파리는 상당히 먼 거리까지 대변 내 대장균을 옮길 수 있다. 일상생활까지 침투한 문제가 된 항생물질 저항성 전파에 이 과정이 관여하는 정도는 아직 잘 알려져 있지 않지만, 복합 항생물질 저항성 유전자의 창고가 확대되어 가고 있는 오늘날 현실에 비추어 보면, 이 영역에서도 항생물질 저항성의 전파 가능성을 연구하는 데 더 많은 시간이 투입되어야 한다.

실제 저항성 박테리아가 어떻게 식품 사슬을 통해 움직여 갈 수 있는지는 여러 시나리오에 의해 설명될 수 있다. 과일과 채소의 세척은 먼지를 닦아내는 것이 목적이지만, 하수를 통해 여기에 존재하는 박테리아를 더욱 철저히 전파하는 결과를 초래할 수도 있다. 일반적으로 상추의 바깥 잎은 흙이나 분뇨, 그리고 동물 및 사람과의 접촉으로 인해 박테리아로 가득 차 있으나, 안쪽 잎은 이와 달리 상당히 깨끗한 편이다. 그러나 채소에 잎새나 갈라진 틈이 있다면, 박테리아는 그 안으로, 그리고 속까지 들어갈 수 있는 길을 찾아낼 것이다. 따라서 프랑스 사람들이 보통 그러듯이 상추를 한잎 한잎 씻지 않는다면, 바깥

잎에 있는 박테리아는 안쪽 잎으로 들어가게 된다. 이와 마찬가지로 토마토를 잡아당겨 수확한 후 꼭지를 제거하면, 박테리아가 과일 내로 들어가는 길을 남겨놓으므로, 이들은 영양분이 풍부한 장소를 찾아 토마토 속으로 들어가 성장 및 증식을 하게 된다.

보스턴 지역의 식료품점에서 수거한 과일과 채소 내 박테리아를 조사한 연구에서, 1g 채소당 항생물질 저항성 박테리아수가 10,000~100,000개라는 굉장한 수치임이 밝혀졌다. 이들 박테리아는 특별히 유해하거나 질병을 유발하진 않지만, 이 중 10~20%는 사람 장에 집락을 형성할 가능성이 있었으며, 나아가 실험실 연구를 통해 다른 박테리아로 전달 가능한 저항성 유전자를 지니고 있음도 알 수 있었다. 더구나 암 요법을 받고 있는 환자와 같이 면역 부전 상태인 환자에게서는 이렇게 무해한 박테리아들이라도 질병을 유발할 수 있으며, 이것이 저항성 박테리아라면 치료는 훨씬 어려워지게 될 것이다. 그 예로, 상점 내 농산품에서 우리 장내 천연 박테리아 균총 중 하나인 대장균으로 전달이 가능한 복합저항성 플라스미드를 지닌 클렙시엘라(Klebsiella)균을 발견했다고 하자. 이런 저항성을 가진 대장균은 보통은 유해하지 않겠지만, 나중에 암 치료를 받는 등 면역 부전 상태가 되면 문제를 일으킬 저항성 형질의 보유 창고가 될 수 있다. 앞에서 이미 예를 들었던 환자 중 백혈병 치료를 받다가 복합 약물 저항성 대장균에 의해 죽은 사람을 상기해 보자.

필자는 실습 시간에 병원 의료진에 다음과 같이 하도록 지시한 적이 있다. 시판되는 토마토를 가져와 멸균된 칼로 썰고 나서, 성장에 필요한 영양분을 지닌 한천배지상에 자른 조각을 수 초 동안 놓아두고 토마토 조각을 제거한 후, 한천 평판 배지를 체온과 같은 온도(37℃)에서 하룻밤 배양하라고 했다. 다음 날 평판 배지상을 관찰한 결과, 토마토 내의 박테리아에서 생긴 집락들로 인해 완벽한 토마토 조각의 모형을 볼 수 있었다. 이들 박테리아는 대부분이 사람이나 동물의 장내에 있는 것이거나 토양 박테리아들로서, 어느 것도 유해한 것은 없었다. 그러나 더 실험을 진행한 결과, 이들 박테리아 중 약 10%가 항생물질 저항성이면서 우리 장내에 집락을 형성할 수 있는 부류들이라는 것을 알 수 있었다.

이와 같이 여러 사람들에 의해 수행된 조사 결과를 바탕으로 하여, 오늘날엔 사람의 방어계가 억제됨으로써 일반 박테리아들이 득세하여 심각한 질병이 유발될 위험성이 높은 환자, 즉 암 치료를 받는 환자의 식단에서는 통상적으로 익히지 않은 과일이나 채소는 제외하고 있다.

농업 분야에서의 항생물질 사용은 다양하며, 동물이나 사람에게 사용하는 것과는 상당히 다르다. 그러나 이 분야에서 항생물질이 소량 사용되더라도, 저항성 변이주의 선별로 인해 환경에 미칠 영향은 역시 심각할 수밖에 없다. 이들 중 몇몇은 전달 가능한 저항성 플라스미드나 트란스포존을 지닐 수 있기 때문에, 농작물 재배자들에게 직접적인 문제를 야기할 수 있으며, 나아가서 우리와 환경을 공유하는 다른 구성원들에서도 생태계 변화를 초래할 가능성이 있다.

양봉에서의 항생물질 사용

미국과 유럽에서 발생하는 부저병(腐蛆病, Foulbrood, 꿀벌 유충이 발육 도중 썩어 죽는 병)은 수많은 꿀벌들의 죽음과 이에 따른 막대한 벌통의 손실을 가져오고 있다. 미국의 부저병은 막대기형의 그램 양성 박테리아인 바실러스균(Bacillus Larvae)에 의해 유발되며, 유럽의 부저병은 그램 양성 구균인 연쇄상구균(Streptococcus Pluton)에 의해 유발된다. 따라서 미국에서는 옥시테트라사이클린만을 유일하게 벌통에 사용하도록 허용하고 있다. 보통 이러한 항생물질 사용은 질병에 감염된 벌통으로부터 인근의 다른 벌통으로 전파되는 것을 방지하고 제어하는 데에만 사용하도록 권유되고 있다. 따라서 몇몇 양봉업자들은 이 항생물질을 감염 벌통의 방제에만 사용하고 있지만, 많은 사람들은 이러한 방제가 벌통 전체의 감염 예방에 별반 도움을 주지 못한다고 믿고 있어서 격렬한 논란의 대상이 되었고, 어떤 주에서는 이에 대한 법률을 제정하기도 했다. 그 이유 중 하나는 저항성 박테리아의 출현을 유도하여 나중에 재감염될 때 효과적인 처치를 할 수 없다는 것이고, 또 하나는 바실러스균이 침입하면 불가능한 것은 아니지만 이를 완전히 제거하기가 상당히 어렵기 때문에, 벌통을 파기하면서 박테리아를 함께 없애는 것이 낫다는 것이다. 더욱이 감염된 벌통은 감염병원균들에 다소 감수성이 큰 꿀벌들로 차 있을 가능성도 있으므로, 이 꿀벌들과 벌통만을 방제한다면, 부저병 뿐만 아니라 다른 질병 유발 가능한 감염병원균들에 대해 보다 감수성이 큰 벌통을 퍼뜨리게 될 수도 있다.

벌통 처리는 꽃이 거의 만발하지 않은 초봄이나 가을에 주로 행해진다. 이때엔 원료가 없기 때문에 다른 벌통으로부터 꿀을 얻어오는데, 감염된 벌통으로부터 얻어올 때 꿀벌들이 감염된다. 감염될 가능성이 높은 이 시기에 옥시테트라사이클린을 분말 설탕 상태로 벌집에 직접 넣어주면, 성충인 꿀벌이 벌집을 돌보는 과정에서 항생물질과 설탕의 혼합물을 꺼내면서 테트라사이클린과 접촉하고, 이들에 의해 부화된 유충에게 간접적으로 전달됨으로써 유충은 감염병원균으로부터 보호받게 된다.

꿀벌에서의 항생물질 사용 역사는 순차적으로 진행되어 왔다. 1950년대 초에 설파티아졸(Sulfathiazole)이나 스트렙토마이신과 같은 항생물질을 부저병 치유에 이용했다. 그러나 이 약물들이 효과적이지 못했기 때문에, 또 다른 항생물질 에리트로마이신을 추가했다. 그 후 1955년, 콜로라도(Colorado)주 샌루이스 계곡(San Luis Valley)의 양봉업자들은 이 질병이 갑작스럽게 에리트로마이신에도 반응을 나타내지 않는다는 사실을 알았다. 그 후 여러 지역에서 발생한 이와 유사한 경우들은 양봉업자들에게 박테리아 저항성 문제를 최초로 경고한 사건이다. 이러한 항생물질 저항성 박테리아의 출현은 벌통을 방제함으로써 병약한 벌통을 확산시키고 나아가 박테리아를 전파시키는 것보다 감염된 벌통을 파기시키는 것이 낫다는 결정을 내리는데 공헌했다.

부저병에 옥시테트라사이클린을 처음 도입한 후, 꿀은 정기적으로 잔류 약물에 대해 검사를 받고 있지만, 검출된 적은 한 번도 없었다. 미국 농무성(United States Department of Agriculture, USDA) 유용곤충연구부(Division of Beneficial Insects Lab Oratory)

의 관리에 따르면, 이 항생물질이 다소 불안정하여 벌통이나 꿀 안에서 파괴되기 때문에 검출되지 않는 것이라고 한다. 미국 농무성 산하의 이 연구실은 잔류 약물 검사 이외에도 감염된 벌통에서 분리하여 그들에게 보내진 박테리아들 중 저항성 바실러스균이 존재하는지 여부를 정기적으로 조사하고 있지만, 아직까지 이 질병을 유발하는 바실러스균 중에는 옥시테트라사이클린 저항성이 발견되지 않고 있다고 한다. 바실러스 속(屬)의 다른 균들은 이미 이 항생물질에 대한 저항성이 있는 것으로 알려져 있기 때문에, 정말 다행스러운 일이 아닐 수 없다. 그러나 지금의 방제법이 계속된다면, 10년 이내에 옥시테트라사이클린도 벌통 내에서 그 효능을 상실하게 될지 모르므로, 이에 대한 저항성이 아직 알려지지 않았다고 해서 계속해서 선택 약물로 남아 있을 수만은 없을 것이다. 이러한 방제법을 기술하려는 우리의 관점은, 꿀벌 유충의 감염 방제용으로 사용되는 옥시테트라사이클린이 아직 자연환경 내 항생물질 저항성 박테리아를 선별하는 데 특정 기여 인자로 느껴지지는 않지만, 항생물질이 얼마나 다양하게 일상적으로 사용되고 있는지를 파악할 수 있다. 그럼으로써 이러한 국한된 분야에서도 신중한 사용만이 저항성 문제 가능성을 통제할 수 있을지 모른다는 점을 지적하고자 하는 것이다. 분명 저항성이 출현하게 된다면, 그때엔 이러한 테트라사이클린의 예방적 용도를 바꾸어야 할 것이다. 아직 어떤 대체 약물이 보다 안전하고 효과 있을지는 모른다. 테트라사이클린을 계속 선택 약물로 보유할 수 있을지가 현재 양봉업자들의 가장 큰 관심거리가 되고 있다. 이를 위해서는 테트라사이클린을 필요할 때에만 적절히 사용하여 투여해야 오늘날의 이 상태를 확보할 수 있을 것이다.

양식 어류에서의 항생물질 사용

사람 의료에 효과가 있는 많은 항생물질들은 연어, 메기, 송어, 그 밖에 상업적으로 양식되는 어류의 박테리아 감염병 처치에도 역시 이용된다. 이러한 항생물질로는 옥시테트라사이클린, 설폰아마이드 유도체인 설파메라진(Sulfamerazine), 트리메토프림 유도체인 오르메토프림(Ormethoprim) 등이 있다. 특히 이 항생물질들은 사람에게 질병을 일으키는 박테리아들이 속해 있는 그램 음성 막대기형 박테리아들에 의해 유발되는 어류 감염병, 즉 어류 표피의 궤양이나 종기, 설사 및 혈액의 패혈증을 치유하는 데 사용된다. 따라서 미국 식품의약국은 어류에 잔류하는 항생물질로부터 소비자를 보호하기 위해 어류가 수확되어 판매될 때 어류의 시료 수거를 요구하고 있다. 그 수거 시기는 항생물질 종류와 어종에 따라 다른데, 메기의 경우 오르메토프림에 대한 수거 시기는 3일이지만, 연어의 경우는 42일이다. 또한 모든 어류에서 옥시테트라사이클린에 대한 수거 시기는 21~30일이다.

시판 전 이러한 수거 시기는 방제를 위해 투여된 항생물질의 양과 투여가 중단된 후 어류에 잔류할 수 있는 항생물질 능력에 따라 다르다. 이렇게 수거한 시료에서 항생물질이 실제로 얼마나 오래 어류 체내에 잔류하는지를 조사한 결과에 따라 시판 시기가 결정된다. 따라서 어류의 항생물질 처치는 짧은 시간 동안 실시하여, 이들 약물이 어류에 축적되는 것을 최소화할 수 있으면 이상적이다. 어류 내 항생물질 잔류에 대해 소비자가 보이는 관심은 이러한 통제 수단에서 해답을 구할 수 있을지 몰라도, 다른 영역에서와 마찬가지로 여기에서도 항생물질 사용에 따라 다른 생태계에 영향을 미칠 수가 있을 것이다. 앞으로 얘기하겠지만, 증가되고 있는 어류 감염병 방제에서의 저항성 문제는 이미 시야에 들어오고 있다.

메기 양식업

미국에서 매년 약 3.5억 파운드(약 14만t)의 메기류가 생산되어 도매 시장에서 판매되고 있다(그림 7-2). 약 7.5억 달러를 호가하는 이 양식업은 미국 동남부, 주로 미시시피(Mississippi)주를 중심으로, 앨라배마(Alabama), 아칸사스(Arkansas), 조지아(Georgia), 플로리다(Florida), 루이지애나(Louisiana) 등 여러 주에서 성행하고 있다.

메기 양식장마다 규모와 양식 방법이 매우 다양하다. 미시시피주 델타(Delta)의 기업형 양식장의 경우 20~30에이커 이상인 것도 있고, 개인 양식장은 1/4에이커보다 작은 경우도 있다. 일반적으로 양식업자들은 1에이커당 5,000마리 정도의 메기를 키울 수 있도록 하여 양식장을 부양한다. 그러나 산소를 주입하는 등 보다 적극적으로 부양하는 양식업에서는 메기의 수가 1에이커당 8,000마리까지 이르는 경우도 있고, '부부양식장(Mom and Pop Ponds)'이라는 전형적인 가족 단위의 소규모 양식업에서는 1에이커당 약 2,000마리만을 보유할 수 있다. 수확 과정에서도 소규모 양식업은 주로 겨울철에 양식장의 물을 빼고 남

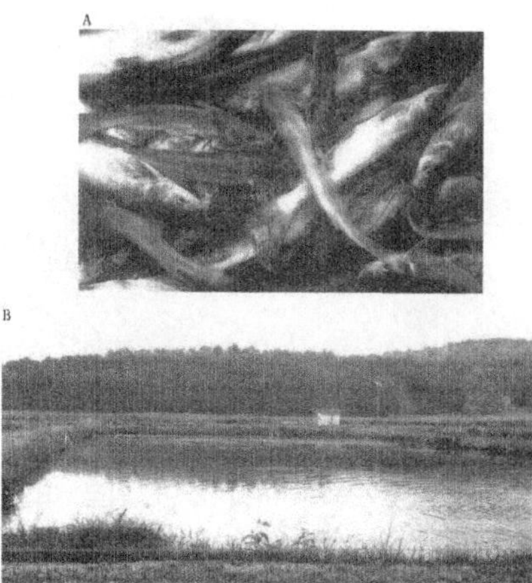

〈그림 7-2〉 (A) 미시시피의 한 어장으로부터 최근에 수확한 메기(Angelo DePaola, United States Food and Drug Administration, Daulphin Island, Alabama) (B) 14에이커의 전형적인 메기 양식 어장(Angelo DePaola, United States Food and Drug Administration, Daulphin Island, Alabama)

은 물속의 고기들을 모으는 데 반해, 대규모 기업형 양식장에서는 물을 빼는 대신 잘 자란 큰 고기만을 모으고 작은 고기들은 빠져나갈 수 있는 그물을 이용하고 있다. 그러고 나서 이런 기업형 양식장은 고기가 다시 적정 수에 이르도록 부양하면서 수분 증발을 보충하기 위해 많은 물을 급수한다. 이런 양식 방법의 차이는 메기가 견뎌야 할 조건들, 특히 이들이 감염될 수 있는 질병의 종류 및 전염 경로 등에 영향을 미친다.

죽은 고기가 떠오르는 등 질병이 확실해지면, 항생물질은 보통 먹이 첨가제로 양식장에 들어와 투여된다(그림 7-3). 표피 및 혈액상에 흔히 일어나는 기적병(鰭赤病)은 에어로모나스

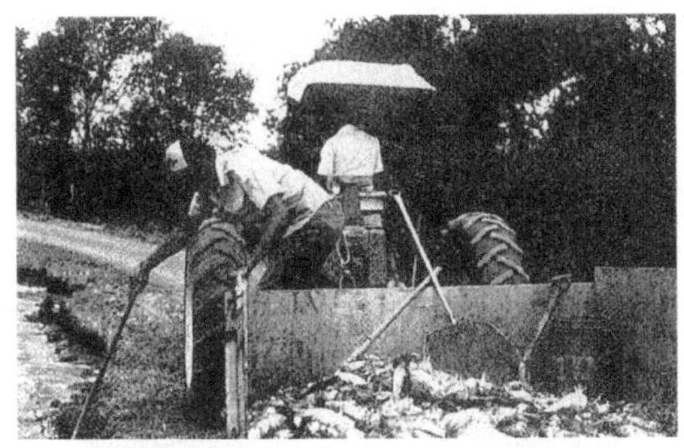

〈그림 7-3〉 어장 작업자들이 가두리 어장 수면 위로 떠오른 죽은 메기들을 거둬내고 있다. 이런 현상은 항박테리아성 약물 요법이 필요함을 나타낸다(Angelo DePaola, United States Food and Drug Administration, Daulphin Island, Alabama)

(Aeromonas)균이나 에드워드시엘라(Edwardsiella)균 등 그램 음성 박테리아에 의해 유발된다. 어류들은 보통 22~28℃ 사이의 수온에서 이런 질병 감염에 대해 감수성이 높은 편인데, 그것은 28℃ 이하에서 어류의 면역계가 활발하지 못해 질병에 더 잘 걸리지만, 22℃ 이하에서는 박테리아가 잘 살지 못해서 어류가 보호되기 때문이다. 따라서 22~28℃ 사이의 양식장에 많은 수의 박테리아가 존재하면, 어류는 면역계가 억제되어 감염을 일으킬 확률이 높아지는데, 이러한 양식 조건들은 보통 봄, 가을에 나타난다. 이때 가장 널리 쓰이는 방제법은 테트라사이클린이나 설파디메톡신/오르메토프림 혼합 약물을 먹이에 첨가하거나, 또는 미리 이를 혼합한 약물 먹이를 공급하는 것이다. 이러한 제제들은 항생물질이 물에 녹아 없어지거나 너무 희석되어 효력을 상실하지 않도록 하기 위해, 보통 유상(油狀)으로 만들었다. 테트라사이클린의 공급은 보통 수확 21일 전까지

10일간 계속되며, 오르메토프림/설파디메톡신은 수확 3일 전까지 5일간 시행된다. 이렇게 항생물질을 처리한 후 완전히 물을 빼내지 않는 대규모 양식장에서는 매번 처리 후 상당히 많은 양의 활성 잔류 약물이 남으므로, 새로 넣어준 물고기들은 잔류 항생물질과 항생물질 저항성 박테리아에 노출되게 된다.

어류 생산품 내 항생물질 잔류가 문제시된다면, 수확 전 양식장 내 항생물질을 제거함으로써 그 가능성을 감소시킬 수 있다. 그러나 그리 쉽게 처리되지 않는 또 다른 역효과는 선별된 저항성 박테리아가 증식하여 어류를 통해 소비자에게로 옮겨갈 수도 있다는 것이다.

메기에서 흔히 패혈증을 유발하는 감염 미생물 에어로모나스균(Aeromonas Hydrophila)은 가끔 이 물고기를 먹은 감수성 환자에게서 설사와 패혈증을 유발한다. 그런데 미시시피주와 앨라배마주, 이 두 주에서 메기 양식장과 관련된 에어로모나스균 중 90%가 테트라사이클린 및 여러 다른 항생물질에 저항성을 가진 것으로 조사되고 있다. 다른 영역과 마찬가지로, 이 양식업에서도 테트라사이클린 저항성 박테리아 출현에 따른 가장 중요한 결과는 비교적 값싼 이 약물로 한때 치료되던 어류의 감염병들이 제어되지 않을지도 모른다는 것이다. 이에 따른 또 다른 결과로는 이 저항성 미생물들이 식품 사슬을 통해 사람에게 전달될 수 있다는 것이다. 사실 이 박테리아의 저항성 형태들은 시장에서 판매되는 죽은 메기에서도 발견되지만, 이 박테리아가 사람에게 특별한 감염성을 보이지 않기 때문에, 의학적 공포보다는 환경적 관심을 더 많이 불러 일으켰다. 이런 저항성의 전달 가능성은 고기를 요리해 먹으면 최소화할 수 있지만, 집에서 요리를 준비하는 동안 손을 통해서나 부엌 조리대에서 준비된 다른 음식물에 의한 오염을 통해서 이 박테리아의 '섭취'가 일어나 결국 장에 도달하게 된다. 그러므로 요리하지 않은 채 먹는 모든 음식물을 깨끗이 씻은 다음, 날 생선을 준비한 조리대와 다른 조리대에서 이들을 준비하는 것이 중요하다.

메기 양식업은 확장 일로에 있다. 오늘날 미국 동남부에만 자리 잡고 있지만, 이 소득 높은 산업은 앞으로도 번창해 갈 것이다. 그러면 더욱더 많은 양의 항생물질을 사용하게 될 것이고, 결국 가축 사육에 사용되는 항생물질에 버금가거나 경쟁할 수준의 양까지 도달할 수도 있다. 이러한 상황은 상업용 동물에서 선별되어 증식되는 저항성 박테리아의 환경 내 창고를 확대할 것이다.

연어 양식업

연어 양식은 상당히 많은 양의 항생물질, 특히 테트라사이클린과 설폰아마이드를 사용하는 또 다른 양식업이다. 미국 내 생산량은 지금 연간 5500만 파운드(약 2.6만t)에 이르며, 한 추계치는 연간 1에이커 연어당 147파운드(약 70㎏)의 항생물질을 사용하는 것으로 추산하고 있다. 이 연어 양식 어장은 자연 해수 내에 자리 잡고 있기 때문에, 여기에서 사용한 항생물질과 이에 따라 출현한 저항성 박테리아 균주는 다른 해양 생물체와 접촉할 것이고, 따라서 연어 양식에 사용된 항생물질들은 또 다른 환경 장소에서 또 다른 저항성 균주의 선별력을 나타내게 된다.

메인(Maine)주 북부의 게잡이 어부 가족들이, 연어 양식에 따른 생태 변화, 특히 해상(海床) 및 다른 해양 생물체의 오염 가능성을 깨닫고서, 연어 양식업을 하려는 노르웨이 회사들이 이들 어업 지역을 침범하려는 것에 성공적으로 싸워 이겼다. 이 회사들은 필요할 때에만 항생물질을 쓴다고 주장했지만, 득실거리는 어류 상태 때문에 정기적으로 장시간 항생물질을 필요로 한다는 것은 잘 알려져 있는 사실이다. 더욱이 항생물질들은 물속에 축적되기 때문에, 다른 해양 동물들에 의해서도 쉽게 섭취될 수 있다. 특히 테트라사이클린은 어류에서도 쉽게 분해되지 않으므로, 배설물 속에 활성이 있는 채로 나와서 해상 바닥에 침착되는데, 이를 분해할 수 있는 직사광마저 없기 때문에 비교적 안정하게 오랫동안 잔류하게 된다. 결국 항박테리아성 약물이 해양 생태계에 미치는 영향은 육지 동물에 미치는 영향과 똑같다. 즉 연어나 다른 해양 생물체에서도 저항성 및 복합저항성 박테리아를 장기간 선별하면 어류 자체의 질병 치료에도 장애가 될 뿐만 아니라, 어류 자체나 다른 식용 해양 동물을 통해 사람의 식품 사슬 내로 이들 저항성 유전자를 옮겨줄 수 있는 길을 만들어 주게 된다.

소수 동물종에서의 항생물질 사용

양육되는 수가 적은 염소, 양, 밍크, 토끼, 여우 등의 동물들도 모두 그들 생애 동안 각기 다른 시기에 항생물질을 투여받고 있다. 가금류인 병아리와 칠면조들의 방역 및 양육에 이용되는 많은 양은 차치하더라도 꿩, 메추리, 오리 등에도 항생물질들이 투여되고 있는데, 가장 중요한 항생물질로는 테트라사이클린, 페니실린, 네오마이신, 스트렙토마이신, 황(黃) 약물들이 쓰이고 있다. 송아지나 돼지에서처럼 이런 동물들에서도 대부분 성장증진, 즉 사료의 성장 효율 증대를 위해 항생물질들이 종종 사용되고 있다. 밍크에서도 가죽 크기를 넓히기 위해 항생물질을 먹이는 실정이다.

모든 약물들은 주로 사료 첨가제로 쓰이는데, 일반적으로 t당 20~50g 정도의 적은 양이 첨가되고 있다. 그러나 이들 항생물질도 모두 사람 치료에 사용되기 때문에, 사람과 공유하는 환경 내 유전자 창고에 접근할 수 있는 또 다른 저항성 박테리아의 선별원으로 작용할 수 있다. 물론, 이런 동물이나 이 항생물질과 직접 접촉하는 사람들의 박테리아균총이 가장 큰 영향을 받겠지만, 이 동물과 이들의 생산품이 보내지는 곳이면 어디든지 박테리아가 함께 따라가 새로운 생태계로 들어갈 수 있게 된다.

가정에서의 항생물질 사용 : 반려동물

미국인 중 40% 정도가 개를 기르고 있다. 어떤 지역에서는 이 수치가 50% 이상인 경우도 있다. 그런데 이러한 개들도 항생물질 저항성 박테리아를 지니고 있으며, 고양이도 마찬가지다. 지난 10년간 건강한 개의 대변 내 항생물질 저항성 박테리아 및 전달 가능한 저항성 인자의 보유 빈도를 조사한 연구는 이 저항성 인자들이 매우 높은 빈도로 존재하고 있음을 밝혀냈다. 그중

한 연구에 따르면, 100마리 개 중 65%가 복합저항성인 테트라사이클린 저항성 대장균을 갖고 있었다. 그런데 반려동물에게는 그 당시 항생물질을 별도로 먹이지 않았기 때문에, 아마 저항성 박테리아가 상업용 개 사료나 항생물질에 노출된 이웃 개로부터 왔으리라 추정할 수 있었다. 아일랜드(Island)에서 실시된 또 다른 연구에서도 개에서 분리된 대장균의 약 70%가 복합저항성이라는 것을 밝혀냈다. 오스트레일리아(Australia)에서도 개에서 채취한 대변 시료의 40%가 복합저항성 박테리아를 갖는 등 높은 저항성 수준이 보고되었다. 이러한 연구들은 이미 1980년대부터 여러 지형학적 영역에 있는 개들의 대변 내 균총에 비교적 높은 수준의 항생물질 저항성 대장균이 존재하고 있음을 보여주고 있다. 따라서 이들의 저항성 균주들도 저항성 유전자를 교환할 수 있는 또 다른 환경 구성원으로 등장하고 있는 셈이다.

개나 고양이에서처럼 대부분 항생물질들이 수의사의 처방에 따라 투여되는 경우 말고도, 세계 도처의 펫숍(Pet Store) 진열대에는 조류(鳥類), 설치류, 어류 등 일부 반려동물을 포함한 소형 동물종들을 위한 여러 항생물질들이 캡슐, 정제, 또는 액상이나 분말 상태로 포장되어 판매됨으로써 손쉽게 구입할 수 있다(그림 7-4). 사람이나 축산 동물, 농업 분야에서 사용되는 것과 비교할 때 이렇게 쓰이는 약물 전체량은 상당히 작을 것으로 생각되지만, 이러한 손쉬운 항생물질 접근성은 좋지 않은 결과를 가져올 가능성이 있다.

이 항생물질들이 판매되는 방식도 몇 가지 중요한 문제점을 제기하고 있다. 특히 강조되어야 할 것은 이들 약물의 형태나 외양이 사람 치료에 이용되는 것과 굉장히 유사하다는 점이다.

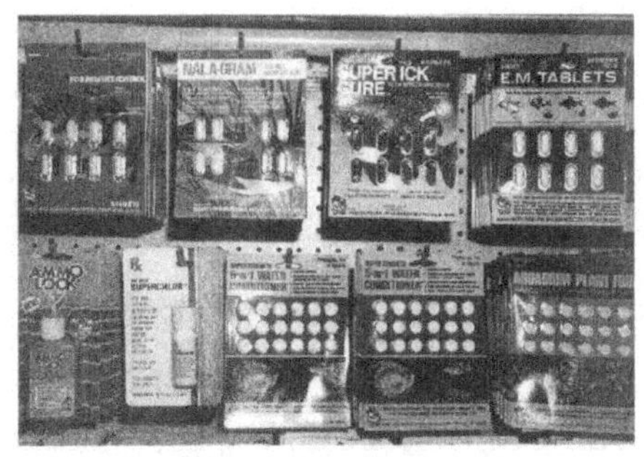

〈그림 7-4〉 사람용으로 널리 쓰이는 치료 약물들이 작은 반려동물들, 즉 어류, 설치류, 조류들을 위한 대중약으로 제공되고 있다. 이 사진은 어류 치료용의 다양한 항생물질 제제들을 진열한 진열장을 보여주고 있다

필자와 얘기를 나눈 몇몇 펫숍 주인들이나 종업원들이 이 항생물질들을 종종 자신의 치료용으로 기꺼이 복용하는 이유가 아마 이 때문일 것이다. 즉, 이들은 반려동물용 항생물질을 사람약품으로 사용되는 것과 동일한 제제로 인식하고 의사 처방 없이 이를 이용하고 있는 것이다.

한 예로, 어류용 테트라사이클린 캡슐은 1개당 250㎎의 테트라사이클린을 함유하고 있다. 이것은 사람 약품으로 판매되는 것과 똑같은 제형이며(그림 7-5), 가격도 사람용으로 처방에 의해 판매되는 것과 비슷한 편이지만, 반려동물용 제제는 1상자당 8~10정씩 포장되어 있다. 물론 어떤 항생물질은 실제로 더 싼 경우도 있다.

필자는 펫숍 진열대에 있는 수많은 반려동물용 항생물질을 둘러보고 있는 동안, 이들의 현란한 색상 때문에 눈을 떼지 못한 적이 있다. 각 항생물질들은 특유의 두 색상으로 된 캡슐에

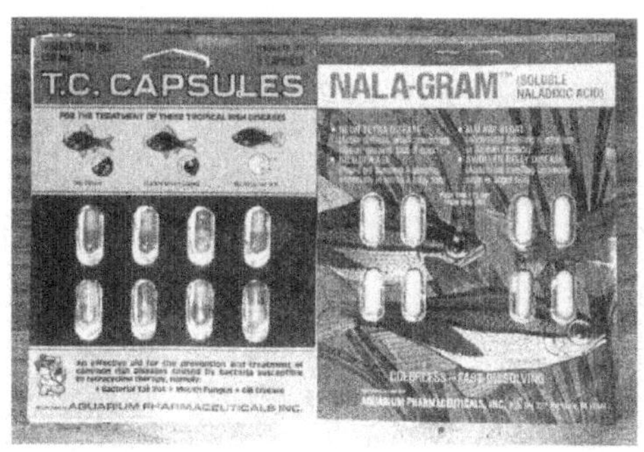

〈그림 7-5〉 어류 소유자들이 어류용으로 추천하는 유명한 두 항생물질, 테트라사이클린과 날리딕산

들어 있었는데, 이 중 일부는 사람용으로 판매되는 동종의 항생물질 캡슐들과 색상 조합이 거의 똑같았다. 그리고 가장 흔히 보이는 항생물질들은 페니실린, 테트라사이클린, 설폰아마이드 등 사람에게서 널리 사용되는 그런 것들이었다. 더구나 포장에 지시된 것을 보면, 이들의 용도는 식욕부진이나 설사 등 명확한 질병의 증후 치료용이었다.

일반적으로 반려동물 소유자들의 질문에 따라 펫숍 주인이나 종업원이 항생물질 요법을 권유하게 된다. 필자가 방문했던 한 펫숍 지배인은 그들의 일상적인 판매 과정을 설명해 주었다. "반려동물 소유자가 저에게 와서 설사, 가죽의 주름살, 짧은 숨소리 등 동물의 증후를 설명하면, 증상의 종류와 설명에 따라 항생물질을 처방해 주죠."

그가 어떻게 결정하는지를 물어보자, 그는 "경험에 바탕해서"라고 간단히 답했다. 그는 보통 테트라사이클린 제제 하나를 처방하고, 이것이 효능이 없어서 반려동물이 이틀 안에 회복되지 않는다면, 그냥 두 번째 선택 약 에리트로마이신을 처방한다고 했다.

항생물질 이름들에 그가 매우 친숙해보여 필자는 매우 놀랐지만, 그에게는 특별히 비정상적인 일이 아니었다. 약리학에 대한 기초 지식이 있는지 물어보자, 그는 "그건 아니지만 오랫동안 이 펫 사업을 해왔는걸요."라고 대답했다.

그는 10년 넘게 이 특수 점포에서 일해왔으며, 이제는 관리업무를 하고 있다. 모든 종류의 어류와 어류를 위한 생산품들이 1,000제곱피트(90㎡)보다 큰 진열대에 놓여 있었으며 조류, 설치류 등 소형 동물들을 위한 항생물질 및 치료용 약물들을 공급하는 또 다른 진열장들도 있었다. 다시 말해 이 상점 내 모든 진열장과 진열대는 이런 사료와 약품들로 진열되어 있는 셈이었다. 그는 얼굴도 붉히지 않은 채 침착하게 다양한 어류들의 방역을 위해 항생물질을 어떻게 사용해야 되는지를 설명하고 있었다. 반려동물 소유자들이 그에게 와서 조언을 구하거나, 그가 항생물질을 사용하라고 권유하는 것에 전혀 문제가 없는 걸로 알고 있었다. 즉, 그를 항생물질을 포함한 모든 종류의 약물을 건네주는 동물의 시술자로 알고 있는 셈이었다. 그러나 이것들은 사람에 투여할 때 의사의 처방을 필요로 하는 항생물질들이다.

그는 어류용 항생물질을 자신에게도 사용해 왔다는 사실을 인정했다. 그는 한때 감염된 듯이 괴롭히던 손가락 염증(주 : 생손앓이)이 생긴 적이 있었다고 한다. 그때 조언을 얻기 위해 간호사인 친구를 불렀는데, 그녀는 병원에서 의사들이 보통 이런 앓이에 에리트로마이신을 처방한다고 말하면서, "사람용 등급의 어류용 에리트로마이신이 있는 걸로 알고 있는데."라고 했다.

그는 항생물질과 함께 공급받은 자료 중에 이것이 있음을 알았다. "이것도 사람용과 동일한 방법으로 만들어진 항생물질이잖아요. 그래서 먹었죠."라고 설명했다. 그의 손가락은 나았다. 그는 반려동물용 항생물질을 복용하는 사람은 자신만이 아니라고 했다. 그에 따르면, 이것이 비정상적인 방법이 아니어서 펫숍의 주인과 종업원에게는 관심의 대상조차 되지 않는다는 것을 한 전문업자 모임에서 깨달았다고 한다.

그는 어떤 항생물질이 사람용 등급이고 어떤 것이 아닌지는 안다고 주장했다. 모든 포장들이 '사람용이 아님'이라고 표시되어 있지만, 상점 주인들은 사람용 등급일 거라는 것을 알고 있다. 사람용 등급에 대한 표시가 아예 없는 것들은 순수하지 않거나 무균상태가 아니고, 따라서 사람에 대한 무해성을 보장하지 않은 채 제조될지 모른다는 사실도 그는 알고 있었다. 이러한 비인체용 생산품들은 가정용 동물이나 어류의 방역을 위해 펫숍 주인에게 대량으로 판매되는데, 여기에는 광범위 항생물질인 테트라사이클린, 에리트로마이신, 황(黃, Sulfur) 약물, 암피실린, 퓨로마이신, 그리고 네오마이신이 포함되어 있다.

우리의 주된 관심은 항생물질들이 반려동물에게 사용되고 있다는 것이 아니다. 그들이 병들어 항생물질을 필요로 하면, 항생물질은 그들을 치유해야 한다. 그러나 반려동물용으로 시판되는 항생물질들이 사람에게 널리 사용되는 것들이란 점이 문제이다. 더욱 중요한 것은 사람용 제제와는 달리 반려동물 소유자들에 의해 개인 치료용으로 쉽게 활용될 수 있다는 사실이다. 더구나 가정 내 반려동물을 치료한다는 것은 항생물질 사용에 따라 어디에서나 일어날 수 있는 생태계 변화, 즉 저항성 박테리아의 선별을 가져올 것이고, 따라서 박테리아가 사람에게 직접 감염되지 않는다 하더라도, 사람과 연계된 박테리아를 포함한 모든 종들에게 전달될 수 있는 자연계 내 저항성 유전자의 창고를 추가하게 된다. 더구나 반려동물의 장내 대장균인 경우, 소유자의 장내 균총 한 부분으로 자리 잡게 된다. 다시 말해서 이러한 용도에서도 적절한 사용을 충고하지 않을 수 없다.

4달러면 사람용 에리트로마이신으로 좋은 가격이지만, 어류용으로는 200㎎짜리 8정을 살 수 있다. 에리트로마이신과 새로 개발된 이 계열의 항생물질들은 피부나 호흡기계 질병을 유발하는 미생물에 대한 광범위한 효력으로 인해 다시 사람용 약물로 복귀하고 있다. 더구나 이 새로운 제제들은 장에 덜 자극되도록 개발된 항생물질들이다. 그러나 핀란드(Finland)에서의 에리트로마이신 저항성 연쇄상구균을 둘러싼 문제점들 및 핀란드에서의 사람용 에리트로마이신 판매량 증가와 저항성 발생과의 상관성을 이미 언급했다시피, 에리트로마이신 저항성도 이 약물이 사용된 이래 몇몇 박테리아에서 줄곧 출현해 왔다. 따라서 저항성 문제가 동물이나 반려용 어류의 질병 유발 박테리아에서도 나타나고 있는지 의심해 볼 만도 하다. 그리고 아직 잘 알려지진 않았지만, 어류의 박테리아에서 선별된 저항성 형질이 사람과 관련된 박테리아로 전달될 가능성도 있다. 이미 실험실 내 실험에서는 이들 박테리아 간의 유전자 전달이 증명되고 있기 때문에, 이것은 그리 먼 얘기가 아니다.

이런 것들은 다소 가상적인 일이다. 이보다 더 잘 알려진 문제점은 펫숍을 찾는 사람들이 사람에게 현재 사용되는 치료 요법에 매우 쉽게 접근할 수 있다는 사실이다. 여기에는 암피실린(현재 사람 의료용으로 널리 이용되는 광범위 항박테리아성 페니실린 유도체), 카나마이신(어린이 질병 치료에 이용되는 아미노배당체 항생물질), 날리딕산(요로 감염증이나 몇몇 설사류에 이용되는 약물)이 포함되어 있다. 특히, 날리딕산은 최근에 개발 중인 요로 감염증, 골절 감염증 및 패혈증을 유발하는 다양한 박테리아류에 약효를 지닌 퀴놀론계 항미 생물성 약물의 시조가 된다는 사실을 기억할 필요가 있다. 앞에서 언급했듯이, 이 새로운 약물들에 대한 저항성도 이미 사람 질병을 유발하는 박테리아에서 나타나고 있는 실정이다. 따라서 이런 약물들을 사람용 또는 비인체용 목적으로 사용할 때는 언제나 저항성 형질을 선별할 수 있으므로, 어느 분야에서나 그 사용의 타당성은 표준을 따라야 한다.

그러나 이 문제는 단일 약물의 손쉬운 활용에만 국한되어 끝나지 않는다. 반려용 어류를 위해 조제용으로 들여놓은 항생물질군은 광범위 영역의 효능을 가진, 즉 여러 다양한 박테리아류에 대해 약효를 지닌 제제들로 구성되어 있다. 이러한 형태의 상품 중 하나가 항생물질 조합이다. 설폰아마이드/트리메토프림 혼합 약물(사람 의료에서 몇 안 되는 항미생물성 약물의 조합 중 하나)은 차치하고라도, 여기에다가 공기 중에서 자랄 수 없는 장내 박테리아들에 의해 유발된 혐기성균 감염증을 치유하는 데 쓰이는 메트로니다졸(Metronidazole)이라는 제3의 항생물질을 추가한 것도 있다. 이렇게 세 가지 강력한 항미생물성 약물을 한 약품 제제에 넣는다는 것은 딱 한 번 치료로도 하나나 또는 셋 모두에 대한 저항성 형태를 곧바로 선별해 낼 가능성을 지닌 채 주변 환경으로 함께 내보낸다는 의미이다.

어류용으로 쓰는 또 다른 항생물질 제형은 소유자가 분별해 물고기에게 주도록 '입자상(粒子狀)'으로 공급되는 네 가지 다른 항생물질들로서, 후추통이나 양념통처럼 병의 윗부분을 돌리면 원하는 특정 항생물질의 분말이 나온다. 그리고 약병의 설명문에 따라 반려동물의 외관상 증후를 바탕으로 사용 여부를 결정하도록 되어 있다. A 분말은 아가미와 지느러미의 갯솜병(綿被病, 주: 솜털 모양으로 되는 병)과 궤양증, 그 외 이와 유사한 병해에 사용되는 클로람페니콜이고, B 분말은 '지느러미나 꼬리의 부식병(腐蝕病)'을 격퇴하는 테트라사이클린이며, C 분말은 몸무게 감소, 색상 퇴색이나 비늘이 벗겨지는 병(鱗脫病)을 치유하는 디하이드로스트렙토마이신(Dihydrostreptomycin)이다. 그리고 메트로니다졸/설파디메톡신/트리메토프림의 복합 제제인 D 분말은 '새 물고기를 넣거나' '몸이 부어오를 때' '옆으로 헤엄칠 때' 사용하길 권유하고 있다.

물론 이런 모든 설명들은 반려용 물고기 소유자들에게 쉽게 이해되리라 본다. 그런데 이들 항생물질 모두 사람 의료에서도 매우 특수한 용도로 쓰이는 것들이고, 드물긴 하지만 심지어 똑같은 용도로 쓰이는 경우도 있다. 그리고 어류나 반려동물의 치유를 위해 항생물질을 선택하는 이런 유의 의사결정 과정은 의료 방법을 찾거나 자가치료하고자 할 때 사람들이 하는 의사결정 방법과 크게 다르지 않을지 모른다. 즉, 이런 상품 표지들은 소비자들에게서 무차별 항생물질 복용이란 개념이 얼마나 현실화되었는지와 사람 치료에서의 '처방에 의한 항생물질'이란 법칙이 간접적으로 어떻게 도전받고 있는지를 예증하고 있는 셈이다. 다시 말해, 반려동물에서 항생물질에 대한 이런 느슨한 사용 행태는 사람에게 항생물질들을 사용하는 과정에서도 동일한 행태임을 반영하고 있는 것이다. 사람들이 가족처럼 아끼는 반려동물들에게 항생물질을 줄 수 있다면, 그들 자신이나 사랑하는 이를 치료해서는 왜 안 되는가? 이런 약물을 생산하는 반려동물용 산업체나 기업체가 이런 행태를 장려하진 않지만, 실제로는 그러한 남용에 기여하고 있는 셈이다.

사람들이 갖는 항생물질에 대한 존경심은 가정 내 반려동물 치유와 관련된 손쉬운 접근성과 자가치료 등 간접적 이면서 잘 포착되지 않는 방식에 의해 손상되고 있다. 이런 식으로 사용되는 항생물질의 양은 전체 구도에서 볼 때 작을지 몰라도, 매일 일어나고 있는 일이다. 적어도 이 대체 불가능한 약물들에 대해 갖고 있는 존경심을 보존하고자 하는 노력의 하나로, 이런 사실을 심각하게 고려해야만 한다.

이 장에서 논의한 예들은 일상생활에서 항생물질들이 도처에서 어떻게 사용되고 있는지를 설명해 주고 있다. 따라서 우리가 항생물질 저항성을 가지게 된다는 사실을 의심할 여지가 있겠는가? 이를 통해 지적되어야 할 점은 이런 사용에 따른 결과를 인식하는 것이다. 왜냐하면 그것만이 과거의 항생물질들이 미래에도 효능을 지닐 수 있도록 하기 때문이다.

8장

앞으로의 전망

: 재앙 가능성에 대한 새로운 진보

지난 10년 동안 질병 유발 박테리아 간 항생물질 저항성 결정인자들의 전파는 전대미문의 증가 현상을 보여왔다. 이 저항성 박테리아들은 이제 모든 지역에서 박테리아 질병에 항생물질이 더 이상 효력을 발휘하지 않는다는 의학상의 문제를 노출하면서, 세계 모든 나라에 생태적 적소를 찾아내어 집락을 형성해 왔다. 이러한 상황은 치료 방법으로서의 항생물질이 단지 역사적인 유물이 버릴 수 있는 시기가 다가오고 있다는 불안한 가능성을 제시한다. 과학적 진보는 결국 항생물질을 다른 질병 치료의 수단으로 대체할 수 있는 길을 제시하겠지만, 항생물질이 쓸모없어서 이런 요법을 포기하도록 강요당하는 대신, 우리 스스로가 그런 결정을 내리는 편이 나을지도 모르겠다. 그러나 예방접종이란 창의적 노력과 함께, 감염에 대항하여 생체 방어력을 증강하려는 방법들의 개발에도 불구하고, 대부분의 과학자들과 의사들은 항생물질이 없는 미래를 상상하지 못한다.

미래의 예측 가능한 범위 내에서는 항생물질의 완벽한 실패를 상상할 수 없다. 왜냐하면 아직도 대부분 박테리아들은 요즘 사용하는 몇몇 항생물질에 감수성을 지닌 채 남아 있기 때문이다. 그러나 새로운 항생물질들이 의약품 시장에 매우 느리게 진출함에 따라, 효과적인 항생물질 선택의 폭은 점점 더 좁아지고 있다. 더욱이 세계의 어떤 지역에서는 이미 최신 항생물질의 가격 및 용도와 치료 효과를 절충해야만 하는 시점에까지 도달했다.

따라서 어떤 미래 분석가들은 항생물질 저항성 감염 박테리아가 전인구를 폐허화할지도 모른다는 몇몇 시나리오를 경고하고 있다. 이들은 "이미 화농성 포도상구균(Staphylococcus Aureus)의 저항성 균주가 나타난 상황에 이르지 않았는가?"라고 한다. 한천배지상의 집락이 황금색을 띠고 있어 '황금포도균(Golden Staph)'이라고 불리는 이 박테리아는 수술 후 또는 혈액 감염이 되어 고열, 발한, 혈압 강하 등의 특징을 보이는 질병을 유발하는 병원균으로, 병원에서는 대천적이지만 사망률은 그리 높지 않은 편이다.

1970년대 말과 1980년대 초, 복합저항성 황금포도균이 오스트레일리아(Australia) 멜버른(Melbourne)의 병원에서 유행한 적이 있다. 이때 일어난 상황은 확실히 항생물질 저항성에서 가장 걱정스러운 부분을 잘 보여주었다. 처음에는 잠행성으로 인해 잘 인지되지 않았지만, 이 저항성 포도상구균들은 곧 멜버른 지역의 여러 병원에서 질병 치료에 실패한 환자들의 사망원인으로 지목받았다. 더구나 이 문제는 한 병원에 국한하지 않고 여러 병원에서 표출됐다.

이런 상황은 곧 폐허화란 공포를 가져왔고, 앰뷸런스 운전기사도 황금포도균의 '획득'으로부터 자신을 보호하기 위해 마스크를 착용했다. 그러나 이런 주의도 별로 적절하지 않은 것으로 밝혀졌다. 왜냐하면, 병원 내 감염 통제부의 미생물학자와 간호사는 병원 직원들뿐만 아니라 병원 내 침대보나 세척시설 등 무생물성 물질에서도 이 저항성 미생물을 추적해 냈기 때문이다. 이런 저항성 박테리아는 늘 치료가 어려운 편인데, 특히 멜버른 균주는 예전에 1차 선택되던 모든 항생물질들에 대해 저항성을 지니고 있었고, 방부제에 대해서도 저항성을 지녀 이를 사용하여 세척하여도 별반 효과를 보지 못했다. 매우 비쌀 뿐만 아니라 독성 가능성이 높아 그동안 거의 사용되지 않던 항생물질 반코마이신(Vancomycin)만이 이에 효력을 지니고 있었다.

멜버른의 한 병원에서 발생한 포도상구균 문제는 그 심각성으로 인해 이미 생물의 전파를 막고 통제하는 방법을 찾으려던 병원 의료진이 지역 내 그룹을 형성하도록 부추겼다. 이들은 의사와 간호사의 손 세척 등 적절한 위생처리와 함께 감염 환자들을 따로 격리하는 것이 도움을 주리라는 결론을 내렸다. 여기에 덧붙여 저항성 선별의 원천이 되는 항생물질들의 신중한 사용을 제안했다. 그 결과 이 그룹의 노력에 의해, 항생물질을 보다 현명하게 사용하는 방법을 기술한 『항생물질 사용지침서(Antibiotic Guideline)』라는 책자를 만들어 발간했다. 이 책자 발간 외에도, 이런 방법을 대중화할 수 있는 여러 혁신적 방법들을 모색했다(그림 8-1).

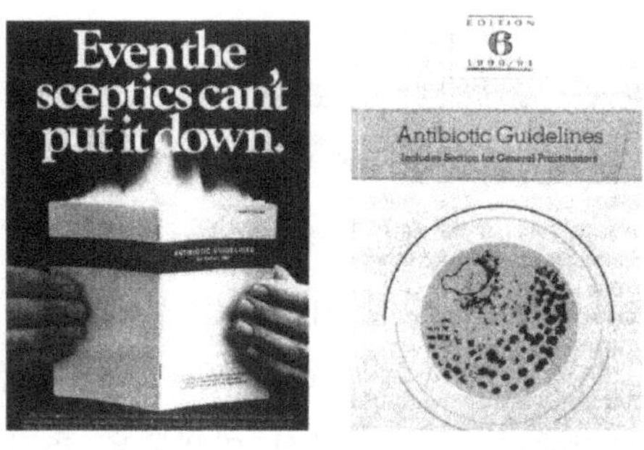

〈그림 8-1〉 1970년대 말과 1980년대 초에 멜버른(Melbourne)의 한 병원에서 복합저항성 황색 포도상구균(Staphylococcus Aureus)이 대량 발견됨에 따라, 항생물질 사용법을 개선하기 위한 수단으로 『항생물질 사용지침서(Antibiotic Guideline)』가 집대성되어 발간했다. 저항성 균주들의 전파에 대한 하나의 원인으로 항생물질 오용을 지적되었기 때문이다. 이 지침서는 시술자들에게 이러한 메시지를 주기 위해 일반인에게 공개했으며, 오스트레일리아에서 제6판이 발간되어 사용되고 있다(오른쪽 : 『항생물질 사용 지침서』 표지, 왼쪽 : '회의론자도 이 책을 내려놓을 수 없다'는 항생물질 사용 지침서 광고)

실생활에서 일어난 이 중대한 문제는 1984년에 항생물질 저항성에 대한 전반적 문제점에 초점을 맞춘 영국의 BBC 방송과 미국의 '노바(Nova)' 텔레비전 다큐멘터리를 통해 핵심적 예증이 방영되도록 했다. 다행히도 반코마이신을 사용하고 병원 직원 및 병원 종사자들을 통해 광범위한 공중보건 수단들을 강구함으로써, 멜버른의 병원들은 끝내 이 미생물의 전파를 통제해 낼 수 있었다. 그러나 20~40%의 포도상구균이 아직 저항성으로 증식하고 있는 이 지역 병원들에서는 이 문제가 현존하는 중대 과제로 남아 있다. 오스트레일리아 사람들은 멜버른의 역학(疫學)에서 '최악'의 시나리오를 경험함으로써 많은 것을 배웠다. 즉, 공중보건 수단들이 저항성 박테리아의 전파를 통제하는 데 도움을 주었지만, 항생물질 저항성이 거의 통제 불능의 절망적인 보건 문제로 대두될 수 있다는 것을 모든 사람들이 깨달았던 것이다.

이런 유의 사건이 오늘날 일어난다면 어떻게 될까? 이것은 가능성 영역 밖에 있는 것이 아니다. 적어도 지난 10년간, 포도상구균과 여러 유전자들을 교환할 수 있는 장내구균(Enterococcus)이라는 미생물에서 반코마이신 저항성이 발견되어 왔다. 더구나 반코마이신 저항성은 한 종류의 저항성 결정인자에만 있는 것이 아니라, 이를 중개할 수 있는 3가지 다른 저항성 결정인자들이 존재하는데, 이 중 2가지는 전달 가능한 것이다. 그러나 아직까지는 장내구균으로부터 포도상구균으로 전달되는 저항성 유전자 중에는 반코마이신 저항성이 포함되어 있지 않다. 그렇지만 심각하게 고려되어야 하는 이유는 이러한 저항성 인자가 현존하고 있으며, 이들이 전달 가능한 플라스미드상에 있고, 또한 전 세계적으로 나타나고 있기 때문이다. 이 저항성들이 다른 박테리아, 특히 포도상구균으로 전파된다면, 1980년대 초에 반코마이신이 제공했던 복합저항성에 대한 구원도 단명으로 끝날지 모른다. 따라서 자만하고 있을 여유가 없다. 우리 모두 이러한 비정상적이면서도 비참한 사건을 유의하여야 하며, 앞으로 이와 유사한 재난 발생을 예방하도록 노력하여야 한다.

앞에서 언급했듯이, 항생물질 실패라는 또 다른 '위기 상황(Close Call)'은 1980년대 초 자이르(Zaire)에서 발생했다. 그곳에서는 심한 설사와 혈변을 일으키는 복합저항성 이질균(Shigella Dysenteriae)이 수백 명의 목숨을 앗아갔다. 그런데 이 감염 박테리아는 널리 사용되는 모든 항생물질에 대해 저항성을 가지고 있었다. 단지 날리딕산(Nalidixic Acid)만이 효력을 발휘했지만, 너무 늦게 투약했다. 더구나 날리딕산이 도입된 지 1년 이내에 이 항미생물성 약물에 저항성을 지닌 균주들이 나타나, 이 치료법을 훼방했다. 그러나 이질균의 역학(疫學)에서는 이것만이 유일하게 사용될 수 있는 약물이었고, 어떤 이의 생명은 구해주었지만, 대개는 너무 늦게 투약되거나 효력이 없어서 죽음에 이르게 되었다.

두 예증들은 독립적 사건들로 간주될 수 있지만, 반드시 그런 것은 아니다. 치료가 어려운 다른 저항성 감염병 발생은 보다 소규모로, 세계의 여러 지역에서, 병원에서, 일반 대중 사회에서 줄곧 부상되어 왔다. 앞에서 언급한 몇몇 경우로는 뉴욕(New York)의 결핵과 일리노이(Illinois)주의 살모넬라증 등이 있다. 이러한 현상들이 격증하기 시작한다면, 황폐한 미래가 우리를 기다릴 것이다. 그러므로 이러한 사건들이 불행한 상황까지 도달하지 못하도록 미리 예방하기 위해서는 저항성 문제에 대한 이해와 인식을 증진시킬 필요가 있다. 따라서 항생물질 저항성의 출현 및 전파에 따른 어떠한 현상이라도 언급되고 논의되어야 한다.

저수준의 저항성이 고수준의 저항성을 앞서고 있다

몇몇 호흡기계 및 비뇨기계의 병원 미생물 연구에서 발견된 흥미로운 생물 현상은 우리가 이를 경계하도록 만든다. 그것은 저수준의 저항성이 고수준의 저항성을 앞서가고 있다는 사실이다. 수년 전 국제 감염병학술회의(International Congress of In Fectious Diseases)에서, 마드리드(Madrid) 라몬카할병원(Hospital Ramon y Cajal)의 페르난도 바케로(Fernando Baquero) 박사는 수막염구균(Meningococcus), 임질구균(Gonococcus), 폐렴구균(Pneumococcus)에서 처음 등장하는 페니실린 저항균들은 감수성 균주들보다 조금 덜 감수성(조금 더 저항성)을 가졌지만, 이들 저수준의 저항성 변이종들을 바짝 뒤쫓아 오는 것은 보다 높은 저항성을 가진 것들이란 사실을 밝혔다. 대부분의 경우 이런 저수준의 저항성은 다량의 항생물질에 의해 극복될 수 있기 때문에 별로 관심을 받지 못하지만, 시간이 흐름에 따라 이 균주들이나 다른 균주들이 이 항생물질에 보다 강력한 저항성을 나타내는 유전자, 즉 플라스미드나 트란스포존상에 저항성 유전자를 획득하여 가고 있었던 것이다. 일반적으로 저수준의 저항성 변이종은 결국 실제 치료를 어렵게 하는 고수준 저항성 형태의 출현을 예고하고 있기 때문에, 이들이 병원이나 임상 박테리아 실험실 단위에서 발견되면 많은 관심을 기울여야 한다고 바케로 박사는 제안했다.

유사한 현상은 퀴놀론 저항성에서도 나타났다. 즉, 저수준의 저항성 변이주들이 이 약물의 치료 수준에 저항하는 변이주들보다 훨씬 더 많이 등장해 왔던 것이다. 그러나 이러한 저수준의 저항성 변이주들은 유심히 살펴보지 않으면 쉽게 파악되지 않는다. 퀴놀론 저항성의 경우 저수준 변이주들은 보통 새로운 저항성을 잘 획득하지 않는 편이지만, 자신의 염색체변이를 일으켜 치료를 위협할 수 있는 고수준 저항성 변이주가 등장할 가능성은 상당히 높은 편이다. 즉, 원 박테리아 균주가 바로 고수준으로 변이될 가능성은 그리 높지 않지만, 임상에 관련된 균주에서 두 가지 변이 단계를 거쳐 고수준의 퀴놀론 저항성 변이주들이 등장할 수 있는 것이다. 그것은 처음 이 약물에 대한 세포막의 투과성 감소에 따른 저수준의 저항성이 등장하고, 뒤이어 두 번째로 퀴놀론의 표적 효소인 DNA 자이레이스(DNA gyrase, 단단히 뭉쳐진 DNA 실타래를 푸는 효소)의 변화를 거쳐 고수준 저항성을 부여받게 됨으로써 퀴놀론에 대한 저항성 세균이 되는 것이다.

대부분 저항성 박테리아에서 발현되는 항생물질 저항성 수준은 실지로 항생물질 치료 용량에 대항하는 데 필요한 수준보다 훨씬 높다. 즉, 저항성 결정인자들은 과잉의 저항성 능력을 제공하고 있는 셈이다. 이것은 파리를 죽이기 위해 커다란 망치를 사용하는 것과 같다. 이러한 발견은 아마도 저항성 결정인자의 진화가 사용하는 항생물질 수준에 적응하려는 단순 반응에 그치는 것이 아니라는 사실, 즉 항생물질과 싸우려는 목적만은 아니라는 사실을 말해주고 있다. 이런 결정인자들은 실제로 자연계에서 과학자들이 모르는 또 다른 기능을 지니고 있을지 모른다. 그러나 어떤 경우이든 이 결정인자들은 박테리아 숙주에게 저항성을 부여하는 항생물질에 의해 선별될 때 더욱 빈번하게 나타난다.

한 항생물질이 다른 항생물질에 대한 저항성을 선별할 수 있다

저항성은 이러한 문제점 외에도 또 다른 얼굴을 갖고 있다. 그것은 대부분의 플라스미드나 많은 트란스포존들이 여러 항생물질들에 대한 저항성 유전자를 지니고 있기 때문에, 이들 항생물질 어느 하나를 사용하여도 이들 모두에 저항성을 지닌 박테리아를 선별할 수 있다는 사실이다. 복합저항성 박테리아가 이미 존재한다면 이러한 현상은 즉시 일어날 것이다. 초기 상태가 명확하진 않지만, 앞에서 언급했다시피 한 항생물질의 만성적 사용에 의해서도 복합저항성이 발생할 수 있다. 즉, 초기에 약물은 자신에 저항성인 박테리아만을 선별하지만, 시간이 흐름에 따라 여러 곳으로부터 유전자를 획득하여 복합저항성이 나타나는 것이다. 이미 언급한 바와 같이, 테트라사이클린과 클로람페니콜은 저항성 유전자를 획득하지 않고도 염색체변이를 통해, 선별을 행하는 항생물질에 대해서뿐만 아니라 이와 무관한 항생물질에 대해서도 저항성을 가진 대장균을 선별해 낼 수 있다. 여기에서 특히 언급할 것은 이렇게 선별된 저항성들 중에 퀴놀론에 대한 저수준의 저항성도 있다는 사실이다. 이 변이주들은 앞에서 논의한 바와 같이 고수준 퀴놀론 저항성으로 가는 길의 첫 단계에 놓여있는 것들이다. 이렇게 한 항생물질 사용으로도 최신 항생물질에 이르기까지 여러 다른 항생물질들에 대한 변이주를 간접적으로 선별해 낼 수 있다면, 저항성 문제는 대단한 복잡성을 띠면서 앞으로 중대한 도전을 해올 거라는 것이다.

새로운 약물의 발견과 새로운 접근

현재의 저항성 문제를 다루기 위해 신약 개발 연구에 종사하는 연구가들은 기지의 항생물질 저항성 메커니즘에 영향을 받지 않는 새로운 항생물질들을 발견하거나 개발하는 데 몰두해왔다. 약물이 완전히 새로운 것이라면, 이에 대한 저항성 메커니즘은 아직 선별되지 않았을지 모른다. 그러나 그렇게 완전히 다른 새 항생물질의 발견은 점점 어려워지고 있다. 토양 박테리아나 곰팡이로부터 새로운 항생물질을 찾고 있는 연구가들은 예전에 발견된 항생물질과 같거나 약간 다른 것을 발견하면 종종 연구를 끝내버린다. 약물이 예전의 항생물질들과 상당히 다르지 않으면, 이미 존재하는 저항성 메커니즘에 의해 위협받을 것이기 때문이다.

오늘날 신약 개발 계획의 지휘자들은 새로운 항생물질을 찾기 위해 어디든지 그물을 던지고 있다. 한 가지 가능한 대상은 지구 표면으로부터 수 마일 아래에서 채취한 새로운 박테리아 종들이다. 또 다른 혁신적 대상은 최근에 항생물질 유사물질들이 발견되고 있는 곤충류들이다. 한편, 또 다른 연구가들은 개구리 피부에 있는 항박테리아성 물질들을 동정하려고 노력해왔다. 이는 개구리를 수술한 후 박테리아가 우글거리는 물속에 다시 놓아도 감염되지 않는다는 관찰에 따라 과학자들이 이끌리게 된 것이다. 그 결과 개구리 피부 추출물로부터 현재 '마게이닌(Magainin)'이라고 불리는 항생물질이 분리됨으로써 그 해답이 얻어졌다. 흥미롭게도, 최근에 또 다른 형태의 새로운 항생물질을 우리 혈액을 떠도는 백혈구인 중성구에서 발견했다.

이 물질은 박테리아, 바이러스 및 곰팡이에 대해 우리 몸을 방어해 주기 때문에 '디펜신(Defensin)'이라고 불렸다.

마게이닌이나 디펜신과 같은 새로운 유형의 항생물질들은 현재 사용되고 있는 것들과 굉장히 다르기 때문에, 낙관적 관측을 낳고 있다. 오늘날 이들은 소량으로밖에 만들어지지 않기 때문에, 감염에 대응하여 치료용으로 사용될 수 있을만큼 이 새로운 항생물질들을 충분히 많이 생산해 내려는 것이 주 연구 목적이 되고 있다. 그러나 이들은 단백질로 되어 있기 때문에, 체내에서 외래물질로 인식되어 환자 면역계의 항체에 의해 제거될지도 모른다는 사실이 또 다른 관심 대상으로 떠오르고 있다. 더구나 다른 항생물질들과 똑같이 생태계 내에서 맞을 운명, 즉 저항성 변이주의 선별에 굴복할 위험성이 있다. 그러한 변이주 출현 가능성과 출현 시간대는 항생물질 자체의 성질뿐만 아니라 얼마나 많이, 자주 사용되느냐에 달려 있다. 사멸용 약물이 더 많이 사용되면 될수록 이에 저항성을 지니는 희귀 변이주의 선별이 일어날 가능성이 그만큼 높아진다는 것은 놀랄 만한 일이 아니기 때문이다. 그렇지만 기존 항생물질과 완전히 다른 새로운 물질의 발견이란 점에서 이는 중요한 진보임에 틀림없다.

다른 발견들도 낙관적 관측을 낳고 있다. 어떤 저항성 박테리아 균주들은 한 종류의 저항성에는 적응하지만 다른 것에는 아닌 경우도 있다. 보다 정확히 말하면, 어떤 항생물질에 대한 저항성 박테리아는 다른 항생물질들에 대한 감수성을 증가시킬 수도 있다는 것이다. 그러면 어떤 것들이 그럴까? 박테리아가 한 약물에 저항성이 될 때 또 다른 것에 더 감수성이 되는 현상의 증거는 테트라사이클린 저항성 연구로부터 나왔다. 그것은 테트라사이클린을 세포 밖으로 뽑아내는 세포막 단백질로 인해 테트라사이클린 저항성이 된 박테리아는 카나마이신이나 젠타마이신과 같은 아미노배당체 항생물질에 훨씬 감수성이 된다는 사실이다. 특히 아미노배당체 항생물질들은 특유의 신장 독성으로 인해 임상적으로 사용될 때 최대량 이내의 매우 한정된 범위 내에서 조심스럽게 사용되고 있기 때문에, 이런 항생물질들이 적게 사용될 수 있다면 부작용은 상당히 감소시키면서 약효를 증진시킬 수 있을 것이다. 상당히 뜻밖인 예를 들면, 아스피린의 성분인 살리실산(Salicylate)은 몇몇 박테리아에서 어떤 항생물질에 대한 저항성은 증가시켜 주는 반면, 다른 항생물질에 대해서는 감수성을 가지게 한다. 따라서 앞으로 한 항생물질에 저항성이 된 박테리아에서 다른 항생물질에 대한 감수성 변화를 조사하는 데 헌신하는 것도 유용한 일이 될 것이다.

저항성 메커니즘이 항생물질과 마주한 박테리아에 이로움을 줄지 몰라도 다른 기능에는 손해를 입히는 경우도 있다. 과학자들은 세포벽 변화를 통해 페니실린에 보다 큰 저항성을 가진 몇몇 폐렴구균들은 오히려 질병을 잘 일으키지 못한다는 사실을 그러한 예로 들고 있다. 야토병(野兎病, Tularemia)을 유발하는 볼데텔라(Bordetella)라는 미생물은 저항성 유전자와 독성 유전자가 상호 연관되어 있어서, 한 개 또는 그 이상의 변이가 일어날 때 이 박테리아의 다른 기능에 부정적 결과를 창출할 가능성이 있다. 이런 부정적 효과 중 몇몇은 미약하여 아직까지 잘 알려져 있지 않지만, 이것이 발견된다면 유용하게 이용될 수 있을 것이다. 한 예로, 저항성 형질을 지닌 박테리아가 특정 온도나 산성 또는 염기성 환경에서 더 이상 생존할 수 없다는 사실을 알면, 특정 저항성 결정인자를 지닌 박테리아를 직접 파괴하여 치료할 수 있는 또 다른 대체 방법을 강구해 낼 수 있을 것이다.

저항성 인자를 지닌 박테리아를 치유하기 위한 약물 생산에서 또 다른 접근법이 시도되고 있다. 어떤 화학물질은 플라스미드의 증식을 억제한다. 플라스미드가 복제되지 않는다면, 새로운 각 딸세포들은 이론적으로 플라스미드와 이와 연계된 저항성을 상실하게 된다. 그러나 이러한 시도는 커다란 장애물에 봉착해 있다. 그것은 이런 저항성 결정인자들 중 많은 것들이 플라스미드와 같은 염색체외 DNA물질에 존재하지만, 트란스포존과 같이 염색체상에 자리 잡고 있는 것도 있기 때문에, 플라스미드를 제거한다는 것이 바로 저항성 결정인자의 제거를 보장해 주지는 않는다는 것이다. 만약 이것이 트란스포존 상에 있다면, 이는 안전하게 머물 수 있는 염색체상으로 전달이 가능하고, 따라서 이 염색체를 뒤따라가 없애면, 결국 항생물질이 행하는, 즉 박테리아 세포를 사멸하는 결과가 되고 만다.

자연 선별은 이미 이러한 시도를 복잡하게 만들어 버렸다. 오스트레일리아 멜버른(Melbourne)의 론 스커레이(Ron Skurray)와 그의 연구진이 수행한 유전학 연구는 저항성 포도상구균에서 플라스미드상의 저항성 유전자가 어떻게 염색체로 옮겨갔는지를 보여주었다. 그런데 염색체로의 이전은 두 가지 중요한 효과, 즉 저항성 결정인자에, 그리고 숙주세포에 영향을 미친다. 저항성 유전자가 염색체로 옮겨가면 훨씬 안정화된다. 즉

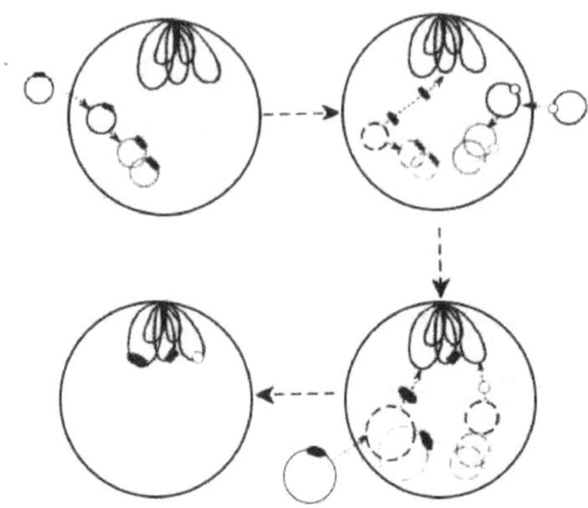

〈그림 8-2〉 황색 포도상구균(Staphylococcus Aureus)의 항생물질 저항성 유전자는 플라스미드 내에서 증식하지만, 시간이 지나면 서서히 염색체 내에 자신의 자리를 찾게 된다. 이런 현상은 다른 저항성 유전자를 갖고 들어온 유사한 형태의 플라스미드에서도 통상적으로 일어나고 있다. 그러나 이 현상은 결과적으로 플라스미드의 소실을 가져와서, 한 포도상구균 균주 내에 새로운 여러 저항성 유전자들을 받아들이도록 해왔다
(Bonnie Marshall, Tufts University School of Medicine)

숙주세포에 의해 자연적으로 소실될 수 있는 플라스미드의 변덕스러움을 더 이상 감내하지 않아도 되는 것이다. 그리고 저항성 유전자가 염색체 내로 옮겨가면, 저항성 결정인자나 숙주세포는 더 이상 플라스미드를 필요로 하지 않아서 숙주세포는 플라스미드를 잃어버리고, 이에 따라 다른 저항성을 지닌 새로운 플라스미드를 훨씬 더 쉽게 수용할 수 있게 된다. 즉, 도서관의 신착 도서처럼 저항성 유전자는 처음 세포 내로 들어가 플라스미드상에서 자유롭게 떠돌다가, 시간이 흐름에 따라 신속한 순환 과정을 빠져나와 염색체 내로 밀려 들어감으로써,

세포 내 '영원한 비순환 목록'에 적히는 것이다(그림 8-2).

물론 트란스포존의 복제를 특이적으로 방해할 수 있는 화합물을 설계할 가능성도 있다. 즉, 트란스포존의 복제나 전파를 방해하는 유전물질을 숙주세포에 도입하는 것이 그 한 가지 방법이다. 이렇게 트라스포존이 제거될 수 있다면, 이들이 염색체상에 있든 플라스미드상에 있든 자연계 창고 내에 있는 막대한 저항성 결정인자들을 특이적으로 제거할 수 있을 것이다. 더구나 이러한 시도는 트란스포존을 대상으로 하지, 박테리아 세포 전체를 대상으로 하는 것이 아니므로, 유해한 박테리아종의 침입으로부터 우리를 보호해 주는 피부 균총이나 장내 균총과 같이 정상적으로는 무해한 박테리아 숙주세포의 자연 생태계를 그대로 유지시켜 주기 때문에, 정상 균총의 변화를 초래하지는 않는다. 즉, 죽이는 대신 이들의 '승객(Passenger)'인 저항성 유전자만을 선택적으로 제거함으로써 그 작용을 나타나는 것이다. 따라서 이렇게 전달 가능한 저항성만이 제거된다면, 이 박테리아들이 그 영역에 들어오는 보다 유해한 박테리아에게 저항성을 전달해 줄 두려움은 더 이상 없을 것이다.

새로운 약물의 합리적 설계

과학자와 임상가는 새로운 항생물질을 발견해 내고, 또한 저항성과 싸우는 새로운 방법을 찾아내는 두 가지 영역에서 미생물과 투쟁하고 있다. 이들은 현재 사용되는 항생물질을 잘 활용하는 방법을 찾고 있으며, 또한 이를 대체할 수 있는 방법이나 새로운 약물들을 탐색하려고 노력하고 있다. 그중 한 가지 방법으로 현존하는 항생물질 계열의 약물들이 저항성과 연계된 효소에 의해 더 이상 무력화되지 않도록 하기 위해 이들을 화학적으로 변형시키는 방법들이 도입되어 왔다. 그 역사적인 예로 페니실린 분해 효소에 저항성을 가지도록 개발된 메티실린을 들 수 있다.

보다 최근의 예는 완전히 화학합성된 새로운 퀴놀론계 항생물질이다. 과학자들은 자이르(Zaire)의 이질균 전염에 이용되었던 퀴놀론계의 최초 약물 날리딕산(Nalidixic Acid)의 핵심 구조를 취하여 새로운 퀴놀론계를 만들어 내는 데 성공했다. 앞에서 언급한 바와 같이, 1960년대에 발견된 합성 퀴놀론류는 박테리아에서 $1/10^7$의 확률로 천연적인 저항성이 발생함에 따라, 곧 이에 대한 호감을 잃어버렸다. 왜냐하면 수억 개의 박테리아가 관여하는 질병에서 보면 이것은 너무나 높은 수치이기 때문이다. 이와 달리 새로이 합성된 퀴놀론들은 어디에서나 치료 기간 중거의 일어나지 않을 정도의 확률, 즉 $1/10^9$~$1/10^{12}$ 정도의 확률로 발생하므로 거의 저항성을 선별해 내지 못한다.

또한 퀴놀론 저항성 변이주가 등장하더라도 또 다른 그럴듯한 보호 장치가 제공되는데, 그것은 저항성 결정인자가 염색체 상에만 있다는 점이다. 즉, 트란스포존상이나 플라스미드상에서 전달될 수 있는 저항성 유전자와는 달리, 퀴놀론 저항성 결정인자는 다른 박테리아로 옮겨갈 기회가 그만큼 적어지는 것이다.

저항성을 겨냥한 또 다른 방법은 저항성 메커니즘을 바보로 만드는 유인용 분자를 설계하는 것이다. 그 예로 페니실린 유사(類似)물질에 페니실린 저항성 효소를 '영점 사격(Zero In)' 시키는 경우를 들 수 있다. 즉, 이 효소가 이런 가짜 목표물에 매달려서 이를 파괴하려고 무던히 애쓰는 동안, 페니실린은 이 효소에 의해 손상받지 않은 채 세포 내로 들어가 죽이는 것이다. 그 결과, 페니실린을 파괴하는 효소 베타 락타메이즈(β-lactamase)와 경쟁하여 이를 봉쇄해 버리는 클라불란산(Clavulanic Acid)이나 설박탐(Sulbactam)과 같은 베타 락탐(β-lactam) 항생물질들은 암피실린, 티카실린, 그 외 여러 광범위 페니실린들의 효능에 활력을 불어넣었다. 왜냐하면 이런 페니실린들은 그동안 저항성 박테리아의 분해 효소 손아귀에 놓여 어려움이 있었기 때문이다. 이와 같이 항생물질을 변형하여 불활성화하는 효소가 관여하거나 항생물질을 세포 밖으로 활발히 뽑아내는 세포막 단백질이 관여하는 경우에, 이런 저항성 메커니즘을 공격할 수 있는 가짜 기질들을 설계할 수 있을 것이다.

새로운 약물도
옛 저항성 결정인자의 활성에 지배받을 수 있다

새로운 항생물질에 대한 저항성이 예상보다 더 빨리 등장하고 있는 것으로 관찰되고 있는 비교적 최근의 현상들은 새로운 항생물질 발견에 있어서 걸림돌이 되고 있다. 지난 10년 동안 새로운 세팔로스포린, 페니실린, 트리메토프림, 트리메토프림/설파메톡사졸 혼합 제제, 새로운 아미노배당체에서도 저항성이 위협해 왔다.

임상 영역에 도입된 새로운 약물들은 2년이란 짧은 기간 내에 저항성이란 '장애물'과 맞닥뜨릴지 모른다. 그 이유 중 하나는 다른 약물들에서처럼 이들의 과다한 사용과 이에 따른 저항성 선별에 관련되어 있을 것이다. 즉, 새로운 약물의 경우 막대한 개발 경비를 충분히 보상받기 위해 초기에 대량 판매가 이루어지면서, 의사나 그들의 환자가 사용하길 원하는 '일시적 유행'이 되어 다량의 약물이 박테리아 생태계에 노출되고, 그 결과 이 약물에 대한 저항성 메커니즘을 지닌 희귀 변이주를 증식시키는 바로 그 선별력이 되고 마는 것이다.

또 다른 문제는 이 새로운 약물들이 화학구조상 특유성이 결여되어 있다는 점이다. 일반적으로 새로이 발견되는 약물들은 기지의 저항성 결정인자에 대해 취약성이 없도록 설계되고 연구되지만, 만약 그러한 새 약물이 화학구조상 옛것과 유사하다면 결국은 동일한 옛 저항성 메커니즘에 의해 불활성화될 수밖에 없다. 그것은 새로운 항생물질의 과다 사용하에서 희귀하지만 '옛' 저항성 결정인자의 변이를 통해, 이를 불활성화할 수 있는 새로운 변이 효소를 선별해 냄으로써 일어난다(그림 8-3). 이러한 가능성은 최근에 출현한 최신형 페니실린 및 세팔로스포린의 저항성에서 선명하게 드러났다. 독일에서 폐렴과 전신 감염을 유발하는 클렙시엘라(Klebsiella)균의 임상 균주에서 최신형의 세팔로스포린에 대한 저항성 플라스미드가 나타났는데, 이 항생물질을 분해하는 저항성 효소의 유전자가 과거의 간단한 세팔로스포린형들을 파괴하던 것과 거의 똑같다는 사실이 유전자 연구를 통해 밝혀졌다. 단지 이 효소에서는 유전자상 두 곳에 변이를 일으켜, 화학구조상 파괴될 수 있는 세팔로스포린의 범위를 확장시켜 놓았던 것이다.

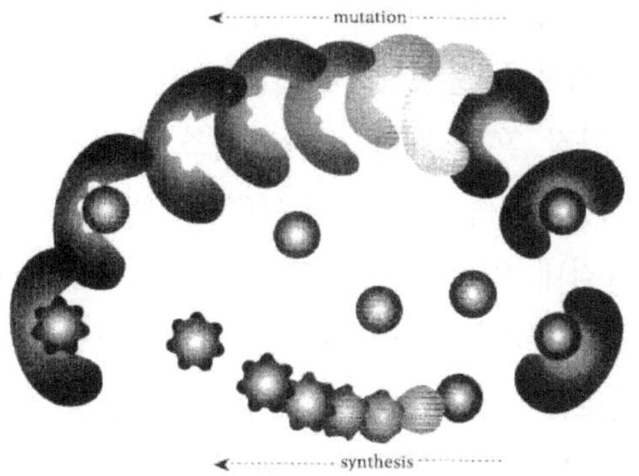

〈그림 8-3〉 박테리아들은 최신형의 페니실린과 세팔로스포린들을 파괴할 수 있는 새로운 베타 락타메이즈(β-lactamase)란 저항성 유전자를 창출해 왔다. 이러한 베타 락타메이즈의 공격 범위는 기존의 좁은 공격 범위를 가진 옛 베타 락타메이즈의 조그마한 변이에 의해 확장된 것이지만, 이제 이 새 단백질은 새로운 베타 락탐 항생물질까지 공격 대상으로 하여 파괴할 수 있다
(Bonnie Marshall, Tufts University School of Medicine)

이러한 새로운 저항성 결정인자를 이끌어 낸 사건을 재구성해 보면 다음과 같다. 우선 옛 저항성 유전자가 여러 번 복제하는 동안 무작위 변이가 일어났을 것이고, 그중 대부분은 대수롭지 않아 정상 유전자에 의해 희석되고 말지만, 어떤 하나가 새로운 세팔로스포린 항생물질 존재하에서 박테리아가 생존하도록 한다면, 이 박테리아는 항생물질 선별력하에서 증식하게 된다. 그리고 환경 내 저항성 유전자 창고에 이 새 유전자가 점차 중요한 영역을 차지하면, 다른 박테리아로 전달되어 새로운 결정인자로서의 영속성을 보장받게 될 것이다.

신세대 페니실린을 파괴하는 저항성 장내 박테리아에 의해 여러 나라에서 발병한 수많은 사례에서도 이러한 예를 볼 수 있다. 역시 유전자분석을 통해, 이 유전자가 페니실린의 베타 락탐 고리를 파괴하여 불활성화하는 효소의 유전자 중 하나인 TEM-1이라는 가장 흔한 베타 락타메이즈 유전자의 변이 결과라는 것이 밝혀졌다. 즉, $1/10^6$~$1/10^8$의 확률로 일어나는 자연 변이들이 마침내 이러한 새 약물들을 모두 무력화할 수 있는 효소 형태를 이끌어 낸 셈이다. 세팔로스포린 분해 효소에서처럼, 이 '새로운' 페니실린 파괴 효소는 분명 증가해 가고 있다. 이 베타 락타메이즈의 변이들은 강력한 항생물질 선별력에 동반된 진화(한 유전자의 변이인 경우)가 옛 저항성 결정인자로부터 어떻게 새로운 저항성을 모조해 낼 수 있는지를 보여준 예시이다. 오늘날까지 20가지 이상의 다양한 TEM-1 유사(類似) 베타 락타메이즈가 출현해 왔고, 이렇게 출현한 저항성 효소군은 옛 페니실린뿐 아니라 요즘 시판되는 새로운 페니실린 유도체까지 아무것이나 파괴할 수 있는 능력을 가졌다. 이런 현상은 임상적으로 자리 잡아 가는 다른 항생물질로 확대되어 가면서, 새로운 약물들의 임상적 이용 및 이의 효능을 위협하게 될 것이다.

발견에서 응용까지는 많은 시간과 상당한 경비가 소모된다

낙관론자들은 약물 개발의 미래는 한계가 없으며 저항성 문제를 다룰 수 있는 새로운 약물들을 계속 찾아낼 것으로 믿고 있다. 그러나 비관론자들은 "현실을 보라. 이 새로운 약물들을 발견하는 데 드는 경비와 임상적 사용으로까지 이끄는 데 드는 시간은 매우 길고도 값비싸다."라고 말한다. 또한 새로운 약물들은 더 높은 독성을 가질 확률도 있다. 사실 대다수 약물들은 복용이나 주사 시 나타내는 독성 등의 부작용으로 인해, 결코 임상적 이용까지 다다를 수가 없었다. 보통 개발 단계에 있는 새로운 약물이 임상적 이용까지 도달하는 데는 10년 이상 걸리고, 그중 4~5%만이 실용화된다. 식품의약국이나 세계 유수 기관의 최종 승인을 얻기 위해서, 회사들은 수많은 시간 소모형 연구를 수행하여 끝없는 서류 작업을 완료하여야 하며, 약물이 이렇게 임상 시장에 도달하기 전에 필요한 모든 연구를 수행하는 데 수백만 달러가 소요된다. 여기에는 새로운 약물이 어떤 박테리아를 죽일 수 있는지를 증명하는 것 외에도, 이 약물이 유해성을 일으키지 않는다는 것을 보여주기 위해 동물시험을 해야 하고, 그러고 나서 효능과 독성 조사를 위해 사람(임상) 시험을 행해야 한다. 그래서 마지막으로 사람을 대상으로 한 '시도'를 통과해야만, 새 약물이 시판되는 것이다. 이런 수많은 제약 조건이 주어지기 때문에, 현재의 저항성 문제를 다룰 수 있는 이상적 약물을 지금 설계해 냈다 하더라도, 이 약물은 10년이 지난 후에야 활용될 수 있을 것이다. 그때에도 효능이 있으리라는 것은 보장하지 못한다. 이와 같이 약물의 발견 및 개발 계획은 장시간을 요하므로, 저항성 문제에 뒤지지 않고 충분히 빠르게 새로운 약물을 시장에 도입하기란 매우 어려운 실정이다.

한 환자는 의사에게 "항생물질을 너무 많이 사용하면 이 약물이 쓸모없어지는 게 아닐까요?"라고 물었더니, "걱정할 필요가 없소. 우린 지금 매우 많은 항생물질을 활용할 수 있고, 새로운 것들이 계속 발견되고 있거든요."라고 대답했다는 얘기를 들려주었다. 이 얘기는 항생물질 발견의 전성기에는 사실이었을지 몰라도, 새로운 항생물질들이 임상 영역에 매우 느리게 등장하고 있는 요즘엔 사실이 아니다.

항생물질 통제가 안 되는 세상

다소 공상적이긴 하지만, 항생물질 사용을 통제하지 않고 모든 사람들이 자신의 일시적 기분에 따라 자유로이 항생물질을 사용할 수 있게 한다면 어떤 일이 일어날까 하는 것은 생각할 가치가 없더라도 걱정할 만은 하다. 그러면 감수성 균주들은 완전히 없어지고 저항성 균주들만이 득실거릴 것이다. 그때 저항성 박테리아가 생존할 수 있을까? 아마도 그럴 것 같아 보인다. 저항성 박테리아는 같은 감수성 형제들과 생태계 내에서 경쟁하는 데 더 불리하다는 사실을 제시해 주는 증거들은 거의 없다. 이러한 상상의 나래에서, 저항성 미생물이 우세한 상황이 되면 박테리아의 저항성 수준이 점점 높아져 어떤 항생물질을 사용하여도 효력이 없어질 것이다.

병원이든 사회이든 국가이든 항생물질 저항성 균주가 출현한 장소를 격리하지 않는다면, 그 장소는 저항성의 전파원(傳播源)이 될 것이다. 그러나 불행히도 대부분의 경우 이를 격리하기란 그리 쉽지 않다. 예를 들어, 동남아시아 한 국가의 대부분 사람들이 어떤 항생물질로도 퇴치되지 않는 복합 항생물질 저항성을 지닌 수많은 질병 유발 박테리아들과 투쟁하고 있다고 가정하자. 모든 사람들이 반드시 질병에 걸리는 것이 아니므로, 어떤 사람은 무심결에 이 박테리아의 '보균자'가 될 수 있고, 아마 이들은 세계 도처의 새로운 사회로 이 균주들이 이동되도록 할 것이다. 1970년대 중반 로스앤젤레스(Los Angeles) 환자들에게서 나타났던 막대기형 장티푸스균은 이 질병 치료에 이용되는 최선의 약물 암피실린에 대해 저항성을 가진 그런 경우였는데, 그 후 이 미생물은 이 환자들이 방문했던 멕시코에서도 추적되었다. 앞에서 언급했다시피, 공중보건 관리들은 페니실린 저항성 임질 박테리아원으로 동남아시아의 창녀촌을 지목해 낼 수는 있었지만, 이젠 결국 전 세계 모든 나라에서 발견되고 있는 실정이다.

항생물질로 지구를 흠뻑 적신다고 상상하면, 이들 약물에 저항성을 가진 박테리아들만 유일하게 살아남을 것이다. 유익한 것이든 유해한 것이든 살아남은 미생물 구성원들은 모두, 불운하게도 그들 선조들이 굴복하고 말았던 바로 그 항생물질에 영향을 받지 않는다는 점을 제외하고는, 결국 똑같은 일상생활 능력을 지닌 미생물 세계를 재건하는 결과를 가져올 것이다. 그러면 이런 새로운 박테리아의 '육종'에 있어서 항생물질들은 효력을 나타내지 않은 채 단지 자연환경의 일부로 남아, 박테리아의 일상 활동 중에는 해를 끼치지 않으면서 만나는 일종의 환경 독소 범주에 지나지 않게 된다. 그리고 항생물질에 노출되지 않은 채 살아남은 박테리아들과 함께 이들은 새로이 안정된 진화를 진행해 갈 것이다. 사실 이는 이미 대장균들이 장내에서 많은 독성물질들을 처리하는 방식, 즉 담즙산과 같은 독성 화합물을 물리칠 수 있는 세포벽 바깥막을 가진 대장균이 생존하는 방식과 같다.

현재에도 어떤 박테리아에서는 한 종 이상의 항생물질에 대한 저항성이 이들의 일반적 특성이 되고 있다. 어떤 프로테우스균(Proteus Mirabilis)은 이제 90% 이상이 테트라사이클린 저항성이고, 화농성 포도상구균(Staphylococcus Aureus)도 비슷한 상황으로 90% 이상이 페니실린에 저항성이어서 대다수가 페니실린을 무력화하고 있다. 이미 우리가 지켜본 바를 생각하면, 미생물계가 완전히 저항성 형태 쪽으로 변화해 가리라고 상상하는 것은 그리 어렵지 않다. 이런 상황에서, 사람들이 박테리아에 대해 확고한 면역을 확립하지 않는다면, 감염을 치료할 우리의 능력이 실패할 운명에 처해질 때 공포의 시간과 마주쳐야 할 것이다. 이러한 세상은 역병(疫病)이 통제 불능 상태였던 과거의 암흑기가 재현되는 것처럼 보일 것이다.

죽음도 이미 삶의 중요한 부분이 되어버린 개발도상국의 빈곤층에서는 어느 정도 이런 각본을 겪어왔다. 항생물질 남용은 저항성 균주를 증식시켰고, 거기에다가 불완전한 위생 처리는 감염원의 전파를 초래했다. 그리고 더욱 악화시키는 것은 정부가 돈이 부족해 유용하지만 값비싼 최신 항생물질을 살 능력이 없는 나라라는 점이다. 따라서 사람들은 이전에 치료 가능했던 질병으로 죽어가고 있다. 유사한 상황이 부유한 선진국을 위협할 가능성은 없을까?

오늘날 상황을 바탕으로 복합저항성 미생물이 득실거려서, 국경을 통과하기 전 각 개인들을 조사함으로써 미생물이 오염되지 않도록 해야 한다는 관심을 갖게 된 상황까지 우리의 상

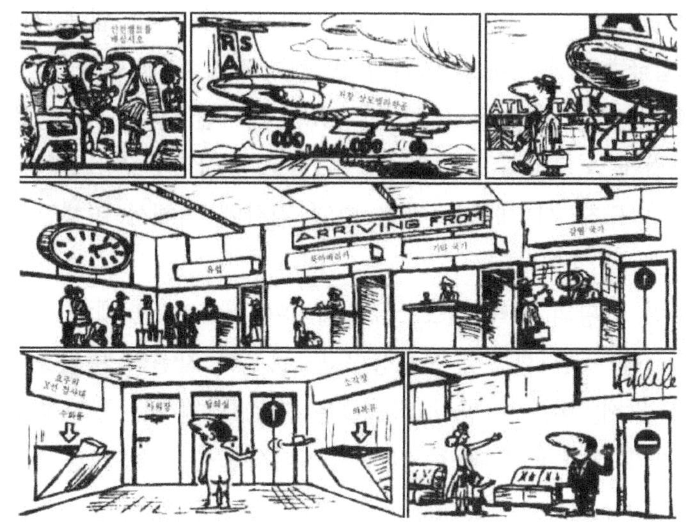

〈그림 8-4〉 여권 검사보다 더 많은 입국 절차들을 요구하는 시대로 진입할 것인가?(Herbert Hächler, University of Zurich, Zurich, Switzerland)

상력을 연장할 수 있다. 필자는 수년 전 억지에 가까울 정도로 어리석은 그런 장면을 상상해 본 적이 있다. 중국과 미국이 비자 신청인들에게 후천면역결핍증(AIDS) 바이러스에 감염되었는지 여부를 알리도록 요구하고, 어떤 나라에서는 방문자들이 후천면역결핍증에 대한 최근의 항체 조사서를 요구하는 오늘날, 그런 상상은 가능성 영역 밖에 있지 않다.

복합저항성 감염원이 존재하는 걸로 알려진 나라로부터 귀국한다고 가정해 보자. 일례로 일반병원에서 저항성 재앙을 치료할 수 있는 유일한 약물인 반코마이신을 포함하여 활용 가능한 모든 항생물질에 저항성인 화농성 포도상구균의 경우를 보자. 여러분은 도착 후 격리된 방에 들어가 샤워를 하거나 방면되기 전 여러 소독 처리를 요구받을 것이다(그림 8-4). 많은 사람들은 입국증을 작성하고 여권에 도장을 찍기 위해 줄을 서서 기다리는 것이 해야 할 일의 전부였던 지나간 좋은 시절들을 자랑스럽게 회고하게 될 것이다. 그리고 출국 시 안전 검사뿐만 아니라 도착 시 새로운 안전 방역 검사에 의해서 여행길은 길어지게 될 것이다.

이런 상황의 실례가 오스트레일리아 퍼스(Perth)에서 있었다. 저항성을 지닌 화농성 포도상구균으로부터 자신의 병원을 보호하기 위해, 퍼스의 병원 직원들은 새로 입원하는 환자들을 우선 격리 장소에 보내서, 거기서 메티실린 저항성 화농성 포도상구균(Methicillin-resistant Staphylococcus Aureus, MRSA)의 존재 여부를 조사받도록 했다. 이 저항성 균이 없는 새 환자들은 정상 병동으로 갈 수 있었으나, 저항성 균이 발견되면 환자는 위험천만하고 전파가 용이한 미생물들을 지닌 다른 환자들과 함께 다른 병동, 즉 'MRSA 입원실'에 보내진다. 이 미생물을 박멸하는 데 여러 다양한 방법들이 동원되지만, 특히 환자 체내에 카테터(Catheter, 장기 내 삽입하는 데 쓰이는 구멍 있는 관 모양의 기구)나 외래 물체를 삽입하고 있다면, 이런 처치법도 그런 물체나 그 안에 은닉 장소를 찾아 자리 잡은 미생물을 모두 없앨 수가 없다. 그런 경우에도 환자는 입원 기간 중 'MRSA 입원실'에 머물러야 한다.

이렇게 환자를 격리하는 단순한 방법으로도 퍼스의 병원들은 이 저항성 균들을 통제했고, 이제 이 균주의 발견 빈도는 세계에서 가장 낮은 상태에 있다. 박테리아의 전파를 초기에 통제하려는 이런 가혹한 방법은 결국 효과가 있었지만, 환자의 정신적 고통을 동반하지 않고는 이루어지지 않는다. 그래도 이러한 처치법의 성공은 병원 병동처럼 다른 새로운 지역으로 저항성 균주가 침입하는 것을 초기에 통제할 수 있는 수단으로 제시했다. 그러나 전 지역, 전 국가에서와 같이 광대한 감염 영역으로부터 다른 지역으로의 저항성 균 전파를 어떻게 효율적으로 막아내느냐는 상당히 어려운 문제이다.

저항성으로부터 미래를 예방하는 방법들

따라서 사회 모든 분야에서 우리와 우리 다음 세대들의 미래를 안전히 보장할 수 있는 여러 방법을 강구하려고 애써야 한다. 여기에 보다 밝은 결과들을 얻을 수 있는 몇몇 방법들을 소개하고자 한다.

1. 소비자들은 필요할 때만 적량으로, 처방받은 기간 동안만 항생물질을 복용하여야 한다.
2. 의학협회나 의과대학은 처방자나 사용자들에게 최신 항생물질에 대해 새로운 교육을 지속적으로 제공하여야 한다. 이것은 의학회에서 발표나 토론의 대상으로 포함하거나 의학, 치과학, 수의학, 농학 분야의 학생들을 대상으로 한 강의로 행해질 수 있다.
3. 과학자들이나 약품 제조업자들은 저항성 메커니즘이나 이의 전파에 연계된 여러 인자들을 계속 통찰력 있게 관찰하여야만 한다. 연구가들은 이러한 정보를 가져야만 저항성들을 지배할 수 있는 방법을 설계할 수 있고, 이의 전파를 방어하기 시작

할 것이다. 여기에는 저항성 메커니즘을 막거나 속이거나 혼동시키는 항생물질 기질을 설계하는 것도 한 가지 시도 방법이 될 것이다.

4. 저항성 메커니즘이 아직 출현하지 않은 새로운 항생물질을 개발하도록 세금 혜택이나 특허 우선권을 제공함으로써 제약회사에 용기를 불어넣어야 한다.

5. 의료계 종사자들은 감염병을 치료하는 항생물질의 대체 요법을 개발해야 한다. 흔한 박테리아 질병들에 대한 예방접종이나 세계적으로 개선되는 공중보건 수단들은 항생물질의 의존성과 과잉 사용을 감소시키는 데 많은 기여를 할 것이다.

6. 공중보건 관료들은 감염병 전파가 잘되거나 항생물질이 필요한 전 세계 개발도상 지역의 수질(水質)을 포함한 모든 공중위생처리를 개선해야만 한다.

7. 임상격리실을 정규 장치화하여 이를 철저히 감독 실시하여야 한다. 이것은 역학자들이 저항성 전염 영역을 알아내고 의사들이 적절한 항생물질을 선별하도록 하는 데 기여할 것이며, 동시에 전염되지 않은 지역으로의 전파를 제한할 것이다.

항생물질 저항성 현상에서 저항성 전염병으로부터 세계 인구를 보호하기 위해 유전학, 저항성 메커니즘, 이의 맹렬한 전파성 등이 충분히 이해되어야 한다. 따라서 과학자들은 이러한 지식을 습득하는 데 정열적으로 뛰어들어야 한다. 그러나 이렇게 마음을 단단히 먹은 대부분의 과학자들에게도 아직 여러 장애물들이 남아 있다.

적절한 항생물질 사용의 책임 중 일부분은 분명 우리 자신에게 있다. 그리고 저항성 박테리아 균주들의 선별이란 오용의 결과는 우리 자신, 가족, 사회에 영향을 미친다. 이들은이 시대 사람뿐만 아니라 다음 세대에, 그리고 전 세계에 위해를 가할 것이다. 따라서 한번 선별되면 미생물 집단 내에 대단위로 합세해 버리는 새로운 저항성 균주의 창출을 금지해야 하고, 만약 저항성이 인지되면 이를 국한해 막아야 한다. 무엇보다도, 항생물질 저항성을 선별하고 증식하는 의료 행위를 제한하는 것을 목표로 설정하여야 한다.

9장
개인과 항생물질 저항성

자가치료의 문제는 자신이 무엇을 하는지 모른다는 것이다.

—작자 미상

일반 의사들은 이제 환자를 관찰하면서 항생물질 저항성 감염증을 더 이상 뜻밖이라거나 신기해하지 않으며, 여러 질병에 감염된 모든 연령층 사람들은 항생물질이 더 이상 만능이 아니라는 것을 깨달아 가고 있다. 또한, 점점 증가 추세인 중이염 어린이 환자들은 이 질병 치료에 쓰였던 옛 페니실린 약물의 성공이 더 이상 재현되지 않는다는 사실을 잘 알고 있다. 이제 이들은 독성을 나타낼지도 모르는 더 비싼 약물들에 의존해야만 한다.

새로 개발된 많은 암 치료법들은 옛 항생물질이나 새 항생물질들에 모두 반응을 나타내지 않는 박테리아 감염증의 출현에 의해 좌절되고 손상되어 왔다. 즉, 암 자체는 통제되거나 치유되더라도, 환자의 약 25~30%는 박테리아 감염증으로 사망하고 있으며, 그중 반 정도는 최근 항생물질 요법에 저항성을 지닌 박테리아에 의해 유발되고 있다.

마찬가지로 조직 이식수술을 위해 병원에 입원한 환자들은 이전의 효과적이며 안전했던 항생물질들에 반응을 보이지 않는 줄기찬 감염증들로 치료 과정이 방해받고 있다는 사실을 알게 될지 모른다. 하나의 감염병으로 항생물질을 복용해 온 또 다른 사람들은 농산물의 오염을 통해서나, 주위 환경에 있는 다른 사람이나 동물로부터 저항성 균을 '획득'함으로써 감염병에 걸릴 수도 있다. 박테리아 저항성 형태는 우리 주위에 늘 존재하고 있는 셈이다. 따라서 이들과 경쟁하는 방법과 수를 줄이는 방법을 알아내야 한다.

항생물질이 저항성 박테리아를 '선별'할 수 있는 능력 때문에, 항생물질을 복용한 사람은 누구나 환경 내 저항성 박테리아의 유전자 창고에 조금이라도 기여할 수 있다. 그런 의미에서, 우리는 항생물질 저항성 현상에 있어서 죄 없는 희생자들이 아니다. 물론 어떤 이는 다른 사람들보다 더 많이 기여할 수도 있다. 즉, 항생물질을 '부적절하게' 사용한 사람들은 항생물질 저항성의 '불필요한' 선별을 가져오기 때문에, 저항성 문제에 더 큰 역할을 담당하고 있는 것이다. 어떤 공중보건 통계에 따르면, 최근 항생물질이 복용되는 횟수의 절반 이상이 이런 부적절한 사용이라고 한다.

많은 사람은 병원이 저항성 감염병의 낙원이라고 믿고 있다. 아주 틀린 건 아니지만, 병원 내 저항성 균주의 가장 흔한 원천은 새로 병원에 입원한 환자 자신들이다. 보다 정확히 말하면, 그들과 그들이 지닌 균총들은 그 사회의 항생물질 사용에 대한 척도로서 저항성 발생 빈도를 반영하고 있기 때문이다.

적절히 사용했는지 여부를 떠나, 어떤 항생물질 사용이라도 박테리아의 저항성 형태를 선별하는 데 한몫을 담당한다는 사실을 알면 불안할지 모른다. 그러나 이러한 사실로부터 항생물질을 사용해서는 안 된다고 지레 판단하는 것은 어리석은 일이다. 우리는 사용에 따른 자연적 결과로서 어느 정도 저항성을 수용하여야 한다. 그리고 '어느 정도'의 저항성 수준은 통제가 가능하다. 이런 저항성은 널리 전파될 필요도 없고, 한 항생물질 이상의 복합저항성이어야 할 이유도 없다. 따라서 우리의 주목적은 저항성을 줄이는 동시에 효능을 유지하도록 항생물질 사용법을 개선하는 것이다. 즉 항생물질의 적절한 사용으로 환경에 주요 결과를 나타내지 않으면서도 병원성 감염 박테리아를 제거하여야 한다. 현재 지식의 진보는 우리를 돕는 방향으로 전개되고 있다. 앞에서 논의한 한 가지 예를 들면, 한 번에 수 주에 걸친 만성적인 사용보다 단기간 사용이 복합저항성 박테리아의 선별이라는 점에서 생태계에 영향을 덜 미친다. 한편 요로 감염증의 올바른 치료 방법에서는 단 하루의 치료면 충분하다. 이 경우 항생물질로는 소변 내에 많이 농축되는 것을 선택할 필요가 있다. 또한, 다량의 수분 섭취를 통해 소변 내 박테리아를 반복적으로 제거함으로써 그 효능을 보장하여야 한다. 이때 항생물질의 주 효과는 박테리아가 방광벽에 붙을 수 있는 능력을 저해하는 것이다.

또한 폐렴이나 골절 감염증과 같은 경우, 지나치게 짧은 치료는 감염 박테리아가 살아남아 재감염을 일으킴으로써 항생물질 감수성을 감소시킬 가능성이 있다. 그 예로 오늘날 세계가

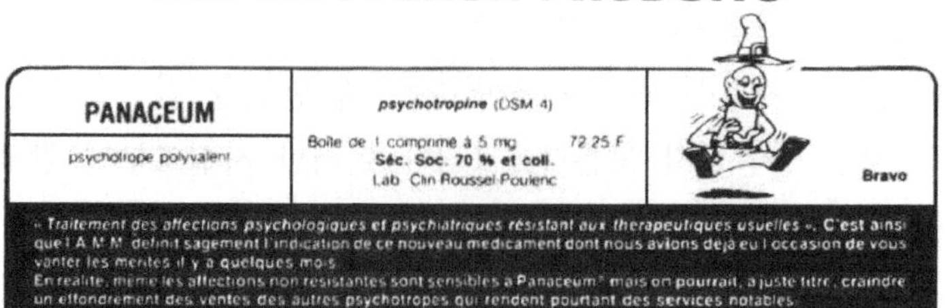

〈그림 9-1〉 1984년 만우절에 발간된 프랑스 의학잡지, 『라 레뷰 프레스크레아(La Revue Prescrire)』의 1984년 4월판은 1회 복용으로 1년간 정신질환을 치료할 수 있는 '파나시움(Panaceum)'이라는 정신과 약물을 광고했다. 장난삼아 시도한 이 광고는 약물을 어디서 어떻게 구입할 수 있는지를 알고자 하는 의사들과 약국들로부터 몰린 반응으로 인해 잡지 편집자가 일반 대중에게 이를 부정해야만 했다(La Revue Prescrire, Paris, France) (제목은 "신발매 의약품"이란 뜻임)

직면하고 있는 복합 약물 저항성 결핵균의 추정 원인 중 하나가 불완전한 치료이다. 따라서 항생물질 효력과 이의 저항성 선별력과의 역학 관계를 이해하면, 이 유용한 약물들을 성공적으로 안전하게, 나아가서 신중하게 사용하도록 이끌어 줄 수 있을 것이다.

전 세계적으로 40년 넘게 항생물질을 사용해 왔다. 1930년대의 설폰아마이드 성공에 따른 열광은 1940년대 페니실린의 발견으로 최고조에 달했다. 이때의 사건들은 오늘을 살고 있는 사람들의 기억 속에도 남아 있다. 여전히 모든 질병을 치료할 '기적의 약물'이란 실체가 있다는 생각도 있다. 의료 처방법을 개선할 목적으로 출간되던 프랑스의 의학잡지 『라 레뷰 프레스크레아(La Revue Prescrire)』 편집자들은 수년 전 이런 사실을 선명히 경험할 수 있었다. 잡지의 광고력과 독자의 우직함에 대한 예가 되겠지만, 4월 만우절에 한 번 사용하면 1년간 정신 질환을 치유할 수 있는 '파나시움(Panaceum)'정(錠)을 광고한 적이 있었다. 예상외로 출간된 지 수일 내에 프랑스 약국들은 이 '기적'의 알약을 처방받고 복용할 만반의 준비를 갖춘 의지의 신봉자들의 문의와 주문으로 북새통을 이뤘다. 『프레스크레아』 편집자인 질 바들레이(Gilles Bardelay)는 어쩔 수 없이 텔레비전에 나가 농담이었음을 설명해야만 했다(그림 9-1). 즉 그가 생각하고 있었던 현상이 확실히 드러나고 말았던 것이다.

항생물질에 대한 개인적 접근성과 활용성

항생물질이란 페니실린 자체가 아니더라도 많은 사람들에게서는 아직도 모든 유의 질병을 치료할 수 있는 약물을 뜻한다. 반복하여 얘기하지만, 이들은 박테리아성 질병과 다른 질병의 원인을 구분하지 못하므로, 완전히 잘못된 생각이긴 하지만, 바이러스에 의해 일어나는 독감 증상의 완화에도 항생물질을 찾고 있다. 더구나 얘기했던 것처럼 중남 아메리카나 아시아의 국가들에서는 처방전 없이 항생물질들을 구입할 수 있으므로, 환자들은 지역 약국의 계산대를 넘어 직접 이를 구매하게 된다.

미국과 같은 대부분 산업 국가의 경우 사람용 항생물질은 처방에 의해서만 활용 가능하다. 이런 계통의 약물들은 의사가 주의를 기울일 필요가 있는 알레르기 등 독성을 지니고 있어 부작용에 의해 사망할 가능성도 있기 때문에, 이러한 의료 행위는 법으로 정해져 있다. 더구나 항생물질 중 어떤 것은 정맥 주사로만 투여할 수 있어서, 환자가 숙련된 의료 시설을 필요로 하는 경우도 있다. 마지막으로, 처방 약물의 통제가 무분별한 사용과 이에 따른 저항성 박테리아 형태의 출현을 막을 수 있을 것으로 생각된다. 그러나 이런 안전 보장 장치의 효력은 아직 의문 상태이다.

미국에서 사용되는 항생물질 중 얼마가 의사 처방을 통해 나오며, 그렇지 않은 것이 얼마인지 물을지도 모른다. 그런데 후자가 주된 비율을 차지하고 있다는 사실은 놀랄 만한 일이 아니다. 볼티모어(Baltimore)의 한 성병 검사실에서 항생물질 저항성 임질구균 문제를 조사한 한 연구에서, 환자들 중 10%가 검사실에 오기 전 2주간 항생물질을 이미 복용했다는 사실을 알아냈다. 이 환자 중 70%는 성병에 걸렸을지 모른다고 생각해서 항생물질을 복용했고, 다른 30%는 다른 이유로 항생물질을 복용했다. 조사 결과, 실제로 항생물질을 복용한 61명의 환자 중 5명만이 임질구균을 갖고 있었으며, 한 사람을 제외하고는 전부 항생물질 저항성 감염이었다. 이와 달리 항생물질을 복용하지 않았던 121명의 임질 환자들은 31%만이 저항성 감염이었다. 더욱 재미있는 것은 이미 항생물질을 복용한 환자들 중 반 이상이 공중보건 시설보다는 다른 경로를 통해 이를 조달해 왔다는 사실을 발견했다는 점이다. 항생물질 복용자 대부분이 항생물질 사용으로 치료되어서 임질구균이 검출되지 않았는지, 또는 감염이 전혀 되지 않았는지는 알 수 없지만, 미국에서도 그렇게 많은 사람들이 처방 없이 약물들을 구할 수 있었다는 것은 주목할 만한 일이다. 더욱 중요한 것은 이 연구 보고서의 저자가 언급했다시피, "비교적 빈번한 항생물질의 자가 복용에 따른 복합적 영향으로는 (중략) 볼티모어에서 항생물질 저항성 임질구균이 출현하는 속도를 가속화할 수도 있다."는 것이다.

항생물질이 '처방으로만 사용되는' 약물이라면, 개인들은 어떻게 이에 접근하는가? 여러 가지 방법이 있는데, 가장 흔한 것이 남은 약물들을 사용하거나 보관하는 것이다. 복용하지 않은 의약품들로 무얼 하느냐 물어보면, 대부분 사람들은 그런 질의응답이 곤혹스럽다는 것도 모른 채 오히려 호기심에 찬 눈으로 바라보면서, 나중에 사용하기 위해 보관한다고 답한다. 많은 가정에서 화장실 거울 뒤 벽장을 열어보면, 사용하지 않은 알약이나 물약병들을 쉽게 찾아낼 수 있다. 어느 한 가족은 유효기간이 지난 테트라사이클린 몇 정을 보여준 적도 있다. 그 안전성은 고사하고라도, 효능에 대한 보장도 없다. 더구나 테트라사이클린의 경우에는 시간이 경과함에 따라 복용 시 간 손상을 유발하는 독성 화합물로 바뀌기 때문에 매우 위험하다.

도처의 사람들은 적절하든 적절하지 않든 간에 각기 다른 이유들로 인해 항생물질에 의존하고 있다. 더욱이 오늘날 의료 과정에서도 앞에서 예를 든 바와 같이 반드시 유효하고 신중한 사용법을 따르지는 않고 있다.

한 부인이 얼굴에 퍼지고 있는 조그마한 여드름을 치료하기 위해, 그 지역의 대학병원 내 피부과 병실을 찾아왔다. 수련의가 그런 피부 문제는 조심스러운 세수, 적절한 피부 관리, 식이요법에 의해 조절될 수 있으며, 특별한 의약품을 필요로 하지 않는다고 알려주었다. 그녀는 분개하여 화를 내면서, 이전에 여

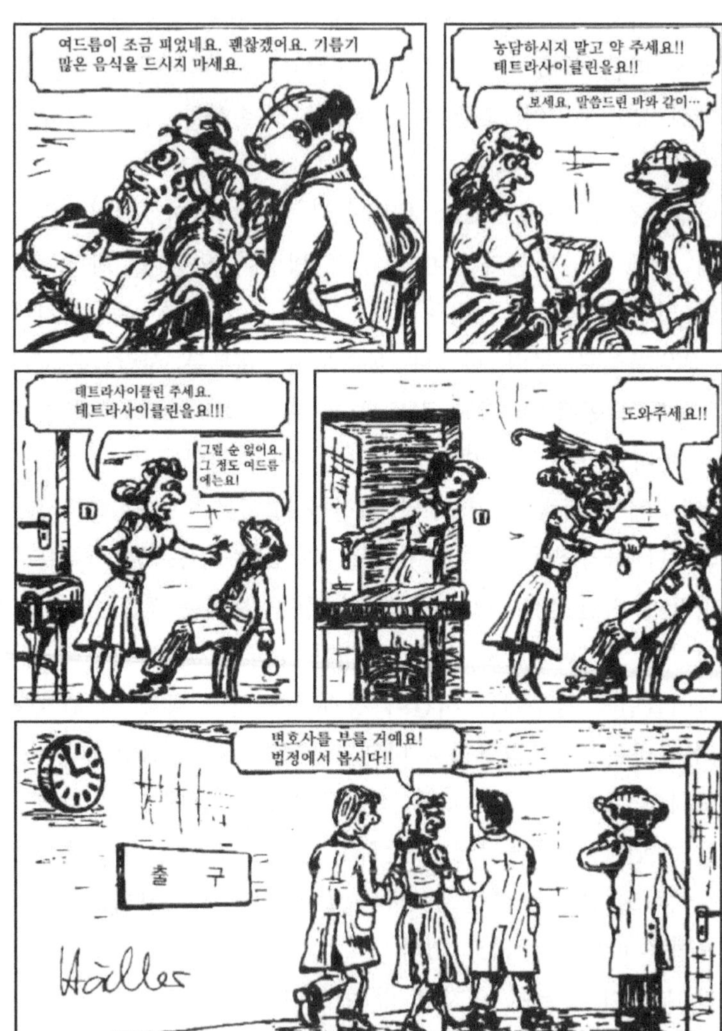

〈그림 9-2〉 소비자의 요구에 의한 항생물질 오용. 완고한 환자들은 의사와 의료 기관에 문제를 안겨줄 수 있다(Habot Hächler, University of Zurich, Zurich, Switzerland)

러 번 복용한 적이 있어서 이름을 익히 알고 있던 테트라사이클린의 처방을 요구했다. 수련의는 왜 그녀의 작은 피부 문제에 테트라사이클린 복용을 반대하는지, 태양광에 대한 피부 감수성의 증가와 질내 효모 감염증(주: 칸디다성 질염, 냉) 등 부작용들에 대해 설명하려고 애썼다. 그러나 그 환자는 검진용 병상을 주먹으로 내리치면서, "그래도 테트라사이클린을 주세요"라고 아우성쳤다. 수련의가 이에 승복하지 않자, 격분하여 환자는 울부짖기 시작했다. 그녀를 진정시키려는 어떠한 노력에도 불구하고, "테트라사이클린 주세요. 테트라사이클린!"이라고 계속 고함을 질러댔다. 의사들과 간호사들이 당황해서 서둘러 그녀를 붙잡고 내보낼 때 그녀의 함성은 더 커지고 있었다(그림 9-2).

이것은 물론 환자가 자신의 치유 수단을 얻기 위한 극단적인 예이다. 일시적으로 치유될지라도 외관상 얼굴의 흠을 깨끗이 하고자 하는 그녀의 강한 욕망과, 이에 결부된 테트라사이클린에 대한 신앙은 의약품을 처방하도록 의사를 협박하게끔 했다. 만약 다른 환경과 다른 장소였다면 그런 행동은 성공했을지도 모른다.

* * *

3일 동안 뉴욕으로 두 번 비행기 여행을 했던 워싱턴의 한 사업가는 목에 껄끄러움을 느꼈다. 그는 일거리를 미뤄둔 채 양복 옆 주머니에서 페니실린 한 정을 꺼내어 커피와 함께 삼켰다. 이러한 예방 조치가 감기에 걸려 쓰러지는 것을 막아주리라고 그는 확신하고 있었다.

목감기가 박테리아성이더라도 초기에 정제 하나로는 효과를 볼 수 없다. 더구나 이 경우는 바이러스성 감기였을 것이다. 그의 행위나 그 외 다른 일반 대중들이 보이는 이런 행위에는 그런 사용이 무해하다는 생각이 내포돼 있다. 그들에게는 그러한 요법의 부작용에 대한 관심이나, 유효기간이 지났을지 모른다는 걱정이나, 새로운 저항성 감염원의 선별에 대한 우려는 아예 없다. 대부분의 경우 무해하다는 것이 분명하기 때문에, 지금도 그런 의료 행위가 계속되고 있는 현실이 문제일 따름이다. 만약 수중에 항생물질이 있어 의사의 조언 없이 초기 증상에 복용할 수 있는 세계 곳곳의 사람에게로 이런 예를 증폭시킨다면, 무분별 사용의 결과가 심각해짐은 분명하다.

*　　　*　　　*

지역의 한 부동산 중개업자는 그의 어머니가 원하는 항생물질을 구입하는 데 전혀 문제가 없다고 자랑했다. “어머니는 처음엔 처방을 써주는 의사를 찾아 돌아다니시죠.”

이와 유사한 얘기에 연루된 한 의사가 있었다. 그가 휴가를 떠난 다른 의사의 환자들을 진찰하고 있을 때, 환자들은 독감 증상에 항생물질을 처방해 달라고 반복 요구했다. 이 당직 의사가 항생물질이 필요 없다고 생각하여 거절하면, 환자들은 매우 흥분했다. 그래서 환자들은 돌아갈 때 자신의 의사에 대해 불평했고, 이 당직 의사는 해고되었다.

일반 의사들에게 환자에게 항생물질을 사용한 경험이 있는지를 물었더니 “환자들이 이름을 대며 항생물질을 요구해요. 이런 압력에 굴복하지 않는다는 건 힘들죠. 때로는 요구를 들어주고, 때로는 그러지 않아요. 그건 그 상황과 그날 어떻게 느끼냐에 달렸죠.”라고 대답했다.

이런 예들에서 보듯이, 항생물질이 필요하다는 믿음에 집착하고 있는 환자들의 요구를 어떻게 다루어야 하는지 고충이 크다고 의사들은 불만을 토로한다. 앞에서 말했듯이, 때로는 의사 자신이 바이러스성 감기일 수도 있고 박테리아성 감염일지도 모른다는 사실을 느끼는 경우도 있다. 그래서 굴복하게 된다면, 페니실린이나 테트라사이클린과 같이 비교적 '안전한' 항생물질을 처방할 것이다. 보통 이 약물은 그런 환자들에겐 무해하겠지만, 환자의 박테리아 균총에서, 나아가 간접적으로는 자연환경의 박테리아 균총에 주요한 변화를 유발할 수도 있다. 물론 어떤 사람에게는 항생물질로 인해 메스껍거나 복통과 같은 보편적인 부작용도 일어날 수 있고, 경우에 따라서는 심한 설사나 피부 반점, 두통과 같은 부작용 가능성도 있다.

일반 감기에 항생물질이 제공되면, 의사나 환자 중 누구를 탓하겠는가? 사람들은 자신의 자동차가 자동차 전체를 분해하여 수리하는 것보다 스파크 플러그(Spark Plug, 자동차 점화 장치)를 새로 교체하는 등 부품 조정만 하면 된다는 자동차 수리공의 얘기를 듣길 좋아한다. 또한 그가 수리에 소비한 시간과 노력을 지불하는 데 전혀 불평하지 않는다. 그런데 의사가 이런 바이러스 질병에 아스피린과 수분 공급과 휴식만이 필요하다고 말하면 왜 환자는 실망하는가? 그것은 이 사람들이 이미 '의사 노릇'을 통해 자신의 건강과 생명까지도 위협할 가능성이 있다는 인식이 있기 때문에, 의료 과정에서 이런 우스운 일이 일어나는 것이다.

* * *

아이 열 명을 둔 어머니는 어떻게 가족의 건강을 지키는지에 대해 물었더니, "귓병이나 목감기의 경우 페니실린 현탁액과 정제들을 보관하고 있죠."라고 얘기했다. "의사에게 상의한 적이 있나요?"라고 되물어 보았더니, "애들이 이틀 내로 낫지 않을 때에만요."라고 말했다.

페니실린이나 그 외 기적의 약물들이 반드시 기적적인 것만은 아니라는 얘기는 그녀에겐 뜻밖이었다. 질병이 박테리아성일 수도 있는데, 만약 그렇다면 항생물질 사용은 질병의 실제 원인 규명을 방해하여 감염 원인을 놓칠 확률이 크며, 따라서 그 치료법이 최선이거나 정확한 것인지, 최악의 경우 이의 치유에 따른 합병증이 있는지를 결정할 수 없게 된다. 물론 이런 행위에는 가정에서의 저항성 박테리아 형태의 선별도 전혀 고려되지 않으며, 자가치료가 해로울 수도 있고, 부적절한 양을 복용하면 쓸모없다는 사실을 그녀는 전혀 알지 못하고 있다. 더욱 나쁜 것은 소량 존재하던 질병원인 균들이 감염을 유발하기에 충분한 수로 증식하는 것을 도와줄 수도 있다는 사실이다.

* * *

지중해 국가로부터 온 한 젊은 어머니는 여덟 살 된 아들을 고양이가 할퀴는 것을 목격했다. 아들이 놀라진 않았지만, 어머니는 감염 가능성을 걱정하기 시작했다. 그녀는 아들을 재빨리 차에 싣고 의사 사무실로 달려갔지만, 그녀 앞에 15명의 환자들이 줄 서 있었다. 그녀는 "기다릴 시간이 없어요. 항생물질이 필요해요."라고 말하더니, 인근 약국으로 가서 하나를 구해 왔다. "어떤 거죠?"라고 물어보았더니, "기억이 안 나요. 그 약국에 있던 건데."라고 대답했다.

부모의 염려를 이해한다면, 아들의 건강을 걱정하여 돌보았다는 사실을 알 수 있다. 그러나 어린이가 항생물질의 부작용을 일으킨다면 어떻게 될까? 그녀는 어린이용이 아닌 성인용 항생물질을 선택했을 수도 있다. 정말 항생물질이 필요했는가? 비누로 잘 문질러 닦아내고 파상풍 예방접종 주사를 맞혀도 될 가능성은 없었는가?

항생물질 사용 양태의 변화

미국에서 암피실린(Ampicillin)이나 아목시실린(Amoxycillin) 등의 페니실린 사용량이 증가하고 있다. 주로 소아 연령층에서 일어나는 이러한 증가 현상은 부모가 모두 집 밖에서 일하는 오늘날의 전형적 가정에서 탁아 시설로 보내는 어린이 수의 증가와 연관성이 있다고 설명되고 있다. 즉, 어린이가 가정 안이나 소집단 내에만 상주했던 시절과 비교하면, 이런 탁아 시설에서 어린이 간의 밀접한 접촉은 유년기에 흔한 어린이 질병들의 전파를 가져오고, 항생물질 사용을 증가시키게 된다고 항생물질 전문가들은 주장하고 있다. 이 질병이 박테리아성인지 바이러스성인지 분명하지 않더라도 어느 경우에나 항생물질들이 사용될 것이고, 더구나 이런 현상은 점차 더 일찍 시작되어 저학년까지 계속됨으로써, 연간 항생물질 소비량 전체는 증가할 수밖에 없다. 이런 사회적 변화를 논평할 수는 없지만, 이러한 현상은 저항성 박테리아의 선별 문제, 즉 저항성 감염 질병원의 빈발에 또 다른 압력을 가하고 있으므로, 이러한 가능성에 대한 인식이 높아지기만 바라고 있을 뿐이다.

텍사스주의 한 연구진은 탁아 시설에 있는 어린이와 집에 상주하는 어린이 간의 항생물질 저항성 빈발률을 비교한 적이 있다. 완전히 예상 밖은 아니지만, 이 연구진들은 탁아 시설의 어린이 장내 균총 내 저항성 수준은 하루 종일 집에 상주하는 어린이들보다 적어도 두 배 이상 높았으며, 더욱 흥미로운 것은 이런 고수준의 저항성이 비교적 새로운 항생물질로 점차 확대되어 가고 있다는 놀라운 사실이었다.

항생물질과 개인의 박테리아 균총

박테리아 감염성은 저항성에 의해 변화되지 않는다. 단지 변하는 것은 저항성이 있는 항생물질이 사용될 때 체내를 장악할 수 있는 박테리아의 능력이다. 즉 감염 박테리아의 침입에 대비한 생체 내 필수적 천연 '무장(武裝)' 도구의 하나인 비병원성 박테리아들이 항생물질 존재하에서 죽거나 사라지면, 저항성인 병원성 박테리아는 절호의 장소를 찾아 증식하여 마침내 임계 숫자가 되면 질병이 유발되는데, 이들은 저항성이기 때문에 치료가 더욱 어려워지게 된다(그림 9-3).

우리는 쉬지 않고 박테리아를 취득하고, 떼내고 있기 때문에, 이러한 '방어용' 균총은 우리의 일상 활동 중이나 새로운 환경에로의 접근 과정에서 계속 바뀌게 된다. 그러나 이런 변화는 우리의 생명 현상에 있어서 그다지 중요하지 않지만, 항생물질 요법 중 무균(無菌) 상태에 놓여 외부 환경과 박테리아 교환이 중지되고 우리 자신의 박테리아 균총만 가지게 된다면, 항생물

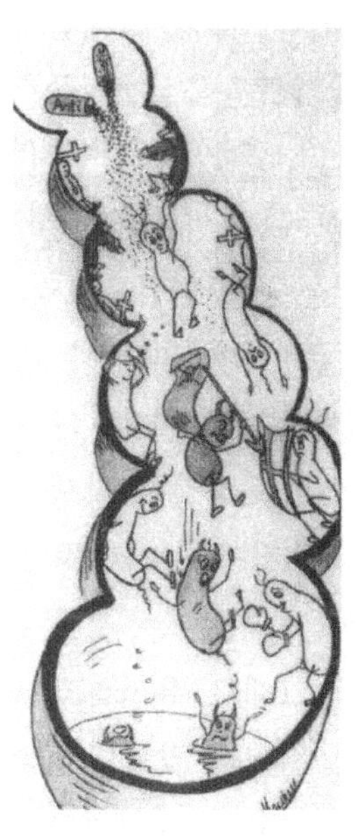

〈그림 9-3〉 피부와 장내에 자리 잡고 있는 박테리아들은 병원균이나 다른 외래 박테리아의 침입에 대응한 방어용 '갑옷' 노릇을 해준다. 그러나 항생물질 요법으로 인해 이 방어용 외투가 죽어 없어진다면, 저항성 '침략자'들이 집락을 형성하여 질병을 유발할 가능성이 있다(Bonnie Marshall, Tufts University School of Medicine)

질 투약 시 우리가 지니고 있던 감수성 박테리아는 죽어 없어지고, 투약 전에 이미 자리 잡고 있던 몇몇 저항성 박테리아의 증가만을 초래하게 될 것이다. 다시 말해, 이런 무균 상태에서는 외부로부터 아무것도 들어오지 않은 채 저항성 박테리아만 증식하므로, 감수성 박테리아 균총은 완전히 저항성 균총으로 뒤집힐 것이다. 따라서 필요시 이 저항성 박테리아들이 감수성을 가진 적절한 항생물질로 치유될 수도 있고, 더구나 저항성인 다른 병원성 박테리아가 외부로부터 들어올 것을 염려하지 않아도 될 것이다.

이 얘기는 대체로 현실성이 없는 것이지만, 오늘날 암 환자 치료에 적용할 때에는 어느 정도 타당성이 있다. 즉 암 환자의 몸이 박테리아와 싸울 수 없는 상황에 이르면, 그들은 새로운 박테리아의 침입이 제한되는 환경에 놓이게 된다. 반드시 박테리아가 없는 음식물, 즉 '요리된 음식물'만으로 제한된 식사를 제공하며, 환자를 감염시킬 가능성이 있는 박테리아가 존재할지도 모르는 생화나 식물들은 병실에서 내보낸다. 이런 식으로 감염원들을 차단함으로써 거기에 있을 수 있는 모든 박테리아들을 통제하며, 따라서 어떤 유의 박테리아가 새로운 감염증이나 열병을 일으킬 수 있는지 알 수 있어, 필요시 이들을 처리할 수 있는 적절한 항생물질들을 확보할 수 있게 된다.

그 외 건강한 사람들에게서는 가정이나 사회에서 처방된 항생물질을 복용하는 것은 그다지 위험하지 않다. 이들은 천연 방어계를 그대로 유지하고 있어서 대량의 저항성 질병 유발 박테리아의 위험과 맞닥뜨릴 확률이 낮기 때문에, 매우 병약한 사람들에게 사용될 때처럼 외래 박테리아 취득에 따른 엄격한 주의사항들을 필요로 하지 않는다. 더구나 항생물질 투약 과정이 완료되면, 이들의 감수성 균주들은 결국 원상 복귀할 것이다.

이미 언급한 바와 같이, 항생물질 복용 후 다시 자리 잡은 균총의 감수성 수준은 주변의 환경이나 먹는 음식물 등 그 균총의 근원에 달려 있다. 프랑스의 한 연구에 의하면, 장내에 굉장히 많은 저항성 균주를 가졌던 사람이 무균화한 음식만을 먹었을 때 장내 균총이 점점 감수성으로 바뀌었다고 한다. 이런 사실은 먹는 음식물로부터 저항성 균주들이 들어오거나, 음식물 내에 항생물질과 같은 저항성 박테리아의 증식을 도와주는 선별물질이 존재한다는 사실을 암시해 주고 있다.

항생물질 사용에 의해 개인적으로 일어날 가능성이 있는 결과들

항생물질을 복용하는 사람들에게서 원치 않는 가장 심각한 결과는 아마도 모든 약물들이 갖고 있는 부작용일 것이다. 약물에 따라 다르지만 부작용이 일어날 확률은 50% 이상일 수도 있으나, 대부분 부작용들은 미약하여 항생물질로부터 얻는 혜택과 상쇄되므로 일반적으로 그대로 받아들여지고 있다. 즉 대부분 사람들은 항생물질 복용 시, 특히 여러 번 약물을 복용한 후 증상이 완화될 즈음, 약간의 복부 불쾌감, 메스꺼움이나 복부경련 등을 느끼는 경우가 많다. 또한 페니실린에 의한 피부발진은 약물 복용을 중지하도록 할 수도 있지만 그리 심각한 편은 아니다. 드물게 나타나지만 30%란 치사율을 보이는 페니실린에 의한 치명적 알레르기 반응처럼, 또 다른 부작용들은 예상외로 상당히 심각할 수도 있다.

어떤 약물의 장기간 사용은 주요 장기에 독성을 유발할 수도 있다. 전신성 박테리아 감염증 치료에 우수한 항생물질 젠타마이신(Gentamicin)은 신장 독성을 유발할 수 있다. 또한 이전에 장, 신장, 폐 등의 많은 감염증에 사용했고, 오늘날 전부는 아니지만 결핵 치료에 널리 사용되는 스트렙토마이신(Streptomycin)은 난청(難聽)을 유발할 수 있다. 중국의 한 보고서에서, 어린이 청각장애자 중 높은 비율이 스트렙토마이신이나 동일 계열의 항생물질 과용에 기인한다고 지적했다.

항생물질 사용의 또 다른 부작용은 독소 생산 박테리아 등을 포함한 새로운 박테리아들로 천연 박테리아 균총을 바꾸면서 이들을 과잉 성장시킨다는 것이다. 특히, 장내에서 클로스트리디움균(Clostidium Difficile)의 과잉 성장으로 인해 유발되는 설사는 이 미생물이 저항성을 지닌 광범위 항생물질로 치료를 행할 때 일반적으로 발생한다. 따라서, 이미 한 질병을 앓고 있던 환자는 이제 고통스러우며 치명적일 수도 있는 그런 설사로 고통받기 시작한다. 우습긴 하지만 다행히도, 다른 항생물질 사용의 결과로 생긴 이런 증상을 치료하는 데 아직까지는 또 다른 항생물질을 확보하고 있는 상태이다.

테트라사이클린과 같은 광범위 항생물질 사용 후에는 가끔 효모에 의한 2차감염을 경험할 수도 있다. 이는 여러 질환으로 테트라사이클린이나 페니실린 치료를 받은 부인들이 경험하는 질 내의 가렵고 아픈 증상(주 : 냉과 대하)이다.

항생물질 사용에 기인한 예상외의 결과 중 하나로, 앞(6장)에서 언급한 미국에서의 살모넬라증 발병을 예로 들 수 있다. 항생물질 요법을 받았던 사람들은 오염된 육류나 우유를 먹고 나서 항생물질 저항성 살모넬라균에 의한 심한 설사로 쓰러졌다. 즉 항생물질의 선별적 환경하에서 저항성 살모넬라균은 장염이나, 나아가 죽음에 이를 수 있는 혈액 감염을 일으킬 정도로 충분히 불어날 수 있었던 것이다. 한편, 항생물질을 복용하지 않았던 대부분 사람들은 오염된 음식물들을 먹었어도 감염되지 않고 건강을 유지할 수 있었다.

건강한 사람들에게도 항생물질 복용의 간접적인 결과, 즉 저항성 박테리아의 획득과 증식을 예방하기 위해 지켜야 할 주의사항들이 있다. 육류를 먹기 전에 잘 씻어서 조리하여야 하며, 조리하지 않는 과일이나 채소들은 생육류나 어류를 요리한 부엌 요리대와 다른 요리대에서 조리해야 한다. 그렇지 않으면, 조리하지 않는 음식물들은 박테리아를 죽일 수 있는 조리 과정이 별도로 없기 때문에, 육류나 어류로부터 적은 수의 저항성 박테리아가 조금만 오염되더라도, 먹은 후 체내에 들어와 살아남을 수 있는 충분한 수에 도달할 정도의 박테리아 범벅이 만들어지게 된다. 이때 항생물질을 병용한다면 이들을 증식시켜 질병을 유발할 가능성을 더욱 높여줄 수밖에 없다.

항생물질 저항성에 대응한 개인적 노력들

우리는 의학 역사상 '모든 질병에 정제 한 알'을 기대하는 시점에 와 있다. 이런 행위들에 대한 몇몇 이유들은 이미 논의했지만, 질병에 박테리아가 관여되어 있지 않다면 항생물질은 전혀 도움을 줄 수 없다. 바이러스 감염증을 예방하고 통제하며, 나아가 반복된 박테리아 침입에 대해서 우리를 보호해 주는 역할을 하는 것은 우리 체내의 '항체(Antibody)'지, 곰팡이나 토양 박테리아로부터 얻어지는 '항생물질(Antibiotic)'이 아니기 때문이다.

저항성 박테리아가 증식하여 전파되는 상황과 이에 대한 상식이 늘어감에 따라, 개인들은 이제 이렇게 떠오르는 세계 보건 문제를 차단하지 않을 수 없다. 우선 가장 직접적으로, 각자는 항생물질이 할 수 있는 것과 할 수 없는 것을 알아야만 한다. 항생물질은 대부분의 박테리아 감염증, 즉 체내로 들어와 정상적 생리 과정을 파괴함으로써 질병을 유발하고 죽음에 이르도록 하는 현미경적 단세포 미생물에 의한 감염증만 치료한다. 항생물질이란 사람이든 동물이든 식물이든 투여된 체내엔 거의 유해성을 나타내지 않으면서 박테리아만 죽일 수 있는 유일무이한 훌륭한 물질인 셈이다.

각 개인들은 처방된 항생물질을 언제, 왜, 얼마나 오래 복용하여야 하는지를 알아야 한다. 그들은 의사에게 이런 것들을 물어보아야 하며, 주어진 사용 지침을 따라야 한다. 만약 항생물질이 박테리아 감염증 치료를 위해 주어졌다면, 단순히 증상이 사라질 때까지가 아니라 완전 치료될 때까지 복용할 필요가 있다. 치료 과정이 끝나기 이전에 약물을 중지한다면 질병원인 박테리아의 저항성 형태가 출현하여 그 수가 불어날 것이고, 이런 저항성 형태들이 많아진다면 그 후 질병에 대한 항생물질 치료는 실패하고 말 것이다.

항생물질 저항성의 존재가 곧 완벽한 절망의 이유가 되지는 않는다. 옛 항생물질들을 포함한 대부분 항생물질들은 오늘날에도 어느 정도 효력을 지니고 있다. 그러나 저항성 균주들의 수가 감수성 균주들을 훨씬 압도하게 된다면, 상당한 충격이 될 수밖에 없다. 그러면 의사들은 저항성이란 두려움으로 인해 감염 미생물이 저항성이 아니라는 것을 알아낼 때까지 항생물질 사용을 배척하려고 할 것이다. 이는 어떤 유의 미생물이 질병을 유발했는지를 아는 것만으로도 적절한 항생물질을 선택할 수 있었던 20년 전으로 되돌아가고자 하는 울부짖음이다. 그러나 아직 감염병 치료 분야에 남아 있는 제약회사들은 새로운 항생물질들을 발견하고 개발하려는 작업들을 계속하고 있으며, 이런 저항성을 극복하기 위한 새로운 항생물질들을 상당히 발견하고 있는 실정이다. 저항성 미생물 자체를 직접 다루고자 하는 또 다른 방법은 저항성의 선별 및 출현 속도를 늦추기 위해 이 약물들을 현명하게 그리고 적절히 사용하도록 하는 것을 그 이상적 목표로 하고 있다.

통상적으로 항생물질 요법은 5~10일간 지속된다. 그러나 새로운 연구들은 몇몇 질병을 치유하는 데 항생물질 투여 기간을 어떻게 단축할 수 있는지를 보여주고 있다. 이미 언급했듯이, 복합 요로 감염증이 아닌 요로 감염증 환자들은 경구용 항생물질로 단 하루 만에 치료될 수 있으므로, 이런 흔한 사회 감염증에서는 단기 치료가 가능하다. 적절한 항생물질 투여 시 이와 유사한 예들을 많이 볼 수 있다. 단기 처방을 하려는 이런 노력들은 이 약물들이 복합저항성 박테리아의 출현을 가져오는 선별 효과와 환경적 영향을 제한할 것이다. 또한 새로운 진단 시험법들은 감염원을 빠르게 진단하도록 함으로써, 의사들로 하여금 어떤 항생물질을 얼마나 오래 사용해야 하는지를 정확히 알아내도록 도와준다. 또한 예방 접종법의 개발은 오늘날 항생물질을 필요로 하는 질병의 예방을 가져올 수 있다.

항생물질들은 아직까지 박테리아 질병을 치유하는 데 효과적인 약물로 남아 있다. 이들은 의료 혁명을 가져왔으며, 현재도 감염병에 대한 위대한 거인임에 틀림없다. 그렇지만 새로운 약물들에 대한 저항성 출현 속도를 늦추고 완전 무관한 박테리아 간의 저항성 전파를 방지하기 위해 우리는 이들을 신중하게 사용하여야 한다. 또한, 항생물질들이 환자 수중에 있을 때, 자신과 가족에 대한 책임감을 느끼면서 사용 지침을 따라야 한다. 항생물질 오용의 결과는 오용자뿐만 아니라 지역사회에 거주하는 수많은 순진한 방관자들, 특히 다른 가족 구성원들에게 되돌아와 나타나기 때문이다.

이제 무책임한 항생물질 남용의 결과로 개인이나 사회가 어떻게 파괴되어 왔는지를 깨달았다. 따라서 전 세계 사람들은 드디어 이런 문제를 이해하고, 이를 다루려고 애쓰기 시작하고 있다. 항생물질 생산자, 조제자, 그리고 소비자들 모두 이러한 항생물질 남용을 차단하는 데 중요한 역할을 담당하고 있으므로, 각자가 모두 이 약물들을 효과적으로 사용할 때에만 저항성 결정인자들의 지속적인 출현 및 전파로부터 세계 인구를 보호할 수 있을 것이다. 항생물질을 적절히 사용하는 것만이 우리 자신과 가족, 사회 전체의 건강한 미래를 보장해 줄 것이므로, 우리는 이런 책임을 감수하여야 한다.

10장
사회와 항생물질 저항성
: 지역, 국가, 세계 관점에서 본 사회적 문제

항생물질 저항성은 어떤 지역이나 국경에 의해서도 제한되지 않기 때문에, 이 문제는 각 개인과 세계 모든 사람들이 직면하고 있다. 그러므로 이의 해답은 사회 모든 집단들로부터 나와야 한다. 가정이나 병원, 지역사회, 또는 축산 분야든 농업 분야든 간에, 항생물질의 오용과 남용은 강력한 항생물질의 사멸 효과로 인해 저항성 박테리아 균주만 살아남게 함으로써, 이런 저항성을 선별하고 유지하는 환경적 힘을 부가해 줄 수 있다(그림 10-1). 이것이 치료의 결과라면 이를 수용할 수도 있고, 일시적인 현상으로 끝날 수도 있다. 그러나 그 밖의 항생물질 사용들은 부적절한 항생물질 선택과 투여 기간으로 인해 저항성 문제를 악화시키게 된다.

더욱 난처한 것은 한 집단의 박테리아가 지닌 저항성 유전자가 상당히 다른 형태의 박테리아로, 게다가 상당히 먼 지역으

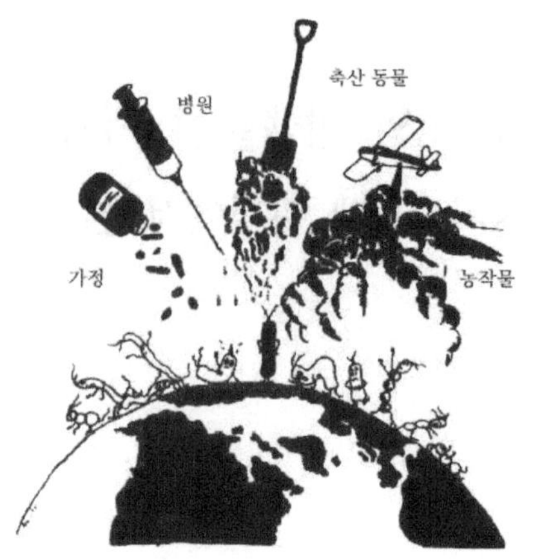

〈그림 10-1〉 항생물질은 여러 다양한 영역에서 치료 약물로 사용되고 있다. 주 용도는 사람과 축산 동물의 치료용이고, 또 다른 용도는 농작물용이다. 따라서 여기에는 가정이나 병원에서의 의료, 동물에서의 성장증진 및 치료, 농작물이나 과수에의 공중살포 등이 포함된다(Bonnie Marshall, Tufts University School of Medicine)

로 전파될 수 있다는 사실이다. 저항성 박테리아와 저항성 유전자는 국경을 넘나드는 데 여권이 필요하지 않기 때문에, 사람이나 동물, 또는 식품 내에 밀항자로 따라다니면서 잽싸게 이 지구를 항해한다. 이런 전파는 사람들이 생각하는 것보다 훨씬 빨리 그리고 잠행성으로 진행되고 있다. 그러나 무엇보다도 중요한 것은, 항생물질이 존재하지 않을 때에는 저항성 균주들이 생존적 이점을 갖지 못하므로, 사용이 제한되면 저항성 박테리아도 따라서 제한되게 된다는 사실이다.

이렇듯 항생물질들은 아직도 박테리아 감염증을 치료하는 데 가장 좋은 약물이면서, 동시에 이에 저항성을 지닌 박테리아를 선별하고 전파하는 데에서도 가장 중요한 유일무이한 약물이란 점은 우습고도 역설적인 일일 것이다. 이런 유용한 약물들이 지닌 양면성의 모순된 결과는 이를 조심스럽게 사용하도록 하는 데 결정적 역할을 했다.

감염병 전문가들은 미국의 지역사회나 병원에서의 사람용 항생물질 사용량 중 적어도 반 이상은 필요 없거나 부적절하다고 추정해 왔다. 그 밖의 세계 여러 지역에서도 비슷한 정도거나 좀 더 높은 수준의 남용이 보고되어 왔지만, 전 세계의 실제 항생물질 남용 정도는 정확히 알려져 있지 않다. 이런 남용이 과잉 사용이라면, 치료용으로 쓰이지 않으면서도 항생물질 저항성 균주들의 증식을 위한 여분의 선별력이 되고 만다.

오늘날, 항생물질 저항성은 질병을 치유하는 우리의 능력을 방해하고 있다. 특히 박테리아들의 복합 약물 저항성, 즉 하나의 질병 유발 박테리아가 지닌 하나 이상의 항생물질에 저항할 수 있는 능력은 꾸준히 증가하여 이미 위태로운 상태에 이르렀다. 따라서 이러한 물결을 막으려는 노력이 시급히 요청되고 있으므로, 여기에서 현재 항생물질들이 어떻게 사용되고 있고, 어떻게 하면 이러한 저항성 균주들의 출현과 전파를 부추길 수 있는 항생물질 능력을 최선을 다해 누그러뜨릴 수 있는지를 요약해 보기로 한다.

소비자들의 활용성

앞에서 얘기했듯이, 미국이나 그 외 산업 국가에서는 처방을 통해서만 사람 치료용 항생물질들을 구할 수 있다. 이러한 규제는 이의 남용과 환자에 대한 유해 가능성의 발생으로부터 각 개인들을 보호하는 데 그 목적이 있다. 그러나 의사의 처방을 얻어야 한다는 조건에도 불구하고, 의사에게 강요하거나 잔여 처방전들을 비축하는 등 원할 때 처방 의약품들을 구할 수 있는 방법은 얼마든지 있다. 일부 의사들은 사무실에서 목 속 미생물의 배양(Throat Culture)으로 '인후염(Strep Throat)'을 신속히 조사할 수 있지만, 하기 귀찮아서 그냥 처방전을 건네주고 만다. 환자가 열이 없다면 많은 경우 박테리아성이 아니라 바이러스성일 것이고, 따라서 항생물질 사용은 소용이 없다. 그러므로 이런 의사들은 환자를 돕는 것도 아니며, 더구나 지금 싹트고 있는 전 세계 저항성 문제와 싸우는 사회를 돕는 것도 분명 아니다.

세계의 대부분 사람들은 항생물질들을 아스피린이나 감기약처럼 쉽게 약국에서 대중약으로 활용 가능하므로, 의사를 찾거나 진단 결과를 기다리거나, 또는 처방을 받을 필요가 없다. 그러나 항생물질들이 일반 약국에 있다면 쉽게 구할 수도 있겠지만, 그것은 이 약물 가격을 지불할 능력이 있는 소수 사람들만의 특권이 될 수도 있다. 다시 말해서, 이론적으로는 대부분 사람들 모두 약물 접근이 용이하겠지만, 대부분은 후자의 이유 때문에 구입할 수 없는 경우가 많다. 도미니카공화국(Dominican Republic)에서는 페니실린 유도체인 암피실린(Ampicillin) 하루 치료비가 농부가 받는 하루 평균 임금보다 비싼 편이다.

판매 방식이 어떻든 간에 모든 나라의 항생물질 사용에 있어서 공통분모는 개인 소비자들이다. 따라서 항생물질 사용법을 개선하려는 시도는 항생물질을 원해서 구입하여 복용하고자 하는 사람들에게 초점이 맞춰져야 한다. 다시 말해, 이 약물들이 '만병통치약(Cure-All)'이 아니라는 사실을 개인 소비자들에게 확신시킨다면, 이의 부작용을 낮추고 항생물질 저항성을 막는 쪽으로 큰 행보를 내디딜 수 있을 것이다. 그러므로 각자는 꼭 필요할 때에만, 즉 기지의 박테리아 감염병을 앓을 때에만 항생물질을 복용하도록 해야 하며, 증상 치료용이 아니므로 인후염이나 감기의 첫 증후에 복용하는 약물이 아니라는 사실을 깨닫게 해야 한다. 그리고 왜 다른 가족 구성원이나 이웃에게 주어진 항생물질을 가정에 비축하고 있어서는 안 되는지를 분명히 알도록 해야 한다. 항생물질이 알려진 이래 거의 50년간 사용되어 왔지만, 아직까지 사용자들의 행태는 거의 변하지 않았다. 1950년대 말 테트라사이클린과 클로람페니콜의 효력이 발견된 직후, 미국의 보건교육 후생성의 항생물질 부장이었던 헨리 웰치(Henry Welch)는 뉴욕 학술원(New York Academy)에서 발간한 의학 서적 『항생물질이 의학과 사회에 미치는 영향(The Impact of Antibiotics on Medicine and Society)』에서 다음과 같이 언급했다.

"미국 사람들은 라디오나 텔레비전에 등장했던 것이나, 일간 신문이나 최신 잡지에서 보았던 기적적인 새 치료법을 얻으려고 열망하고 있기 때문에, 항미생물성 약물들을 물처럼 빨아들이는 거대한 스펀지와 같다. 이제 의사가 환자에게 얘기할 순 있어도 그렇게 많이 설명해 줄 수 없는 지경에 이르렀다. 'A' 항생물질은 위험하다고 들었으므로 원치 않고, 'B' 항생물질은 그의 친구가 복용하여 치유되었으므로 원한다고 오히려 환자가 의사에게 충고하고 있는 실정이다. 그의 친구가 완전히 다른 감염증에 걸렸다는 것은 그에겐 아무런 의미가 없다. 이것은 '기적의 약물'이므로, 이로 하여금 기적을 수행하도록 해야만 한다."

지난 30여 년 동안 이런 견해가 한 번이라도 바뀐 적이 있는 가? 그러한 행태는 지난 10년간 지속되었고, 이를 바꾸려는 노력도 하지 않은 채 다음 10년간, 그리고 그 이후에도 계속될 것이다. 그 결과, 이제 우리는 불필요한 부작용과 격증해 가는 의료비 형태로 이런 잘못된 생각의 대가를 지불하고 있다.

우리는 항생물질을 소비하는 대중으로서 우리 자신을 재교육할 필요가 있다. 즉, 초기의 항생물질 발견에 따라 만들어진 '기적의 약물'이란 낡은 표지에 뿌리내린 이런 행태를 바꾸어야만 한다.

개인적 남용의 사회적 결과

부작용이나 알레르기와 같은 개인적 위험성은 차치하고라도, 이렇게 만연된 항생물질 사용에 기인하는 더 큰 사회적 영향이 있는데, 이런 반갑지 않은 영향은 개인적 위험성보다 훨씬 미약하기 때문에, 항생물질을 복용하는 보통 사람들은 이를 그리 심각하게 고려하지 않는다. 이는 물론 항생물질이 일으키는 광범위한 생태계 변화를 말하는 것이다. 이러한 항생물질 저항성 박테리아의 선별은 장이나 구강 내, 피부 등 보통 박테리아가 존재하는 곳이면 어디서나 모든 사용자에게서 일어나지만, 그 선별 결과는 개인적인 것이 아니라 환경적인 것이기 때문에, 이런 저항성 형태의 박테리아 출현과 증식은 사회 전체에 심각한 공포를 주게 된다. 항생물질이 의학적으로 필요하다면 이를

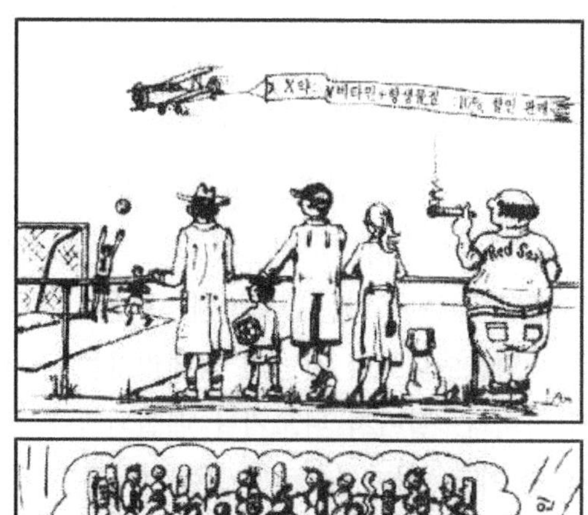

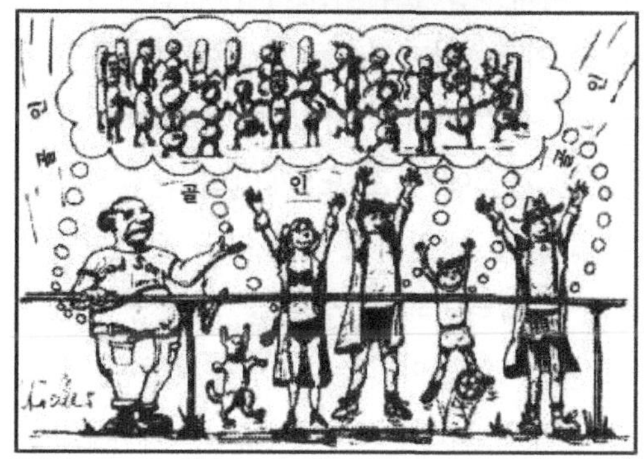

〈그림 10-2〉 각 개인들이 지닌 박테리아는 주변 환경, 즉 그 사회에서 가장 흔한 박테리아들을 반영하고 있기 때문에, 항생물질 사용은 이런 사회 내 미생물 집단에 극적인 영향을 끼칠 수 있다(Herbert Hächler, University of Zurich, Zurich, Switzerland) (주: 이 그림은 X-약이 뿌려진 축구장에서 관중들이 골인에 대해 환호하는 것을 보여주는데, 사실은 X-약의 저항성 미생물들을 환호하는 것이란 뜻이다)

수용할 수도 있겠지만, 그렇지 않다면 우리 박테리아 균총의 변화는 불필요한 것이며 오히려 유해 가능성이 있을 수도 있다. 또한 이런 저항성 박테리아는 가족 구성원이나 다른 사람에게로 옮겨갈 수도 있다. 그리고 항생물질 사용 중에 선별된 저항성 박테리아 대부분은 우리에게 해를 끼치지 않지만, 이런 저항성 형질 중에는 가끔 전달 가능한 것도 있어서 그들과 만나는 해로운 박테리아로 저항성 형질을 넘겨 줄 수도 있다.

항생물질에 의한 이런 사회적 영향은 유용한 항생물질들을 부적절하게 사용할 때마다 일어난다. 최근 논평에서 언급했듯이, "항생물질들은 의약품 중 유일하게 개인뿐 아니라 사람 집단을 치료하는 약물이다. 한 사람의 박테리아는 전적으로 그 자신의 것만이 아니라, 떨어져 나오거나 배설되거나 또는 다른 방법에 의해 환경 내로 전파됨으로써, 유전자 공동 창고의 한 부분으로 합류하기 때문이다." 사실 박테리아의 종류나 항생물질 저항성의 빈도란 관점에서 보면, 개인의 균총은 아마 그 사람이 사는 환경 내 균총을 대변하고 있을지도 모른다(그림 10-2).

장내 대장균 박테리아의 항생물질 저항성 빈도를 조사한 한 연구는 이 사실에 꼭 들어맞는다. 연구자들은 세 개의 다른 대륙에 있는 지리적으로 떨어진 세 도시, 즉 베네수엘라의 카르카스(Carcas), 중국의 퀸푸(Qin Pu), 미국 매사추세츠의 보스턴(Boston)에서 유아와 소아의 대변 내 저항성 대장균 수를 측정하여, 여러 중요한 사실들을 밝혀냈다. 첫째, 세 도시 모두에서 연구 집단으로 뽑힌 어린이들은 대부분이 다섯 살 이하였지만 이미 항생물질을 투여받은 적이 있었다는 사실이다. 설문에 응한 수백 명의 어린이 중 10% 이하만이 항생물질을 복용하지 않았는데, 이들은 대부분 유아들이었다. 따라서 항생물질을 투여받지 않은 이런 어린이들에 초점을 맞추어, 그들 균총 중 8가지 다른 약물에 각각 저항성을 보이는 대장균 수를 조사한 결과, 보스턴의 경우 유아 소집단 중 극소수만이 이 약물 중 어느 것에 저항성인 대장균을 갖고 있었지만, 항생물질을 투여받은 적이 있었던 어린이에게는 적은 수나마 대부분 저항성 대장균이 존재하고 있었다. 그러나 다른 두 도시에서는 이 결과와 사뭇 달랐는데, 이곳에서는 유아의 균총에서 여러 종의 저항성이거나 이의 복합약물 저항성인 대장균들을 관찰했다. 왜 이렇게 다를까? 연구자들은 이런 수수께끼를 완전히 풀어내지는 못했지만, 연구를 시작할 때의 관점에서 볼 때 한 가지 차이점은 분명히 있었다. 그것은 베네수엘라와 중국에서는 보스턴보다 훨씬 쉽게 항생물질들을 구입할 수 있고 또한 훨씬 자주 사용한다는 것이다. 이러한 발견은 사회 전체에서 항생물질을 널리 사용하면, 이 경우 유아들에서처럼 그 사회 각 개인들의 고유 균총을 결정해 버릴 수도 있다는 사실을 보여주고 있다.

다른 방향에서 이 의문점을 볼 수도 있다. 유아들은 어머니의 자궁이라는 무균적 환경에서 나왔기 때문에, 어떤 박테리아도 없는 무균상태로 태어난다. 따라서 이들이 환경으로 내보내지면 그들과 접촉하는 박테리아들이 이들 몸속에 신속히 집락을 형성하는데, 이런 현상은 출산실과 출산모로부터 처음 시작된다. 다시 말해, 이 유아들은 박테리아나 항생물질 저항성을 가지지 않은 채 생을 시작하지만, 주위 환경에 있는 균총들에 의해 곧 집락이 형성되는 것이다. 따라서 태어나면서 획득한 박테리아에서의 저항성 및 감수성의 비율은 그 환경에서 가장 흔히 존재하는 상대적 비율에 달려 있으므로, 이들은 항생물질을 복용하게 될 때까지 주변 '환경'에 대한 박테리아의 관측 지수로 존재하게 된다. 그러다가 이들이 항생물질에 노출 되면, 이 균총들을 보다 높은 저항성 수준으로 밀고 가는 그런 박테리아 선별 과정을 거치게 된다.

이 대장균 연구 논문의 저자들은 낮은 '저항성 지수'의 유지를 미래 목표로 설정해야 한다고 제안했다. 이들이 보여주었듯이, 생을 시작할 때 저수준의 박테리아 저항성과 함께한다면, '무저항성' 상태로 생을 영위할 수 있을 것이다. 그러므로 하나의 분명한 목표는 환경 내 저항성 유전자 보유자들을 감소시키는 것이고, 하나의 방법이 항생물질 사용 방식을 개선하는 것이다.

항생물질 시대에 접어들자마자, 미생물학자와 임상의는 곧 박테리아 저항성을 인지하기 시작했다. 이 문제는 처음 영국병원에서 페니실린 저항성 포도상구균이 등장하면서 밝혀졌고, 뒤이어 그 밖의 전 세계 병원을 통해 기정사실화했지만, 그 후 20년 동안 이런 저항성이 미칠 영향의 결과에 대해서는 전혀 깨닫지 못했다. 의사들은 기존의 항생물질들로 흔한 질병들을 더 이상 치유할 수 없으리라는 것을 까맣게 모르고 있었던 것이다. 그러나 이제 지역사회에서도 병원에서처럼 이 저항성 문제가 분명해짐에 따라, 어린이의 급성중이염, 피부 감염증, 폐렴 등이 페니실린에 의해 치료되지 않고 있으며, 이전엔 거의 모두 항생물질 감수성이던, 사회로부터 획득하는 박테리아에서도 저항성 형질들이 등장해 버리고 말았다. 이런 변화는 바로 항생물질들의 막강한 선별력하에서 저항성 박테리아를 선별해낸 직접적 결과이다. 뿐만 아니라, 뜻밖에도 다른 박테리아로 저항성을 주거나 상호 교환할 수 있는 미생물 세계에 이렇게 활용될 수 있는 저항성 유전자들이 이미 자연환경 내에 존재하고 있었으며, 여기에 "항생물질을 먹으면 어찌 될까? 이것이

과연 해를 끼칠까?"라는 널리 퍼진 일반 대중들의 행태가 이런 환경을 더욱 악화시킨 셈이다.

대부분의 경우 저항성 형질이나 저항성 박테리아의 선별이 어느 시간대 어느 특정인에게 바로 영향을 끼치지 않을지 몰라도, 이의 간접적 결과, 즉 미래의 우리 가족 구성원들이나 이웃들의 항생물질 요법을 방해할 가능성은 있다. 그러나 보다 간접적인 현상으로는, 암 치료를 받는 환자에서처럼 감염증에 대한 감수성이 매우 높아져 우리 피부나 장에 서식하는 정상 박테리아에 의해서도 질병이 유발될 수 있고, 더구나 이 균주들이 저항성이라면 환자의 병약한 상태와 더불어 미생물 저항성으로 인한 치료 방해로 생명을 위협받는, 복용자 자신이 위험에 처할 수도 있다는 사실이다.

사람들이 항생물질을 오용하는 한, 다양한 저항성을 지닌 더 많은 저항성 박테리아들이 나타날 것이다. 그러면 이들을 치료하는 데 더 새롭고 더 비싼 항생물질을 필요로 하는데, 결국은 약품 가격이 높아 이용하기 어려운 지점까지 다다를지도 모른다. 그땐 어떻게 할 것인가? 이제, 우리 모두가 증가하는 저항성 문제를 다루어 나가면서, 대중들이 과대 인식하고 있는 신비에 둘러싸인 항생물질의 능력에 대한 착각을 교정해야 할 때이다. 따라서 우리 자신뿐만 아니라 항생물질을 찾고 있는 사람들에게, 항생물질은 의학 요법에서 단지 한정된 역할만 수행할 뿐이며, 부적절한 사용으로 인해 우리 자신뿐만 아니라 사회 전체가 생명을 위협받는 위험에 처해질 수도 있다는 사실에 대해 확신을 심어줄 필요가 있다.

누가 항생물질을 공급하는가?

개인 소비자들을 잠깐 제쳐둔다면, 이 항생물질들을 투여하는 의사, 수의사, 약사, 정부의 보건 관련 공무원들을 생각해야 한다. 이 처방자들은 항생물질 생산에서 사용까지, 나아가 항생물질 저항성에 이르는 사슬 속의 중요한 고리를 이루고 있기 때문이다. 특히 선진국에서는 환자들이 적절한 처방 없이 공식적으로 항생물질에 접근할 수 없기 때문에, 이 처방자 집단은 항생물질 확산에 있어서 건전한 판단을 제공할 수 있는 힘을 갖게 된다. 그러나 어떤 이들은 환자의 요구에 의해 항생물질을 투여하거나, 위험성이 낮은 다른 유효한 요법 대신 그냥 항생물질을 처방해 주고 있다. 그 예로, 일반 감기 증상을 완화시키는 데 필요한 것은 항히스타민제, 수액, 항염증제 등이다.

그러나 개발도상국에서는 이러한 전문 집단들이 항생물질의 1차 투여자가 되지 못하고, 대신 지역 약국이 가끔 이런 역할을 수행하고 있다. 이런 상황에 대한 여러 이유들이 있을 수 있지만, 가장 큰 이유는 활용 가능한 의사 수가 적다는 것이다. 선진국에서는 평균적으로 인구 520명당 의사 1명이 있지만, 대부분 개발도상국에서는 2,700명당 1명이며, 후진국에서는 그 비율이 훨씬 높아 활용 가능한 의사 1명당 인구 17,000명에 이르는 경우도 있다. 그렇게 적은 수의 의사만을 활용할 수 있기 때문에, 항생물질을 포함한 필요 약품들을 구입하는 또 다른 방법들이 구축될 수밖에 없는데, 여기에는 약국이나 암시장의 거래를 통해 처방 없이 항생물질을 구입하는 방법들이 포함된다. 이런 항생물질 조달의 용이성은 환자에 대한 의료진의 부족으로 인해 발생하는 문제점들을 다소 해결해 줄 수 있지만, 이런 상황에서는 항생물질 효능과 사람 치료 필요성 간에 안정된 형평성이 어느 정도 인지되어야 한다.

대중약으로의 판매는 의사 부족 현상에 따른 제반 문제점들에 대한 하나의 해결책이 되어왔지만, 이런 용이한 항생물질의 활용성은 저항성 균주의 출현과 전파에 기여했고, 이제 이렇게 쉽게 구할 수 있는 약물로는 더 이상 흔한 병들을 치유할 수 없는 위협적인 결과를 낳고 말았다. 그렇지만 아직도 이런 항생물질들은 계속 사용되고 있는데, 결과적으로 보면 이는 질병유발원을 죽여 없애기보다는 오히려 환자 내에 저항성 질병유발원을 번식시켜 다른 사람에게 전파되도록 하는 데 기여하고 있을 따름이다.

나이지리아(Nigeria)에서의 항생물질 저항성 증가 현상을 평가했던 그곳의 한 연구진은 옛 항생물질들에 대한 복합저항성이 높은 빈도로 발생함에 따라, 이제 일반 질병원들을 치료하는 데에도 더 새로운 항생물질들이 필요하다고 실토했다.

"대부분 개발도상국의 보건 정책에서는 제한된 범위의 약물만을 구입하도록 하는 형태의 국가 처방집(National Formulary)을 따르고 있다. 특히 항박테리아성 약물의 경우, 이런 상황은 활용 가능한 재원의 상당 부분이 값싼 옛 약물들을 구입하는 데 쓰인다는 사실과 일맥상통한다. 그러나 이제 이 약물들에 저항성을 지닌 균주들이 우선권을 가졌다는 관점에서 보면, 과연 이런 정책이 현명한 것이었을까? 물론 예산상 민감한 것도 의심의 여지가 없는 일이다. 그러나 새 상표의 분말 세제가 다른 상표의 3분의 1 가격에 시판되면서, 봉지 속에 세제 대신 모래가 들어 있을 확률이 60% 이상이라면, 일반 가정 주부들은 이를 '좋은 구매'로 여기겠는가? 그렇지 않을 것이다. 환자에게 기지의 감염 미생물들이 감수성을 잃은 그런 값싼 옛 항생물질들을 준다는 것도 똑같은 현상이다. 가정주부들은 세제를 구매하여 사용하기 전에 봉지 안을 들여다보길 원할 것이다. 옛 항생물질들의 경우도 마찬가지로, 박테리아 시험 과정을 거쳐 사용 전에 '봉지 속을 들여다볼' 수 없다면, 이들의 저렴한 가격에도 불구하고 돈의 낭비가 될 수밖에 없다."

코스타리카(Costa Rica)에서 항생물질 사용 양태를 조사했던 사람들은 많은 그램 음성병원균들이 페니실린 유도체인 암피실린(Ampicillin)에 대해 매우 높은 저항성을 지니고 있어서 이 약물을 사용하기 힘든 지경에 이르렀다는 거의 똑같은 견해를 쏟아냈다. 따라서 그곳 병원의 외래 약국에서는 암피실린을 빼고 대신 저항성 미생물들을 다룰 수 있는 더 비싼 새 약물들을 첨가하도록 하고 있다.

개발도상국에서의 빈약한 보건의료시설을 감안한다면 좋은 해결책이 쉽게 떠오르지 않지만, 어떤 것들은 고려될 수도 있고, 또한 고려되어야만 한다. 그중 하나는 정부에서 그 인구를 감염시키는 주요 질병이나 전염병을 긴급 치료할 수 있는 그런 항생물질들을 공급하여 활용할 수 있도록 하는 것이다. 한 예로, 박테리아성인 급성 호흡기 감염증은 후진국에서 유아나 어린이들의 흔한 감염병인데, 가끔 치료 실패로 사망을 초래하기도 한다. 따라서 의사결정자들이 올바른 항생물질을 선택할 수 있도록, 그 지역에서의 주요 질병원이 무엇이며 그 박테리아가 어떤 항생물질에 감수성을 지니고 있는지를 알아내야만 한다. 그럼으로써 이런 정보에 따라 그 지역에 존재하는 것으로 알려진 기지의 질병 유발원에 효력이 있는 특정 항생물질을 구입하는 데 그들의 한정된 예산을 집중 투자할 수 있게 될 것이다.

이러면 특정 지역에서 발생하는 질병들에 효력 있는 제한된 수의 약물들만 활용 가능하도록 제한할 수 있으며, 그 밖에 이런 격렬한 저항성 문제의 대비용으로 훨씬 고가의 항생물질들을 비축해 두는 방법도 있다. 이러한 시도들은 치료 불능의 항생물질 저항성 감염증 환자들의 치료용으로 새 항생물질들을 비축해 두기만 하면 되기 때문에, 다양한 종류의 항생물질들을 공급해야 할 필요성을 줄여줄 것이다. 또한 이런 시도는 이들 국가에서의 한정된 공중보건 경비 측면에서 볼 때, 활용도와 효과적 치료, 두 측면을 모두 제공할 것이다. 따라서 이런 합리적 체계의 수립은 과잉 사용에 의해서가 아니라 과소 사용 및 남용으로 인해 의학 요법들을 훼손하고 있는 여러 지역에서, 특히 적절한 항생물질들을 많이 확보할 수 있다.

과소 사용이 불행한 결과를 가져온다

개발도상국에서는 부적절한 약물 요법을 썼거나 또는 활용될 수 있는 약물들 중 효과 있는 것이 없어서, 많은 사람들이 급성 박테리아성 호흡기 질병이나 장내 질병으로 죽음의 위기에 처해 있다. 따라서 항생물질 전 치료 과정의 경비는 차치하더라도, 진료비를 지불할 수 없는 빈곤한 사람들을 치유하는 데 필요한 적절한 항생물질들을 대량 확보해야만 한다.

개발도상국의 1차 보건 의료기관인 의원에서 진찰 받는 많은 환자의 경우, 한 항생물질을 단 1회 용량만 제공받는 것이 전부이다. 그런데 역설적이지만, 최소량의 치료는 오히려 질병이 번성하도록 한다. 태국 국경선 피난민 캠프에서의 항생물질 사용 실태를 보고한 한 미국 위생병의 보고서는 이런 상황을 잘 말해주고 있다. 그곳에서는 심각한 박테리아성 질병에도 불구하고 환자 중 3분의 1 이상이 1회 용량의 항생물질만 제공받고 있었다. 그렇기 때문에 일반약국이나 의원에서 항생물질들이 도난당하고 있으며, 도난당한 항생물질들은 '암시장'을 거쳐 이를 살 여유가 있고 희망하는 사람들에게로 팔리게 된다는 사실을 그 위생병은 상세히 기술했다.

필자는 케냐(Kenya) 나이로비(Nairobi)의 한 시장에서 요란한 색상으로 호기심을 불러일으키는 항생물질 캡슐들이 조그마한 플라스틱 가방에 담겨 팔리는 것을 본 적이 있다. 그 캡슐의 원료나 이의 효용성을 금방 알아볼 수 없었지만, 이런 식의 용이한 활용성은 전반적으로 오용을 불러오고, 나아가 개인이나 사회 전체에 저항성과 치료의 실패를 초래하게 될 것이다. 1990년경 방글라데시에서 발병한 것으로 혈변(血便)을 유발하는 이질균(Shigella Dysenteriae) 제1형의 80% 이상이 이 질병 치료의 1차 선택약인 암피실린과 트리메토프림/설파메톡사졸 복합 약물, 또는 이 두 가지 모두에 저항성이었으며, 이러한 복합 저항성은 베트남, 아프리카, 남아메리카 등의 경우와 마찬가지로 그곳에서 발견되는 모든 형의 이질균들이 지닌 공통적 특성이었다. "불충분한 양의 투여와 항미생물성 약물의 복합제제 투여가 동시에 일어나고 있으며, 가끔은 사용지침도 없이 투여되는 경우도 있다"는 한 감염병 전문가의 설명에서도 알 수 있듯이, 거기에서 추정된 주요 단서도 항생물질 자체가 아니라

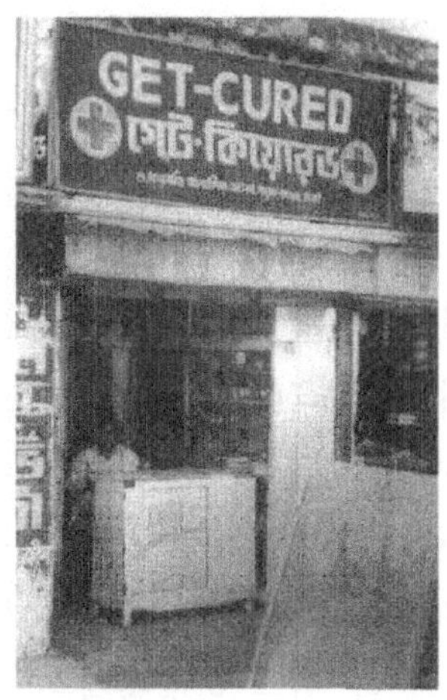

〈그림 10-3〉 개발도상국에서의 대중약 판매는 항생물질을 공급받고자 하는 사람들이 쉽게 접근하도록 한다. 방글라데시에 있는 이 개인 약국은 모든 질환에 대한 해답을 갖고 있다고 주장하고 있다. 이런 판매 형태는 많은 사람들이 저항성 박테리아의 전파에 상당히 기여할 것으로 생각하는 그러한 항생물질 활용성을 가져온다 (Michael Bennish, Department of Medicine, New England Medical Center, Boston, Massachusetts) (주: 약국 상호명은 모든 질병이 치료된다는 뜻이다)

이의 오용이었다. 그런 일이 어떻게 일어날 수 있을까? 앞에서 논의한 바와 같이, 그곳에서는 의사 처방 없이도 개인 약국에서 항생물질을 용이하게 활용할 수 있기 때문에 가능하다(그림 10-3).

동남아시아, 라틴아메리카, 기타 후진국에서는 일반 의원을 찾는 환자 중 70~80%는 항생물질로 치료해야 하는 감염병 증상을 보이고 있다. 1980년대 중반 인도네시아(Indonesia) 아체(Aceh) 지역에서 수행된 한 연구에 의하면, 그곳에서 1차 보건

진료 의사들이 연속 외래 환자 중 65%에게 항생물질을 투여하거나 처방했는데, 처방받은 환자 중 약 4분의 1만이 처방된 양의 반 정도를 구입했다고 한다. 이는 아마 소량의 약물로도 그들 질병을 충분히 치유할 수 있다는 잘못된 인식과 함께, 비싼 약품 가격을 지불해야 하는 부담 때문이었을 것이다. 거의 비슷한 시기에 도미니카공화국(Dominican Republic) 산토도밍고(Santo Domingo)에서 수행된 유사한 분석 조사에서도, 외래 의원을 찾아온 환자 중 70%는 주로 박테리아에 의해 유발되는 감염증을 앓고 있었지만, 의원들의 재정적 한계로 인해 의사들은 하루치 치료용밖에 안 되는 항생물질을 주고 나머지는 처방전으로 보충하도록 했는데, 처방전을 받은 환자의 약 절반은 이 처방을 전혀 채우지 않았으며 그럴 여력도 없었다는 사실을 밝히고 있다. 이런 모든 예들에서 보듯이, 적량 이하의 항생물질 치료가 보편화되고 있으며, 따라서 이런 의료 행위의 결과로 인해 저항성 박테리아의 선별과 증식뿐만 아니라 치료의 실패를 가져올 수밖에 없다.

중대한 산업체 역할

제약회사들은 항생물질의 개발 및 공급에서 중추적 역할을 담당하고 있다. 즉, 오늘날 널리 이용되는 주요 항생물질들 중 전부는 아니지만 대부분은 제약 산업체들의 지원하에서 개발되어 왔다. 1940년대 초 페니실린 개발에 착수할 때 이 회사들의 자산 규모는 지금보다도 상당히 작았지만, 이제 이런 모험적 시도의 대가를 지불받음으로써 수십억 달러의 산업체로 성장했다. 이들의 노력은 주요 항생물질들을 생산 단계로 이끌어 냈고, 세계의 주요 질병 치료에 이용되도록 했다. 하지만 항생물질을 가끔 부적절하게 처방해 온 몇몇 의사들이나 약품 제공자들처럼, 제약 산업체들도 역시 항생물질 오용 문제에 기여해 왔다는 사실은 부인할 수 없다.

한 국가에서 생산되어 다른 국가에 판매되는 항생물질의 판매 기법은 반드시 똑같지 않으며, 경우에 따라서는 거의 비윤리적일 때도 있다. 한 예로, 어떤 항생물질의 설명문을 보면 어떤 국민들에겐 다른 국민들보다 더 광범위한 용도로 사용할 수 있다고 주장하고 있다. 더욱 중요한 것은, 미국에서 판매되는 항생물질들에서는 일반적으로 훨씬 더 많은 주의사항들이 기재되어 있는 반면, 저개발 국가에서의 항생물질 제제 포장 내 설명서에는 부작용 가능 목록을 모두 기술하지 않는 사례도 있다는 것이다. 이런 설명문의 불일치는 그들 시장에 도입된 상품들을 신중하게 조사하는 소비자단체에 불안감을 키워왔고, 제조업자에게 문의하면 그 국가의 규제를 따르고 있을 뿐이라면서 그들의 행위를 방어한다. 소비자단체들은 이런 반응이 어느 정도 진실일지라도, 사람의 건강을 다루는 데 있어서의 이런 행위는 비윤리적인 것이라고 주장하고 있다. 여기에서의 문제점은 어떤 국가에서는 다른 국가들보다 이런 기재 사항들에 대한 요구가 덜 까다롭다는 데 있다. 이렇게 지역적 규제가 서로 다르더라도, 어느 국가에서든지 모든 심각한 부작용 가능성을 약물의 라벨에 인쇄해야 하며 그러한 표준품으로 제공해야 한다. 따라서 국제 제약업협회(International Association of Pharmaceutical

Company)는 이런 원칙을 주창하고 있지만, 아직도 회원들 간에는 의견 불일치가 남아 있다. 그러므로 각 제약 회사들이 자사 제품의 영업 상태를 감시하는 것이 가장 적절한 최선의 방법이 될 것이다.

직접적인 대결이나 법적 소송, 소비자단체로부터 발송되는 인쇄물들은 이런 문제를 일반 대중이 재검토할 수 있는 공개적인 장을 마련해 왔다. 또한 이러한 소비자단체들은 중요한 의문 사항들을 제기하고 이들의 즉각적인 응답을 요구하기도 한다. 이런 단체로는 세계의 많은 소비자단체들의 우산 역할을 하고 있는 국제 보건소송기구(Health Action International, HAI), 국제 소비자연맹기구(International Organization of Consumer Unions, IOCU), 영국의 사회공청회(Social Audit), 적정 시판을 위한 의학로비단(Medical Lobby for Appropriate Marketing, Inc.) 등이 있다. 마지막 단체는 그동안 효력이 없거나 유해 가능성이 있는 몇몇 복합 약물 제제들을 철회시키는 데 성공했다. 즉 약물의 유용성이 인정되지 않으면서도 여분으로 추가된 몇몇 복합 제제에 약물 첨가를 하지 않도록 작용했던 것이다. 그리고 다른 지역에서도 약물에 대한 잘못된 광고들이 달라졌으며, 많은 경우 이런 소비자단체의 문의 사항에 대응하여 산업체 대변인들이 이의 타당성을 설명하거나, 생산품을 철회 또는 변경하거나 포장 내 설명서를 바꾸어 왔다.

사회 및 개인에 미치는 항생물질 저항성 경비

항생물질 저항성의 가장 중요한 결과는 분명 위중한 사람의 질병 치료지만, 한편으로는 저항성의 또 다른 결과가 치료 수가를 맴돌면서 혼란스럽게 떠오르고 있다. 그것은 저항성 박테리아와 싸우기 위해 필요한 최신 약물의 비싼 가격을 지불해야만 한다는 사실이다. 따라서 의료 보험 회사들, 정부, 환자 개인들은 이제 복합저항성 박테리아 질병을 치료하도록 개발된 새 항생물질들의 높디높은 가격에 직면하고 있고, 앞으로도 계속 직면하게 될 것이다. 이런 약물 중 어떤 것은 하루 치료에 500달러나 드는 것도 있는데, 하루치가 1달러도 안 되는 몇몇 과거 형태의 페니실린 가격과 비교해 보면 엄청난 가격이다. 미국 질병통제센터(Centers for Disease Control)에서는 병원 및 사회로부터 감염된 박테리아 감염증에 대해 발표했거나 발표하지 않은 175건의 예들을 조사한 결과, "약물 저항성 균주에 감염된 환자에게서는 동일한 박테리아의 약물 감수성 균주에 감염된 이들보다 치사율, 입원 가능성, 그리고 입원 기간이 적어도 2배 이상이 되는 것이 보통"이라는 결론을 내렸다. 이렇게 저항성 감염을 효과적으로 빨리 치료할 수 없다는 사실은 박테리아가 감수성인 경우보다 노인층 환자들의 사망률이 훨씬 높아진다는 의미이며, 어린이 경우에도 마찬가지이다. 그것은 질병 치료에 있어서 환자 스스로 박테리아를 이겨내기 위해 투쟁하는 데에는 시간이 매우 중요하기 때문이다.

수학적 모형과 가정을 이용하여 사회에 대한 저항성의 실제 경비를 산출한 또 다른 연구에서는, 항생물질 저항성의 사회적

총 경비가 미국에서만도 환자 회복 시 연간 1억 5천만 달러(1천 2백억 원), 사망 시 30억 달러(2조 4천억 원)에 이른다고 산출했다. 나아가 이 연구에서는 1년간 발병하는 저항성 감염원이 차세대 사회의 의료 경비에 미치는 영향을 여러 인자로 분석해 내려는 노력도 경주했다.

세계의 많은 개발도상국에서는 이렇게 새 항생물질 요법으로 지불해야 할 추가 경비가 현실적이지 않기 때문에, 새로운 고가의 항생물질들은 활용되지 않고 있는 실정이다. 그러나 선진국에 사는 사람들은 감염병의 발생과 전파를 막을 수 있는 훌륭한 공중보건 상태를 향유하고 있을 뿐만 아니라, 항생물질 저항성에 직면하면 새로운 고가의 약물을 지불할 능력이 있다는 점에서 행운을 갖고 있다. 이와 달리 세계 개발도상국과 인구 밀도가 높은 지역에 사는 운이 덜 좋은 사람들에게는 이런 선택권이 거의 없다. 그래도 제약회사가 저항성 박테리아를 치료할 수 있는 새 항생물질들을 개발하기 위해 항생물질의 발견, 개발, 동물시험, 임상 시험에 이르기까지 투자된 수백만 달러에 달하는 막대한 경비를 고려해야 한다. 더구나 이 과정은 막대한 투자액과 함께 수년(평균 10년)이라는 긴 시간이 걸린다. 이렇게 치솟는 투자액과 시간적 압박은 결국 사회에 더 큰 손해를 가져오는 결정이긴 하지만, 어떤 회사에서는 항생물질 연구 분야를 완전히 포기하도록 부추겼다. 만약 새 항생물질이 이런 시험 과정을 거쳐 승인받으면 비로소 시장에 도입되지만, 이때엔 연구, 개발, 판매 사이에 갈등이 일어나게 된다. 즉 회사, 중역진, 주주들은 이 경쟁 영역에서 빠를수록 더 좋은 투자액의 환수를 원하는 것이다. 따라서 새 항생물질은 의사들에게 광고되고 약국에서 판매해야만 한다. 얼마나 많은 돈을 첫해에 환수해야 할까? 두 번째 해는? 새로 나온 다른 경쟁 약물이 있다면, 가능한 한 많이, 빨리 판매해야 한다는 압력은 금세 높아질 것이다. 그렇기에 합리적 범위 내에서 그들 상품을 판촉하는 약품 판매업체를 아무도 비난할 수 없으며 이의 선택과 사용에 대한 통제는 소비자와 처방자(병원 약국, 정부의 보건 공무원, 건강 계획소 사무원) 수준에서 이루어져야 한다. 새로운 약물이 의학적 요구와 일치하고 값싼 옛 약물에 비해 분명 장점이 있다면 그땐 새 약물을 구입하여 사용해야 하지만, 덜 비싼 옛 약물들이 사용될 수 있는 곳에 굳이 사용하는 것은 현명한 일이 아니다. 비록 약국의 연간 수입이 줄어들지 모르지만, 이렇게 함으로써 약물 도입과 저항성 박테리아 출현 간의 시간차를 늘릴 수 있고, 따라서 제약회사에 그 상품의 '장기 판매'를 제공할 수 있고, 나아가 전체 공중보건 산업에 쓰이는 경비도 경감시켜 줄 것이다.

개발도상국에서 일어났던 저항성 문제들

설사나 폐렴을 유발하는 저항성 병원균들에 감염되는 많은 후진국 사람들과 비교한다면, 항생물질 저항성의 결과에 따라 앓는 미국인의 수는 매우 적은 편이다. 저항성 문제를 추적 해온 사람들은 누구나 활용 가능한 어떠한 항생물질로도 치료 할 수 없었던 복합 약물 저항성 이질균으로 인해 수천 명의 생명을 빼앗긴 1970년대 중앙아메리카의 사건을 잊을 수 없을 것이다. 그 당시 저항성 현상이란 흥미의 대상에 지나지 않았지만, 이 전염병을 통해 이미 그 결과는 집 안으로 확실히 발을 들여놓고 있었던 것이다. 어떤 의사들은 그러한 저항성 박테리아로 고심한 적이 전혀 없었기 때문에, 설사를 유발하는 아메바(원충류의 일종임) 기생충으로 확신하여 다룬 경우도 있었다. 1980년대 초 자이르(Zaire)에서 발생한 이질 전염병도 복합약물 저항성 이질균에 의해 유발했는데, 정상 상태에서 항생물질과 체액요법에 반응을 나타내야 하는 이 감염병으로 인해 수백 명이 생명을 잃었다. 따라서 우리가 오늘의 행보를 계속한다면, 선진국에서도 이러한 상황이 발생할 수 있음을 상상할 수 있다. 오스트레일리아 멜버른 병원에서 발생한 복합 약물 저항성 포도상구균을 잊어서는 안 된다.

동물 문제

가축 성장증진물질로서의 항생물질 사용은 미국과 유럽에서 수십 년간 뜨거운 논쟁을 불러일으켰다.

그 결과 유럽에서는 1970년대에 사람용 항생물질들을 사료첨가제로 사용하는 것을 금지함으로써 이 문제에 반응을 보인 반면, 미국의 식품의약국은 아직 금지하지 않았다. 광범위한 환경문제를 조사하도록 위임받은 국가자원보호위원회(Natural Resources Defense Council)는 1980년대에 조사 대상 중 하나로 동물 사료 문제를 채택한 적이 있었다. 그 결과, 이 기관은 식품의약국과 함께 1985년도에 당시 보건후생성 장관이었던 마거릿 헤클러(Margaret Heckler)에게 제출된 유명한 '절박한 위험성(Imminent Hazard)'이란 청원서를 포함하여 여러 법적 서류들을 제출했다. 이 서류에서 이들은 축산 식품에 연계된 살모넬라(Salmonella) 감염증 발병으로 인한 수많은 죽음들을 지적하면서, 저항성 살모넬라균의 출현을 항생물질 사용의 결과와 어느 정도 결부하려고 노력했다. 그러나 마거릿 헤클러는 '절박한' 위험성에 대한 증거가 부족하다는 이유로 이 청원을 거부하면서도, 식품의약국의 판무관인 프랭크 영(Frank Young)의 요청에 따라, 더 많은 자료들이 모아지면 그때 이런 쟁점들이 다시 논의될 수 있도록 조처했다.

사실 이 문제는 수년 후 국립학술원(National Academy of Sciences) 의학연구소(Institute of Medicine) 내에 설치된 한 위원회에서 불거졌다. 존경받는 전문가들로 구성된 이 위원회는 가축 사료 내의 항생물질 사용에 따른 사망 위험성만 조사했다. 그러나 리스테리아(Listeria)균이나 캠필로박터(Campylo Bacter), 대장균(Escherichia Coli)과 같은 질병 유발원들에 대한 자료들이 한정되어 있다는 이유로, 이들의 발병률 등 일반적 사항이나 이들이 나타내는 특수한 결과들은 제쳐둔 채, 질병원으로서 살모넬라균에만 초점을 맞추어 조사를 진행했다. 그 결과, 이전 자료들과 새 자료들을 검토한 후,

> "본 위원회는 동물사료 내 페니실린과 테트라사이클린의 준치료적 사용에 따른 인류 건강 위해성을 뚜렷이 확증할 만한 직접적 증거의 실체를 찾을 수 없었다. …… (그럼에도 불구하고) 본 위원회는 항미생물성 제제의 준치료적 사용이 위해 가능성 있는 감염 박테리아 내에서 저항성을 만든다는 것을 암시해 주는 간접적 증거들이

있음을 믿는다."

라는 결론을 내렸다. 그러나 이들은 위험성에 대한 확실한 유용 인자들을 찾아낼 수 없었는데, 치료용과 성장증진용 중 어떤 용도가 저항성 박테리아의 출현 및 증식을 유발하는지를 정확히 평가할 수 있는 능력이 부족했기 때문이었다. 따라서 미국 식품의약국은 아직도 이런 항생물질의 사용을 제한할 것인지 여부에 대한 결정을 유보하고 있다. 그 후 전문가들은 이에 대해 더 많은 연구를 하고 있지만, 그사이 실질적으로 행해진 것은 아무것도 없으며, 따라서 항생물질을 아직도 동물에게 먹이고 있다.

성장증진용으로 항생물질을 사용하는 것에 대한 논쟁은 점점 더 많은 자료들이 생겨남에 따라 계속 논의될 것으로 기대된다. 그리고 우리가 지금 보고 있는 것처럼, 농부들이 자발적으로 항생물질을 철회하고 비항생물질 대체품으로 대체하고 있을 뿐만 아니라 더 자연스러운 양육법들을 도입하고 있고, 또한 일반 대중들도 항생물질이나 다른 화학물질로 오염되지 않은 육류나 농산물을 요구하는 강력한 로비를 하고 있기 때문에, 이 문제는 아마 사라져 갈 것이다.

세계적 관점에서 본 저항성

저항성 문제는 그 기원이나 표출 과정에서 다양한 얼굴을 보이고 있지만, 아직 우리는 이를 이겨낼 수 있다. 하지만 이러한 저항성은 분명 국제적 문제가 되고 있으며, 말과 정신이 다른 사람들이 살고 있는 세계 모든 국가들 어디에서나 그들 사회 구성원이 항생물질을 처방하고 사용하는 양태에 유사성이 있다. 물론 국가에 따라, 그리고 의료진의 수에 따라 다르긴 해도, 이런 행태의 유사성은 서로 다를 수 있는 사회 형태에도 불구하고 처방 및 사용되는 항생물질들의 상대적 수량에서도 잘 알 수 있다. 이렇게 확산되어 가는 저항성 문제의 공통적 성상은 세계 각국의 개인이나 단체들이 이를 해결하는 데 적극적 역할을 담당해야 한다는 사실을 확신시켜 주었다. 그리고 전 세계 국가들은 이제 항생물질 저항성이 그들 국가 또는 그들 대륙에서만의 유일한 문제가 아니라는 사실을 점점 깨달아 가고 있다. 이와 같이 박테리아 저항성은 전 지구상의 딜레마가 되고 있고, 따라서 저항성이 그들 국가에서 출현했다고 당황해할 필요가 없다.

세계 30여 개국으로부터 모인 100명이 넘는 전문가 단체는 1986년도에 미국 국립보건원(National Institute of Health) 포거티국제센터(Fogarty International Center)의 지원하에 전 세계의 항생물질 사용과 항생물질 저항성의 실태에 대해 종합적이면서도 비평적인 시각에서 수행된 3년간의 연구 과제를 마감했다. 이들은 현재 전 세계적으로 인구 수요에 맞는, 즉 저항성의 방해를 받지 않고 효능을 발휘할 수 있다면 거의 충분한 양의 항생물질들이 제조되고 있다는 사실을 알아냈다. 그러나 이러한 상황은 현존하지도 않았으며, 더구나 항생물질의 분배에서도 형평이 맞지 않아, 선진국에서는 항생물질이 풍부한 반면, 항생물질이 몹시 필요한 다른 여러 지역에서는 한정된 공급량 범위 내에서만 항생물질들이 활용 가능했다. 더구나 이런 지역들은 감염병의 발생 빈도가 높은 곳들로서, 주로 열악한 공중위생, 특히 열악한 상수도 공급이 위험한 보건 상황의 원인이 되고 있었을 뿐만 아니라, 항생물질 저항성이 사람들에게 가장 큰 위협을 주는 지역도 바로 이런 곳들이란 점이 문제를 더욱 악화시키고 있었다. 공중보건이란 관점에서 보면, 이런 상황은 더 많은 질병의 전파와 더 많은 저항성의 전파를 가져오게 된다.

이 연구에서는 각 나라마다 그곳에서 출현하여 생존해 온 몇몇 박테리아들에서 가장 널리 쓰이는 항생물질 몇 종에 대한 저항성 빈도가 이미 높은 수준에 도달했음도 알아냈다. 이 발견은 항생물질들이 전 세계를 감당할 수 있을 정도로 충분히 생산되고 있을지라도, 이 중 좋은 것들은 대규모 저항성 앞에서 무용지물화될 수밖에 없다는 사실을 의미하고 있다. 어쨌든 이러한 저항성 수준은 항생물질과 국가마다 다른 양상을 보였는데, 왜 이런 차이가 생기는지는 분명하지 않지만, 항생물질 사용 양태의 차이와 공중보건 시설에서의 차이가 고려될 수 있음에 틀림없다. 이런 점은 각 나라마다 상당히 다른 항생물질 사용량이나 한 나라 안에서도 병원마다 투약되는 다양한 항생물질 사용량을 조사한 연구에서도 잘 알 수 있다. 일본에서는 1인당 세팔로스포린 사용량이 스웨덴과 오스트레일리아보다 10배 이상, 대부분의 다른 나라들보다도 4~5배나 많았는데, 일본에서의 이런 세팔로스포린의 대량 소비는 상당한 정도가 이를 처방하는 의사들의 경제적 이득에 기인하고 있었다. 그러나 스웨덴의 8개 병원을 조사한 결과에서 어떤 항생물질의 소비량이 2배나 차이가 났는데, 이는 이런 재정적 특혜로도 설명되지 않는다. 특히 질병과 지형과 사람이 그렇게도 균일한 스웨덴에서 이러한 차이가 존재한다는 사실은 또 다른 인자가 항생물질 사용을 결정하는 데 영향을 미칠 수 있다는 것을 말해주고 있다. 그러나 이러한 차이는 의사결정자 자신, 특히 치료를 담당하는 의사들의 이성적 범위 내에 있어야 한다. 그리고 스웨덴에서나 그 밖의 지역에서 항생물질 사용 빈도의 차이에 대한 원인을 이해하는 것은 항생물질 활용도에 맞추어 한 국가에 필요한 계획을 수립하는 데 도움이 될 것이다.

포거티 기동부대는 미생물에 따라 항생물질 저항성이 상당히 다르긴 하지만, 동일류의 저항성 박테리아 균주들이 발견 빈도는 다르나 상당히 떨어진 국가에서도 같이 공유하고 있다는 사실도 밝혀냈다. 그 예로, 오늘날 전 세계적으로 요로 감염증에 흔히 관여하는 대장균의 약 30~50%가 페니실린계 약물, 테트라사이클린, 그 외 흔한 항생물질들에 저항성을 가지고 있지만, 다행히도 우리는 아직 이 저항성 감염증을 치료할 수 있는 약물을 수중에 갖고 있다. 그리고 이 보고서에서는 중이염, 수막염, 폐렴 등을 유발하는 인플루엔자균(Haemophilus Influenzae)에서 더욱 다양한 저항성 빈발률을 발견했으며, 지리적 위치에 따라 암피실린, 테트라사이클린, 또는 5종 이상의 여러 항생물질에 대한 저항성이 10~90% 범위 내의 빈발률을 보였다고 언급되어 있다.

나아가 포거티 연구는 세계 각국들이 서로 다른 사회적 수준에서 이런 저항성 문제를 다루고 있음도 알아냈다. 즉, 북아메리카나 유럽의 좀 더 산업화된 국가에서는 대부분 감염병들이 개인이나 기껏해야 그들 가족만을 감염시키기 때문에, 특정 사회 집단이나 병원 종사자들 간의 저항성 및 복합저항성 박테리아만을 취급하고 있었다. 드물긴 해도 소화기계 질병이 학교나 유아원을 덮칠 때처럼 상당한 집단이 감염될 수도 있다. 1980년대 말 미국 내 인디언보호구역에서 전염된 설사를 유발하는 복합약물 저항성 이질균의 감염병에서 보았듯이, 이것이 더 이상 위험한 영역으로 진전되기 전에 대체 항생물질과 공중보건 장치들을 동원하여 전파를 막는 데 성공을 거둘 수 있다. 그러나 개발도상국에서는 감염원의 전파를 막을 수 있는 공중보건 장치들이 부적절하기 때문에, 이와 같은 성공적 결과가 잘 나타나지 않을 뿐만 아니라, 여기에서는 종종 저항성 박테리아가 상당히 많은 환자 치료를 방해하기까지 한다.

선진국에서는 더 적은 수가 감염병에 걸리지만, 여기에서도 심각한 저항성 문제의 고유 지분을 갖고 있다. 미국에서도 중이염이나 임질, 또는 폐렴과 같은 흔한 사회 감염증의 치료는 이미 페니실린이나 테트라사이클린의 저항성으로 인해 상당히 방해받고 있다.

저항성의 영속성

항생물질 사용이 저항성 유전자 선별에 기여해 왔다는 사실은 알고 있지만, 그런 항생물질이 사용 중단된 지역이나 국가에서도 상당히 높은 저항성 수준을 유지하고 있는데, 왜 그런지는 잘 이해되지 않고 있다. 더욱이 우리가 잘 알고 있듯이 항생물질 저항성 결정인자가 한번 선별되더라도 환경 내에서 서서히 없어진다는 점에서, 이런 저항성의 영속성이 지속적인 항생물질 존재와 연계되지 않는다면, 이는 아마 저항성 현상의 또 다른 양상을 보여주고 있을지 모른다.

이런 현상을 이해하기 위해서는 전체 구도를 보아야 한다. 항생물질 선별 후, 저항성 유전자를 지닌 박테리아가 상주(常住) 집단으로 존재하게 된다는 것은 자명한 일이다. 이 박테리아들은 저항성 유전자를 지닌 것을 빼고는 이런 환경적 적소에서 흔히 발견되는 기존의 박테리아들과 그다지 다르지 않기 때문에, 항생물질이 제거되더라도 이미 정상 미생물 균총의 주요 부분이 되어서 그대로 남게 된다. 따라서 저항성 박테리아를 선별할 수 있는 인자나 약물이 없을지라도, 이런 상황은 저항성 유전자가 이 생태적 적소에 상주하는 박테리아 내에서 영속하도록 하는 데 기여할 것이다.

그리고 또 다른 기여 인자도 있을 수 있다. 많은 항생물질 저항성 박테리아는 수은과 같은 중금속 저항성 유전자를 함께 지니고 있다. 그런데 수은을 함유한 치아 때우기가 거의 통상적으로 이루어지고 있는 현실에서, 수은이 매일 조금씩 때운 치아로부터 녹아 나오는 사람의 몸에서처럼, 수은이 일반 환경 오염물질이 되고 있다는 증거들이 최근에 제시되고 있다. 다시 말해, 수은 저항성 박테리아를 선별하기에 충분한 양의 수은이 장 안으로 흘러들어 갈 수도 있다는 것이다. 만약 이 균주들이 동일 플라스미드상이나 동일 박테리아 내에 항생물질 저항성 유전자도 함께 갖고 있다면, 그땐 그런 환경의 그런 박테리아 내에서 수은 저항성뿐만 아니라 항생물질 저항성을 유지시키는 데 수은이 기여하게 될 것이다. 바꿔 말하면, 하나의 성장 저해물질(이 경우 수은)이 또 다른 성장 저해물질(항생물질)에 대한 저항성을 지닌 저항성 박테리아를 선별할 수 있다는 의미이다. 이미 논의했듯이, 모든 저항성들은 동일 박테리아 내에서, 특히 동일 플라스미드상에서 자신의 진로를 개척해 왔다는 점에서 볼 때, 이런 현상은 한 항생물질이 다른 항생물질의 저항성을 지닌 플라스미드를 선별할 수 있는 능력과 유사한 것이다.

항생물질 활용성과 저항성에 대한 국제적 반응

국제사회는 한 손에는 항생물질 저항성을, 다른 손에는활용성을 쥔 채 이들을 어떻게 다루어 나아가야 하는가? 세계보건기구(World Health Organization, WHO)는 저항성을 유발하는 인자들을 찾고, 이런 문제점을 다룰 수 있는 정확한 방법을 알아내기 위해, 이를 조사할 많은 전문가 단체들을 소집했다. 여러 출판물로 발간된 이들의 조사 결과는 하나같이, 항생물질들이 저항성의 1차 선별물질이므로 너무 적든 많든 이의 사용은 평가되고 개선되어야 한다고 강조하고 있다. 또한, 이 보고들은 지역 단위에서도 이 문제를 다룰 수 있도록 하기 위해, 지역 인사들로 하여금 이런 국가적 노력을 정부기관과 조화를 이루면서 수행할 필요성이 있다는 점을 강조하고 있다.

나아가 대부분 보고서들은 한 나라가 다른 나라의 항생물질 분배나 통제 정책을 지시할 수는 없지만, 항생물질 저항성이란 도도한 물결을 저지하는 데 도움이 될 수 있는 전반적인 계획은 수립할 수 있다는 점을 강조하고 있다. 최근에 열린 세계 온난화나 어업권에 대한 세계 공청회에서처럼, 이렇게 커가는 저항성 문제는 이제 모든 나라가 공동 목표를 설정하여 함께 대처하려는 세계적 노력을 필요로 한다. 즉 최신 과학정보를 바탕으로 항생물질 사용과 저항성에 맞춘 지침을 마련할 수 있을 것이다. 그 예로, 가장 흔한 질병 유발 박테리아들이 모든 나라에서 동정되고 있는 현실에서, 이들의 항생물질 감수성 여부가 잘 알려져야만 어떤 국가에서나 적절한 항생물질들을 구입하여 배분하고 효과적으로 사용할 수 있을 것이다. 그러나 각 국가마다 항생물질 필요성에 맞추어 사용하더라도, 모든 나라가 미생물 망(網)으로 엮여 있기 때문에, 모든 인류의 건강을 방관하지 않도록 어디에서나 주의 깊은 차별적 사용이 실시되어야 한다. 그렇지 않으면, 저항성 미생물이 국가 간 또는 국제 간 경계선을 뛰어넘어 여행함으로써, 한 나라의 노력은 실패로 끝날 가능성이 높다.

세계보건기구와 그 외의 전문가 단체들의 결론으로부터 몇 가지 국제적 협동 노력의 필요성이 가시화되기 시작했다. 1981년까지는 지역 상황을 세계 사람들과 교신할 수 있는 조직적 경로가 없었기 때문에, 항생물질을 사용하고 처방하는 사람들로부터 정부의 높은 기관에 이르기까지, 풀뿌리 수준에서 이 문제를 다루려는 세계 도처의 관심 있는 사람들 사이의 협조와 연합의 필요성이 제기됐고, 따라서 1981년 1월 도미니카 공화국에서 열린 한 회의 결과로부터 그런 조직이 만들어졌다.

저항성 유전자와 이의 전달 운반체인 플라스미드의 의학적 문제점 및 생태적 특성을 논의하기 위해, 선진국뿐만 아니라 개발도상국으로부터 200여 명이 산토도밍고 회의에 참석했다. 이 회의에서는 항생물질 저항성 문제의 언급에 대한 금기를 깨고, 항생물질 저항성은 세계적이며, 각 나라에서 각각 다른 양태로 표출되고 있기 때문에, 어느 특정 국가의 불행만이 아니라 전 세계의 불행이라는 인식을 표출했다. 이 회의의 전반적인 메시지는 항생물질들이 어디에서나 오용되고 있다는 명확한 것이었다.

저항성 문제에 대한 대책을 수립하기에 정말로 늦어지기 전에 이런 문제점을 사람들에게 알려 이의 언급에 대한 강박관념을 깨기 위해서는, 이와 같은 메시지를 대중에게 전달할 필요성이 있다는 사실을 참석자들은 깨달았다. 즉, 명백히 떠오른 이런 대중 건강의 위협을 통제하기 위해서는 국가 간의 개방된 토의가 도움이 될 수 있다고 생각했기 때문이다.

그래서 수백 명의 임상의, 연구가, 세계 여러 과학단체들이 서명한 '항생물질 오용에 관한 성명서(Antibiotic Misuse Statment)'가 이 회의에서 나왔다. 이 성명서에서 "우리는 세계적 공중보건 문제에 직면하고 있다"고 선언하고, 뒤이어 항생물질 저항성과 이의 주된 전파 경로에 대해 언급했다.

이 성명서는 프랑스어, 스페인어, 이탈리아어, 포르투갈어, 중국어, 러시아어 등을 포함한 여러 언어로 번역했으며, 1981년 4월 미국 매사추세츠주 보스턴, 도미니카공화국 산토도밍고, 멕시코의 멕시코시, 브라질의 상파울루에서 동시 기자회견으로 공식 발표했다(그림 10-4).

이것은 모든 사람들에게 당혹스러운 뉴스였기 때문에, 대중들 은 의구심과 우려로 동요하는 반응을 보였다. 『뉴스위크』지와 『타임』지는 그 주의 의학뉴스에 이 성명서와 메시지를 실었으며, 『뉴욕타임스』와 『워싱턴 포스트』, 전 세계 신문에도 기사

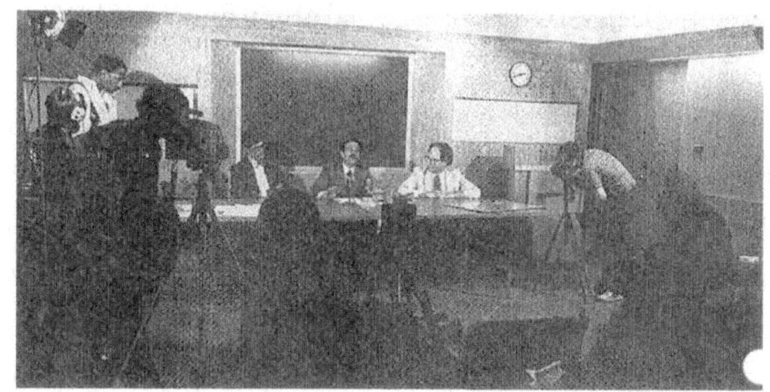

〈그림 10-4〉 1981년 8월 4일 도미니카공화국의 산토도밍고(Santo Domingo)에서 개최된 회의에서 논의된 전 세계의 항생물질 오용과 저항성에 관한 토론 결과에 따라, 전 세계 4개 도시에서 이 분야 종사자들이 '항생물질 오용에 관한 성명서'를 발표했다. 보스턴에서의 이 기자회견장에는 필자(중앙)와 함께, 하버드대학교 의과대학 및 매사추세츠 종합병원에서 근무하는 노벨상 수상자 조지 자코비(George Jacoby) 박사(왼쪽)와 하버드대학교의 월터 길버트(Walter Guilbert) 박사(오른쪽)가 참석했다(Photo Department, Tufts University School of Medicine)

와 논설이 실렸고, 과학잡지 『네이처』는 '자신부터 항생물질을 줄이자'라는 한 페이지 길이의 논설을 게재했다. 이와 같이 이에 대한 반응은 극적이었을 뿐만 아니라, 국제적이었다는 사실은 중요하다. 오용에 관한 성명서는 저항성 문제의 무게감과 전 세계적 실체를 세계가 깨닫게 하는 초기 목적을 성공적으로 수행해 낸 셈이다.

항생물질의 신중한 사용을 위한 연합 운동(APUA)

항생물질의 신중한 사용을 위한 연합운동(The Alliance for the Prudent Use of Antibiotics, APUA)이 회의와 뒤이은 해결책 모색 과정에서 탄생했다. 회원이 세계 80개국 이상으로 확대된 이 국제 단체는 정규 계간 뉴스지 및 여러 통지문이나 서신 형태로, 항생물질의 적절한 사용에 관한 기본원리 및 항생물질 저항성 문제에 대해 각 회원들과 교신하고 있다(그림 10-5). 이 단체는 질병이 아닌 치료약물에 대한 지식을 다루고 나아가 이의 개선된 사용법을 논의하는 유일한 단체로서, 항생물질들이 모든 연령층 환자들의 요법으로 사용되고 있기 때문에, 즉 일반 내과나 소아과, 외과 등에서 중요한 약물이기 때문에, 주의를 게을리하지 않고 이의 안전성을 보장해야 한다는 당위성을 갖고 있다. 특히 방글라데시, 오스트레일리아, 중국, 과테말라, 베네수엘라 같은 나라에서는 지역적으로 이 문제를 다룰 수 있는 지부들을 갖고 있으며, 현재 다른 지부들도 계획단계에 있는데, 이들은 이러한 조직을 통해 교신과 교육을 실시함으로써 항생물질의 개선된 사용법을 촉구하고, 나아가 이의 장기적 효력 보장을 추구하고 있다.

이 단체는 효율적으로 일하기 위해 정치 경제적 압력 밖에 있으며, 따라서 일반인, 의사, 치과의사, 약사, 수의사, 생물학자, 공중보건 관련 공무원, 그 외 항생물질을 직접 취급하거나 가정, 병원, 실험실에서 저항성과 접촉하는 전문 직업인들로 회원이 구성되어 있다. 이 국제단체는 전 세계 모든 사람들에게 저항성 문제를 자각시키고, 이와 동시에 항생물질의 손쉬운 활

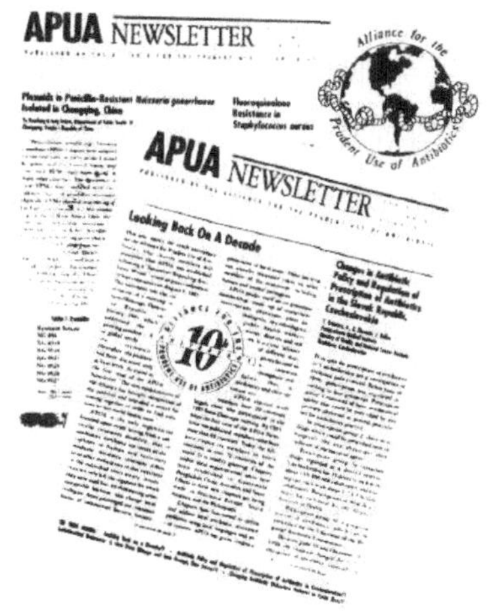

〈그림 10-5〉 1981년 말에 결성된 '항생물질의 신중한 사용을 위한 연합 운동(APUA)'은 전 세계 80개국의 회원들을 갖고 있다. 이 단체는 교신과 교육을 통해 항생물질의 적절한 사용을 주창하고 있다 (APUA, Boston, Massachusetts) (사진은 이 단체의 뉴스레터와 마크를 보여주고 있다)

용성은 결국 저항성 변이주가 등장하여도 바로 투약량을 줄이지 않도록 하기 때문에 질병 근절에 주요 요인이 된다는 중요한 메시지를 전달해 주고 있다. 여기에는 많은 나라에서 유효용량에 매달림으로써, 오히려 항생물질이 더 적게 이용되도록 하는 것이 아니라 더 많이 이용되도록 한다는 의미도 내포되어 있다.

저항성 문제와의 전쟁에서 이기기 위해서는 모든 국가 간의 교신과 협력이 필요하다. 한 나라가 항생물질 사용에서 보다 나은 정책을 수립하여 고집스럽게 매달릴 수도 있겠지만, 그리 부지런하지 못한 다른 나라들로부터 저항성 균주를 취득하여 증식시킬 위험성은 늘 있게 마련이기 때문이다. 그러므로 신중한 사용만이 한 나라에서 발생한 저항성 병원균이 다른 세계로 전파될 기회를 포착하기 전에 이를 발생국에 국한시켜 성공적으로 제거하게 해줄 것이다. 현재 이 운동은 다소 느리게 진행되고 있지만, 그동안 스페인에서 고착화된 항생물질 복합제제를 철수시켰고 오스트레일리아와 브라질에서는 항생물질 사용법을 상당히 개선시켰다시피, 큰 발걸음을 내디딜 수도 있다는 사실을 뜻있는 사람들은 모두 잘 알고 있다. 이제 각 나라의 회원들은 이런 세계적 노력에 부응하여 성공 가능한 실체로서 항생물질 정책을 수립하기 위해 정부의 지원을 얻어내려고 노력하고 있다.

앞으로 10년간의 목표

저항성 문제의 원인으로 항생물질 사용과 분배 과정에서 어느 한 특정 인자만을 끄집어내는 것은 적절하지 못할 것이다. 이미 얘기했지만, 항생물질 사용은 항생물질의 생산, 처방 및 사용의 모든 단계에서, 즉 우리 사회 전체에서 곡해되고 있다. 이러한 과정에서 책임 있게 행동하는 사람도 있지만 그렇지 못한 사람들도 있게 마련이어서, 부적절한 사용을 줄여야 한다는 사실을 이해시키기 위해서는 이러한 사실을 모든 분야에서 빠짐없이 골고루 인식하도록 해야 한다. 의학계의 견해나 대중의 여론에도 불구하고 부적절한 사용이나 잘못된 처방이 계속된다면, 이런 반칙자들을 강력히 제재할 수 있는 조치를 취해야만

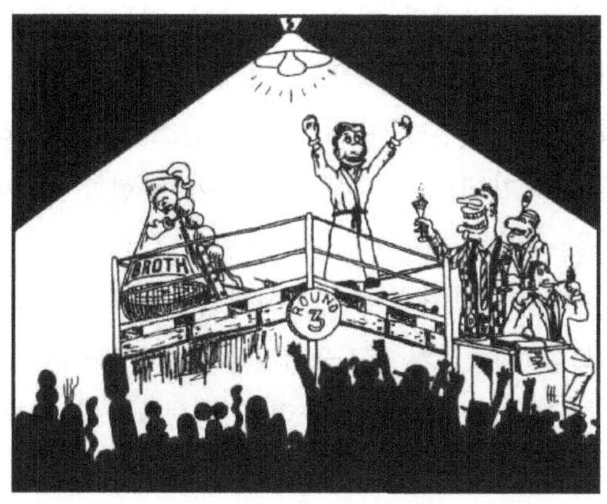

〈그림 10-6〉 인류는 다음 라운드에서 이길 것이다. 항생물질의 개발, 조제, 소비 과정의 모든 영역에 있는 사람들의 조화로운 노력을 통해, 미생물 세계와의 투쟁에서 결국 이겨낼 수 있을 것이다(Herbert Hächler, University of Zurich, Zurich, Switzerland)

한다. 앞에서 언급했듯이, 적어도 미국에서는 가장 효과적 방식으로 환자의 약물 사용 및 의사의 처방 행태를 관리할 수 있는 선불 의료 프로그램이 있기 때문에, 이러한 대응은 지역의 공공의료기관을 통해 직접 행할 수 있다. 따라서 사용자와 처방자들이 그들의 사용 행태를 조심스럽게 관찰하는 것을 동의해 준다면, 그땐 산업체들도 그들 생산품이 합리적으로, 효과적으로 사용되고 있는지에 대해 책임감을 가져야만 한다. 경제적인 면을 제쳐둘 수는 없겠지만, 선의의 윤리적 요법이 더 낮은 이윤을 가져오리라는 증거도 없다.

앞으로 10년간의 목표이며 소망은 가장 필요로 하는 지역에서는 항생물질이 더 많이 활용되도록 하고, 현재 과용되고 있는 지역에서는 어리석은 사용이 위축되도록 하는 것이다. 이를 위해 소비자와 처방자의 가슴속에 남아 있는 항생물질에 대한 잘못된 인식과 행태를 교육으로 없애야 한다. 모든 유관 단체들은 저항성의 출현유발 인자들을 조심스럽게 조사하고, 자국에서나 다른 국가에서 저항성 균주들이 출현할 때 막아내도록 서로 도움을 주어야 한다.

여기에는 저항성 박테리아가 지속적인 문제가 되리라는 사실에 세계의 이목을 집중시켜 온 포거티국제센터(Forgaty International Center), 세계보건기구(WHO), 그리고 항생물질의 신중한 사용을 위한 연합운동(APUA) 등에 의한 노력들이 포함될 수 있을 것이다. 현재 이들 기관 이외에도 이와 유사한 단체들이 이런 절박한 위협을 정복하는 데 도움을 주기 위해 조직되고 있지만, 이들은 세계의 소비자와 처방자 모두의 지원을 필요로 하고 있다.

하나 이상의 항생물질에 대해 저항성을 지닌 미생물 수가 증가함과 동시에, 저항성 유전자 창고도 꾸준히 증가해 가고 있다. 이러한 문제를 무시한다면, 한 약물의 치료는 간단히 패퇴하고 말 것이다. 우리의 목표는, 어떤 질병이 아직 근절될 수 있으며 어떤 미생물이 아직 상당히 감수성을 지닌 채 남아 있는지를 결정함으로써 우리가 가진 항생물질의 효능을 유지시키려고 노력하고, 나아가 새로운 항생물질을 꾸준히 개발하여 이를 적절히 사용하도록 하는 데 초점이 맞추어져야 한다(그림 10-6). 또한 저항성 메커니즘에 작용받지 않는 새로운 약물들이나 특수약물 치료법을 합리적으로 설계하기 위해, 저항성에 대한 기초 지식 등을 밝히는 연구들을 장려하고 지원해야 한다. 동시에, 우리는 새 약물들이 동일한 저항성 문제를 통해 신속히 사라지는 것을 막을 수 있도록 항생물질 사용에 대한 새로운 대중 인식 모형(Public-Awareness Model)을 설정, 실행해야 한다. 이런 유의 행위들은 항생물질을 더 현명하게, 효과적으로, 적절히 사용하는 방향으로 움직여 가도록 할 것이며, 그럼으로써 항생물질 저항성의 증가를 통제하여 지금과 다음 세대에 항생물질의 성공을 보장하게 될 것이다.

참고서적

1장

Cope, O. Care of the victims of the Cocoanut Grove fire at the Massachusetts General Hospital. *N. Engl. J. Med.* 229 : 138~147, 1943.

Hobby, G. L. *Penicillin Meeting the Challenge.* Yale University Press, New Haven, 1989.

Macionis, J. Boston's nightclub tragedy (1942). *Inferno*, pp. 147~163, 1967.

Sheehan, J. and Ross, R. N. The fire that made penicillin famous. *Yankee Magazine*, pp. 125~203, 1982.

2장

Abraham, E. R., Chain, E., Fletcher, C. M. *et al.* Further observations on penicillin. *The Lancet*, pp. 177~188, August 16, 1941.

Chain, E., Florey, H. W., Gardner, A. D. *et al.* Penicillin as a chemotherapeutic agent. *The Lancet*, pp. 226~228, August 24, 1940.

Fleming, A. On the antibacterial action of cultures of a *Penicillium*, with special reference to their use in the isolation of B. *influenzae. Brit. J. Exp. Path.* 10 : 226~236, 1929.

Fleming, A. (Ed.) *Penicillin : Its Practical Application.* Butterworths and Co. Ltd. London, 1946.

Florey, H. W. The use of micro-organisms for therapeutic purposes. *Brit. Med. J.*, pp. 635~642, November 10, 1945.

Gray, G. W. Antibiosis. *Scientific American*, pp. 27~34, August,

1944.

Life magazine, pp. 58~59, July 17, 1944.

MacFarlane, G. *Alexander Fleming. The Man and the Myth.* Harvard University Press, Cambridge, 1984.

Moburg, C. L. and Cohn, Z. A. (Eds.) *Launching the Antibiotic Era.* The Rockefeller University Press, New York, 1990.

Pasteur L. La theorie des germes et ses applications á la medecine et á la chirugie. Oeuvres de Pasteur. *C. R. Acad. Sci.* LXXXVI, April 29, 1878.

Sedillot, C., De l'influence des decouvertes de M. Pasteur sur les progres de la chirugie. C. R. Acad. Sci. LXXXVI, p. 634~640, 1878.

Time magazine, pp. 61~68, May 15, 1944.

Vuillemin, P. Antibiose et symbiose. *C. R. Assoc. Fr. Acad. Sci.* 2 : 525~543. Seance du 14 aout, 1889.

3장

Bryan, C. P. *The Papyrus Ebers.* Geoffrey Blis, London, 1930.

Buchan, W. *Domestic Medicine or the Family Physician.* Royal College of Physicians, Edinburgh, 2nd American edition, Philadelphia, 1774.

Garrison, F. H. *Introduction to the History of Medicine.* Fourth edition. W. B. Saunders, Philadelphia, 1929.

Gordon, B. L. *Medicine Throughout Antiquity.* F. A. Davis Co., Philadelphia, 1949.

Guthrie, D. A *History of Medicine.* Thomas Nelson and Sons Ltd., New York, 1945.

Inglis, B. A *History of Medicine.* World Publishing Company, Cleveland, 1965.

Majno, G. *The Healing Hand: Man and Wound in the Ancient*

World. Harvard University Press, Cambridge, MA, 1975.

Moir, D. M. *Outlines of the Ancient History of Medicine.* William Blakewood, Edinburgh, 1831.

Netter, W., transl. of Peters, H. *Pictorial History of Ancient Pharmacy and Medicine.* Engelhard&Co., Chicago, 1889.

4장

Chow, J. W., Fine, M. J., and Shlaes, D. M. *Enterobacter* bacteremia : clinical features and emergence of antibiotic resistance during therapy. *Ann. Int. Med.* 215 : 585~590, 1991.

Croft, B. A. Arthropod resistance to insecticides: a key to pest control failures and successes in North American apple orchards. *Ent. Exp. Appl.* 32 : 88~110, 1982.

Datta, N., Faiers, M. C., Reeves, D. S. *et al.* R factors in *Escherichia coli* in faeces after oral chemotherapy in general practice. *The Lancet ii*: 312~315, 1971.

Davis, C. D. and Anandan, J. The evolution of R factor : a study of a "preantibiotic" community in Borneo. *N. Engl. J. Med.* 282 : 117~122, 1970.

Deuchars, K. L. and Ling, V P-glycoprotein and multidrug resistance in cancer chemotherapy. *Sem. Oncology* 26 : 156~165, 1989.

Gardner, P., Smith, D. H., Beer; H., and Moellering, R. C., Jr. Recovery of resistance (R) factors from a drug-free community. *The Lancet,* pp. 774~776, October 11, 1969.

George, A. M. and Levy, S. B. Amplifiable resistance to tetracycline, chloramphenicol, and other antibiotics in *Escherichia coli*: identification of a non-plasmid mediated efflux system for tetracycline. J. Bacteriol. 155 : 531~540, 1983.

Hughes, V. M. and Datta, N. Conjugative plasmids in bacteria of the "preantibiotic" era. *Nature* 302 : 725~726, 1983.

Kloos, W. E. Effect of single antibiotic therapy on *Staphylococcus* community structure. APUA *Newsletter* 5 : 4 : 1~2, 1987.

Krogstad, D. J., Schlesinger, P. H., and Herwaldt, B. L. Antimalarial agents: mechanisms of chloroquine resistance. *Antimicrob. Agents Chemother.* 32 : 799~801, 1988.

Levy, S. B. Microbial resistance to antibiotics : an evolving and persistent problem. *The Lancet i* : 83~88, 1982.

Levy S. B. Evolution and spread of tetracycline resistance determinants. *J. Antimicrob. Chemother.* 24 : 1~3, 1989.

Levy, S. B. and Miller; R. V Eds. *Gene Transfer in the Environment.* McGraw-Hill Publishing Co., New York, 1989.

Levy, S. B., Marshall, B., Schluederberg, S. *et al.* High frequency of antimicrobial resistance in human fecal flora. *Antimicrob. Agents Chemother.* 32 : 1801~1806, 1988.

Mare, I. J. Incidence of R factors among gram-negative bacteria in drug-free human and animal communities. *Nature* (London) 22 0 : 1046~1047, 1968.

Mare, I. J. and Coetzee, J. N. The incidence of transmissible drug resistance factors among strains of *Escherichia coli* in the Pretoria area. *S. A. Med. J.*, pp. 980-981, November 5, 1966.

Moller, J. K., Bak, A. L., Stenderup, A., Zachariae, H., and Afzelius, H. Changing patterns of plasmid-mediated resistance during tetracycline therapy. *Antimicrob. Agents Chemother.* 22 : 388~391, 1977.

Murray, B. E., Renismer, E. R., and DuPont, H. L. Emergence of high-level trimethoprim resistance in fecal *Escherichia coli* during oral administration of trimethoprim or trimethoprim-sulfamethoxazole. *N. Engl. J. Med.* 306 : 130~135, 1982.

Novick, R. P. Penicillinase plasmids of *Staphylococcus aureus. Fed. Proc.* 27 : 29~38, 1967.

O'Brien, T. F., del Pilar Pla, M., Mayer, K. H., *et al.*

Intercontinental spread of a new antibiotic resistance gene on an epidemic plasmid. *Science* 230 : 87~88, 1985.

Roberts, M. C. Gene transfer in the urogenital and respiratory tract. In : *Gene Transfer in the Environment*, pp. 347~376. (Levy, S. B. and Miller, R. V. Eds.), McGraw-Hill, New York, 1989.

Rolland, R. M., Hausfater, G., Marshall, B., and Levy S. B. Antibiotic-resistant bacteria in wild primates: Increased prevalence in baboons feeding on human refuse. *Appl. Env. Microbiol.* 49 : 791~794, 1985.

Sanders, C. C. New β-lactams : new problems for the internist. *Ann. Int. Med.* 115 : 650~651, 1991.

Smith, D. H. Salmonella with transferable drug resistance. *N. Engl. J. Med.* 275 : 625~630, 1966.

Sugarman, B. and Pesanti, E. Treatment failures secondary to *in vivo* development of drug resistance by microorganisms. *Rev. Infect. Dis.* 2 : 153~167, 1980.

Tauxe, R. V. Cavanagh, T. R. and Cohen, M. L. Interspecies gene transfer in *vivo* producing an outbreak of multiply resistant Shigellosis. *J. Infect. Dis.* 160 : 1067~1070, 1989.

Zscheck, K. K., Hull, R., and Murray; B. E. Restriction mapping and hybridization studies of a β-lactamase-encoding fragment from *Streptococcus* (*Enterococcus*) *faecalis*. *Antimicrob. Agents Chemother.* 32 : 768~769, 1988.

5장

Broome, C. V., Mortimer, E. A., Katz, S. L. et al. Use of chemoprophylaxis to prevent the spread of *Hemophilus influenzae* b in day-care facilities. *N. Engl. J. Med.* 326 : 1226~1228, 1987.

Classen, D. C. Evans, R. S., Pestotnik, S. L. *et al.* The timing of prophylactic administration of antibiotics and the risk of surgical-wound infection. *N. Engl. J. Med.* 326 : 281~286, 1992.

Col, N. F. and O'Connor, R. W. Estimating worldwide current antibiotic usage: Report of Task Force 1. *Rev. Infect. Dis.* 9 : S232~243, 1987.

Knapp, J. S., Zenilman, J. M., Biddle, J. W. et al. Distribution and frequency of strains of *Neisseria gonorrhoeae* with plasmid-mediated, high-level resistance to tetracycline (TRNG) in the United States. *J. Infect. Dis.* 155 : 819~822, 1987.

Kunin, C. M., Lipton, H. L., Tupasi, T. *et al.* Social, behavioral and practical factors affecting antibiotic use worldwide: report of Task Force 4. *Rev. Infect. Dis.* 9 : S270~285, 1987.

Morse, S. A. Antibiotic resistance in *Neisseria gonorrhoeae*: implications for future therapy. APUA *Newsletter* 8 : 4 : 1, 7~8, 1990.

Parker, C. W. Drug Allergy. *N. Engl. J. Med.* 292 : 732~736, 1975.

Reid, G. and Sobel, J. D. Bacterial adherence in the pathogenesis of urinary tract infection: a review. *Rev. Infect. Dis.* 9 : 470~487, 1987.

Seppala, H., Nissinen, A., Jarvinen, H. *et al.* Resistance to erythromycin in Group A streptococci. *N. Engl. J. Med.* 326 : 292~297, 1992.

Wald, E. R. Sinusitis in children. *N. Engl. J. Med.* 326 : 319~323, 1992.

6장

Anderson, E. S. and Lewis, M. J. Characterization of a transfer factor associated with drug resistance in *Salmonella typhimurium*. *Nature* 208 : 843~849, 1965.

Edel, W., Van Schothorsat, M., Van Leusden, F. M. and

Kampelmacher, E. H. Epidemiological studies on *Salmonella* in a certain area. *Zbl. Bakt Hyg. I. Abt. Orig. A* 242 : 468~480, 1978.

Holmberg, S. D. *et al.* Drug resistant *Salmonella* from animals fed antibiotics. *N. Engl. J. Med.* 311 : 617~622, 1987.

Hummel, R., Tschape, H., and Witte, W. Spread of plasmid-mediated nourseo-thricin resistance in connection with antibiotic use in animal husbandry. J. *Basic Microb.* 26 : 461~466, 1986.

Levy, S. B. Antibiotic use for growth promotion in animals : ecologic and public health consequences. *J. Food Protection* 5 0 : 616~620, 1987.

Levy, S. B., Fitzgerald, G. G. and Macone, A. B. Changes in the intestinal flora of farm personnel after introduction of tetracycline-supplemented feed on a farm. *N. Engl. J. Med.* 29 5 : 583~588, 1976.

Lyons, R. W., Samples, C. L., DeSilva, H. N. *et al.* An epidemic of resistant *Salmonella* in a nursery: animal-to-animal spread. *J. Amer. Med. Assoc.* 243 : 546~547, 1980.

Marshall, B. M., Petrowski, D., and Levy, S. B. Inter and intraspecies spread of E. *coli* in a farm environment in the absence of antibiotic usage. *Proc. Nat'l Acad. Sci.* (USA) 87 : 6609~6613, 1990.

Riley, L. W. *et al.* Evaluation of isolated cases of salmonellosis by plasmid profile analysis : introduction and transmission of a bacterial clone by precooked roast beef. *J. Infect. Dis.* 148 : 12~17, 1983.

Riley, L. W. *et al.* Importance of host factors in human salmonella caused by multiresistant strains of Salmonella. *J. Infect. Dis.* 149 : 878~883, 1984.

Ryan, C. A., Nickels, M. K. *et al.* Massive outbreak of antimicrobial-resistant salmonellosis traced to pasteurized milk. *J. Amer. Med. Assoc.* 258 : 3269~3279, 1987.

Schifferli, D. M. and Beachey, E. H. Bacterial adhesion: modulation by antibiotics which perturb protein synthesis. *Antimicrob. Agents Chemother.* 32 : 1603~1608, 1988.

Spika, J. S., Waterman, S. H., Soo Hoo, G. W. et al. Chloramphenicol-resistant *Salmonella newport* traced through hamburger to dairy farms. *N. Engl. J. Med.* 316 : 565~580, 1987.

Stokstad, E. L. R. and Jukes, T. H. Further observations on the "animal protein factor." *Proc. Soc. Exp. Biol. Med.* 73 : 523~528, 1950.

7장

Agrios, G. N. *Plant Pathology*, 3rd edition. Academic Press, San Diego, pp. 510~608, 1988.

Ervin, M. A. Qualitative use assessment for streptomycin. Document 006306, Environmental Protection Agency, 1988.

Hirsh, D. C., Ling, G. V, and Ruby, A. L. Incidence of R-plasmids in fecal flora of healthy household dogs. *Antimicrob. Agents Chemother.* 77 : 313~315, 1980.

Levy, S. B. Antibiotic resistant bacteria in food of man and animals. In : *Anti-microbials and Agriculture* (Woodbine, M., Ed.). Butterworths, London, pp. 525~531, 1983.

Monaghan, C., Tierney, U., and Colleran, E. Antibiotic resistance and R-factors in the fecal coliform flora of urban and rural dogs. *Antimicrob. Agents Chemother.* 19 : 266~270, 1981.

Sundlof, S. F., Riviere, J. E. and Craigmill, A.L. *The Food Animal Residue Avoidance Databank Trade Name File.* Institute of Food and Agricultural Sciences, University of Florida, Gainesville, FL, 1989.

8장

Baquero, F, Martinez-Beltran, J., and Loza, E. A review of antibiotic resistance patterns of *Streptococcus pneumoniae* in Europe. *J. Antimicrob. Chemother.* 28 : Suppl. C : 31~38, 1991.

Bush, K. Excitement in the β-lactamase arena. *J. Antimicrob. Chemother.* 24 : 831~840, 1989.

Cruciani, R. A., Barker; J. L., Zasloff, M., Chen, H-C., and Colamonici, O. Antibiotic magainins exert cytolytic activity against transformed cell lines through channel formation. *Proc. Natl. Acad. Sci.* (USA) 88 : 3792~3796, 1991.

Domenico, P., Hopkins, T., and Cunha, B. A. The effect of sodium salicylate on antibiotic susceptibility and synergy in *Klebsiella pneumoniae*. *J. Antimicrob. Chemother.* 25 : 343~351, 1990.

Gostin, L. O., Cleary P.D., Mayer, K. H., Brandt, A. M., and Chittenden, E.H. Screening immigrants and international travelers for the human immunodeficiency virus. *N. Engl. J. Med.* 322 : 1743~1746, 1990.

Kliebe C., Nies, B. A., Meyer, J. F. *et al.* Evolution of plasmid-coded resistance to broad-spectrum cephalosporins. *Antimicrob. Agents Chemother.* 28 : 302~307, 1985.

Lehrer, R. I. and Ganz, T. Antimicrobial polypeptides of human neutrophils. *Blood* 76 : 2169~2181, 1990.

Levy, S. B., and Novick, R. P. (Eds.) *Antibiotic Resistance Genes : Ecology, Transfer and Expression.* Cold Spring Harbor, NY 1986.

Liss, R. H. and Batchelor, F. R. Economic evaluations of antibiotic use and resistance—a perspective report of Task Force 6. *Rev. Infect. Dis.* 9 : S297~S312, 1987.

Skurray, R. A., Rouch, D. A., Lyon, B. R. *et al.* Multiresistant *Staphylococcus aureus* : genetics and evolution of epidemic Australian strains. *J. Antimicrob. Chemother.* 21 : Suppl. C : 19~38, 1988.

Tuomanen, E. A single genetic locus on *Bordetella pertussis* controls virulence and tolerance to antibiotics. APUA *Newsletter* 8 : 4 : 5, 1990.

10장

Farrar, W. E., Jr. and Eidson, M. R factors in strains of *Shigella dysenteriae* type 1 isolated in the Western Hemisphere during 1969~1970. *J. Infect. Dis.* 124 : 327~329.

Kunin, C. Problems in antibiotic usage. In : *Principles and Practice in Infectious Diseases*, 3rd Edition, (Mandel, G. L., Douglas, R. G. Jr., and Bennett, J. E., Eds.) Churchill Livingstone, New York, pp. 427~434, 1990.

Levy, S. B. Ecology of antibiotic resistance determinants. In : *Antibiotic Resistance Genes : Ecology, Transfer and Expression* (Levy, S. B., and Novick, R. P., Eds.), Cold Spring Harbor Press, New York, pp. 17~29, 1986.

Levy, S. B., Antibiotic availability and use : consequences to man and his environment. *J. Clin. Epidemiol.* 44 : 835~875, 1991.

Levy, S. B., Clowes, R. C., and Koenig, E. L. (Eds.), *Molecular Biology, Pathogenicity, and Ecology of Bacterial Plasmids.* Plenum Press, New York, 1981.

Liss, R. H. and Batchelor, F. R. Economic evaluations of antibiotic use and resistance—a perspective report of Task Force 6. *Rev. Infect. Dis.* 9 : S297~S312, 1987.

Thamlikitkul, V. Antibiotic dispensing by drug store personnel in Bangkok, Thailand. *J. Antimicrob. Chemother.* 22 : 125, 1988.

항생물질 이야기
기적의 약이 기적을 파괴하고 있다

초판 1쇄 1995년 08월 20일
개정 1쇄 2020년 12월 22일

지은이 스튜어드 B. 레비
옮긴이 남두현
펴낸이 손영일
펴낸곳 전파과학사
주소 서울시 서대문구 증가로 18, 204호
등록 1956. 7. 23. 등록 제10-89호
전화 (02) 333-8877(8855)
FAX (02) 334-8092
홈페이지 www.s-wave.co.kr
E-mail chonpa2@hanmail.net
공식블로그 http://blog.naver.com/siencia

ISBN 978-89-7044-952-4 (03510)
파본은 구입처에서 교환해 드립니다.
정가는 커버에 표시되어 있습니다.